全国中医药行业高等教育"十四五"规划教材

全国高等中医药院校规划教材（第十一版）

医学营养学

（供中医学、针灸推拿学、中西医临床医学、
护理学等专业用）

主　编　聂　宏　李艳玲

中国中医药出版社

·北　京·

图书在版编目（CIP）数据

医学营养学 / 聂宏，李艳玲主编 . —2 版 . —北京：
中国中医药出版社，2021.11（2023.9 重印）
全国中医药行业高等教育"十四五"规划教材
ISBN 978-7-5132-6907-0

Ⅰ . ①医…　Ⅱ . ①聂…　②李…　Ⅲ . ①营养学—
中医学院—教材　Ⅳ . ① R151

中国版本图书馆 CIP 数据核字（2021）第 054883 号

融合出版数字化资源服务说明

全国中医药行业高等教育"十四五"规划教材为融合教材，各教材相关数字化资源（电子教材、PPT 课件、视频、复习思考题等）在全国中医药行业教育云平台"医开讲"发布。

资源访问说明

扫描右方二维码下载"医开讲 APP"或到"医开讲网站"（网址：www.e-lesson.cn）注册登录，输入封底"序列号"进行账号绑定后即可访问相关数字化资源（注意：序列号只可绑定一个账号，为避免不必要的损失，请您刮开序列号立即进行账号绑定激活）。

资源下载说明

本书有配套 PPT 课件，供教师下载使用，请到"医开讲网站"（网址：www.e-lesson.cn）认证教师身份后，搜索书名进入具体图书页面实现下载。

中国中医药出版社出版

北京经济技术开发区科创十三街 31 号院二区 8 号楼
邮政编码　100176
传真　010-64405721
河北品睿印刷有限公司印刷
各地新华书店经销

开本 889×1194　1/16　印张 16.25　字数 451 千字
2021 年 11 月第 2 版　2023 年 9 月第 3 次印刷
书号　ISBN 978-7-5132-6907-0

定价　66.00 元
网址　www.cptcm.com

服 务 热 线　010-64405510　　微信服务号　zgzyycbs
购 书 热 线　010-89535836　　微商城网址　https://kdt.im/LIdUGr
维 权 打 假　010-64405753　　天猫旗舰店网址　https://zgzyycbs.tmall.com

全国中医药行业高等教育"十四五"规划教材
全国高等中医药院校规划教材（第十一版）

《医学营养学》
编 委 会

主 编
聂　宏（黑龙江中医药大学）　　　　李艳玲（天津中医药大学）

副主编
戴　霞（山东中医药大学）　　　　　张春玲（贵州中医药大学）
李松涛（浙江中医药大学）　　　　　谢惠波（西南医科大学）
蔡　骏（上海中医药大学）

编　委（以姓氏笔画为序）
王晓波（辽宁中医药大学）　　　　　叶燕林（福州理工学院）
刘红华（湖南中医药大学）　　　　　闫国立（河南中医药大学）
李　艳（天津中医药大学）　　　　　李云芳（湖北中医药大学）
宋志秀（南京中医药大学）　　　　　岳　嘉（甘肃中医药大学）
姜雨微（佳木斯大学）　　　　　　　姜晓光（黑龙江中医药大学）
姚志翠（河北中医学院）　　　　　　徐　刚（江西中医药大学）
麻晓玲（山西中医药大学）　　　　　廖　艳（北京中医药大学）

学术秘书
李秋实（黑龙江中医药大学）

《医学营养学》
融合出版数字化资源编创委员会

全国中医药行业高等教育"十四五"规划教材
全国高等中医药院校规划教材（第十一版）

主　编

聂　宏（黑龙江中医药大学）　　　　李艳玲（天津中医药大学）

副主编

李松涛（浙江中医药大学）　　　　戴　霞（山东中医药大学）

张春玲（贵州中医药大学）　　　　谢惠波（西南医科大学）

蔡　骏（上海中医药大学）

编　委（以姓氏笔画为序）

王晓波（辽宁中医药大学）　　　　叶燕林（福州理工学院）

任晓梅（陕西中医药大学）　　　　刘红华（湖南中医药大学）

闫国立（河南中医药大学）　　　　李　艳（天津中医药大学）

李云芳（湖北中医药大学）　　　　李秋实（黑龙江中医药大学）

宋志秀（南京中医药大学）　　　　岳　嘉（甘肃中医药大学）

姜雨微（佳木斯大学）　　　　　　姜晓光（黑龙江中医药大学）

姚志翠（河北中医学院）　　　　　徐　刚（江西中医药大学）

麻晓玲（山西中医药大学）　　　　廖　艳（北京中医药大学）

李灿东（福建中医药大学校长）

杨　柱（贵州中医药大学党委书记）

余曙光（成都中医药大学校长）

谷晓红（教育部高等学校中医学类专业教学指导委员会主任委员、北京中医药大学教授）

冷向阳（长春中医药大学校长）

宋春生（中国中医药出版社有限公司董事长）

陈　忠（浙江中医药大学校长）

季　光（上海中医药大学校长）

赵继荣（甘肃中医药大学校长）

郝慧琴（山西中医药大学党委书记）

胡　刚（南京中医药大学校长）

姚　春（广西中医药大学校长）

徐安龙（教育部高等学校中西医结合类专业教学指导委员会主任委员、北京中医药大学校长）

高秀梅（天津中医药大学校长）

高维娟（河北中医药大学校长）

郭宏伟（黑龙江中医药大学校长）

彭代银（安徽中医药大学校长）

戴爱国（湖南中医药大学党委书记）

秘书长（兼）

陆建伟（国家中医药管理局人事教育司司长）

宋春生（中国中医药出版社有限公司董事长）

办公室主任

周景玉（国家中医药管理局人事教育司副司长）

张岠宇（中国中医药出版社有限公司副总经理）

办公室成员

陈令轩（国家中医药管理局人事教育司综合协调处副处长）

李秀明（中国中医药出版社有限公司总编辑）

李占永（中国中医药出版社有限公司副总编辑）

芮立新（中国中医药出版社有限公司副总编辑）

沈承玲（中国中医药出版社有限公司教材中心主任）

前　言

为全面贯彻《中共中央　国务院关于促进中医药传承创新发展的意见》和全国中医药大会精神，落实《国务院办公厅关于加快医学教育创新发展的指导意见》《教育部　国家卫生健康委　国家中医药管理局关于深化医教协同进一步推动中医药教育改革与高质量发展的实施意见》，紧密对接新医科建设对中医药教育改革的新要求和中医药传承创新发展对人才培养的新需求，国家中医药管理局教材办公室（以下简称"教材办"）、中国中医药出版社在国家中医药管理局领导下，在教育部高等学校中医学类、中药学类、中西医结合类专业教学指导委员会及全国中医药行业高等教育规划教材专家指导委员会指导下，对全国中医药行业高等教育"十三五"规划教材进行综合评价，研究制定《全国中医药行业高等教育"十四五"规划教材建设方案》，并全面组织实施。鉴于全国中医药行业主管部门主持编写的全国高等中医药院校规划教材目前已出版十版，为体现其系统性和传承性，本套教材称为第十一版。

本套教材建设，坚持问题导向、目标导向、需求导向，结合"十三五"规划教材综合评价中发现的问题和收集的意见建议，对教材建设知识体系、结构安排等进行系统整体优化，进一步加强顶层设计和组织管理，坚持立德树人根本任务，力求构建适应中医药教育教学改革需求的教材体系，更好地服务院校人才培养和学科专业建设，促进中医药教育创新发展。

本套教材建设过程中，教材办聘请中医学、中药学、针灸推拿学三个专业的权威专家组成编审专家组，参与主编确定，提出指导意见，审查编写质量。特别是对核心示范教材建设加强了组织管理，成立了专门评价专家组，全程指导教材建设，确保教材质量。

本套教材具有以下特点：

1.坚持立德树人，融入课程思政内容

将党的二十大精神进教材，把立德树人贯穿教材建设全过程、各方面，体现课程思政建设新要求，发挥中医药文化育人优势，促进中医药人文教育与专业教育有机融合，指导学生树立正确世界观、人生观、价值观，帮助学生立大志、明大德、成大才、担大任，坚定信念信心，努力成为堪当民族复兴重任的时代新人。

2.优化知识结构，强化中医思维培养

在"十三五"规划教材知识架构基础上，进一步整合优化学科知识结构体系，减少不同学科教材间相同知识内容交叉重复，增强教材知识结构的系统性、完整性。强化中医思维培养，突出中医思维在教材编写中的主导作用，注重中医经典内容编写，在《内经》《伤寒论》等经典课程中更加突出重点，同时更加强化经典与临床的融合，增强中医经典的临床运用，帮助学生筑牢中医经典基础，逐步形成中医思维。

3.突出"三基五性"，注重内容严谨准确

坚持"以本为本"，更加突出教材的"三基五性"，即基本知识、基本理论、基本技能，思想性、科学性、先进性、启发性、适用性。注重名词术语统一，概念准确，表述科学严谨，知识点结合完备，内容精炼完整。教材编写综合考虑学科的分化、交叉，既充分体现不同学科自身特点，又注意各学科之间的有机衔接；注重理论与临床实践结合，与医师规范化培训、医师资格考试接轨。

4.强化精品意识，建设行业示范教材

遴选行业权威专家，吸纳一线优秀教师，组建经验丰富、专业精湛、治学严谨、作风扎实的高水平编写团队，将精品意识和质量意识贯穿教材建设始终，严格编审把关，确保教材编写质量。特别是对 32 门核心示范教材建设，更加强调知识体系架构建设，紧密结合国家精品课程、一流学科、一流专业建设，提高编写标准和要求，着力推出一批高质量的核心示范教材。

5.加强数字化建设，丰富拓展教材内容

为适应新型出版业态，充分借助现代信息技术，在纸质教材基础上，强化数字化教材开发建设，对全国中医药行业教育云平台"医开讲"进行了升级改造，融入了更多更实用的数字化教学素材，如精品视频、复习思考题、AR/VR 等，对纸质教材内容进行拓展和延伸，更好地服务教师线上教学和学生线下自主学习，满足中医药教育教学需要。

本套教材的建设，凝聚了全国中医药行业高等教育工作者的集体智慧，体现了中医药行业齐心协力、求真务实、精益求精的工作作风，谨此向有关单位和个人致以衷心的感谢！

尽管所有组织者与编写者竭尽心智，精益求精，本套教材仍有进一步提升空间，敬请广大师生提出宝贵意见和建议，以便不断修订完善。

国家中医药管理局教材办公室

中国中医药出版社有限公司

2023 年 6 月

编写说明

全国中医药行业高等教育"十四五"规划教材《医学营养学》是根据《"健康中国2030"规划纲要》《教育部 国家中医药管理局关于医教协同深化中医药教育改革与发展的指导意见》《国务院办公厅关于加快中医药特色发展的若干政策措施》等文件的精神，严格遵循中医药行业人才培养规律和实际需要，紧紧围绕全面深化高等中医药教育教学改革、提升教育水平和培养质量，在保证"三基""五性"基本特点的同时，坚持以基础理论与临床营养工作相结合，以满足护理学、中医学、中西医临床医学、针灸推拿学等专业教学的实际需求。

《医学营养学》是研究人体从外界摄取必需的营养物质以维持人体生长发育，以及与疾病发生、发展的关系，并通过饮食营养来促进健康和防治疾病的一门重要学科。作为中医药院校的学生，不仅要具备现代营养学的知识，还要继承、发扬中医食疗及养生文化；不仅要掌握医疗方法和护理知识，还要学好营养学的理论和相关知识，建立系统的营养学观念，增强营养学知识素养，能够利用饮食调整来预防疾病。所以了解和学好《医学营养学》对于提高临床医疗、护理质量，促进患者康复与自我保健都具有重要意义。

本教材是在全国中医药行业高等教育"十三五"规划教材《医学营养学》基础上进一步修订而来。本教材在编写过程中，严格遵循继承性与创新性相结合的原则，汲取了大量国内外相关教材的精华，将学科领域成熟的新理论、新知识纳入教材。比如为突出中医思维，体现中西医结合特色，在第三章营养和健康中加入了中医食疗的特点、配膳原则等内容，以培养学生的中医思维，运用辨证论治，达到防治并重、注重调理、审因用膳、辨证施食的目的。本教材还根据最新颁布的国家标准、指南及行业规范对相关理论及数据进行了更新。本教材在下篇常见疾病的营养治疗中增加了住院患者的营养筛查与评价一章，在代谢性疾病中增加了骨质疏松症的营养治疗。为体现新时代教育"立德树人"的根本任务，教材中还融入了课程思政内容。

本教材供高等医学院校护理学、中医学、中西医临床医学、针灸推拿学等专业学生使用，也可供从事中医或西医临床工作的医师、营养师及食品专业工作人员参考。

本教材由 19 所高等中医药院校联合编写。其中绪论由聂宏编写；第一章第一节至第七节由戴霞编写，第八节由李松涛编写；第二章由李云芳编写；第三章第一节由姜雨微编写，第二节由徐刚编写；第四章由谢惠波编写；第五章第一节至第四节由叶燕林编写，第五节至第六节由宋志秀编写；第六章第一节由宋志秀编写，第二节至第四节由李艳玲编写；第七章由李艳编写；第八章第一节至第三节由戴霞编写，第四节由李松涛编写；第九章由张春玲编写；第十章由姜晓光编写；第十一章由廖艳编写；第十二章由岳嘉编写；第十三章由姚志翠编写；第十四章第一节、第二节由闫国立编写，第三节由蔡骏编写；第十五章由王晓波编写；第十六章由麻晓玲编写；第十七章由刘红华编写；附录部分由李艳玲、戴霞、李秋实整理编写。

本教材数字化工作由聂宏、李松涛负责，由《医学营养学》编委会全体成员及任晓梅、李秋实等人共同参与完成。

在此，我们谨向上一版《医学营养学》教材全体编委表示真诚的谢意，向所有支持、帮助本教材编写和出版工作的领导、同人和所有编者致谢！

鉴于医学营养学的相关知识不断发展和更新，且编者的水平和实践有限，若有不当之处，敬请广大读者和使用本教材的师生批评指正，以便再版时修订提高。

《医学营养学》编委会

2021 年 4 月

目　录

扫一扫，查阅本
书数字资源

下篇 常见疾病的营养治疗

绪　论

扫一扫，查阅本章数字资源，含PPT、音视频、图片等

　　"民以食为天"，合理营养是健康的基础。营养是指人类为了维持生命和健康、满足机体正常的生长发育以及各种活动需求，必须从外界摄取食物，食物进入机体后，经过消化、吸收、代谢等一系列复杂反应，从中汲取营养物质的过程。食物及其消化、吸收对健康的影响一直是营养学探究的中心议题。

　　中华民族的先人们自古就有"寓医于食""医食同源"之说，《淮南子》描写了神农"尝百草之滋味，水泉之甘苦，令民知所避就"，说明了人们对食物与药物的认识是同步的，它们有着共同的渊源，食性理论与药性理论相一致，同出一理，饮食营养和药物对于治疗疾病有异曲同工之处。在数千年前的《黄帝内经》中就提出了"五谷为养，五果为助，五畜为益，五菜为充，气味合而服之，以补精益气"的平衡膳食原则。中华民族对食物的了解不仅在于食物的营养与保健作用，同时将人生的感受用对食物的味觉来表达，如"甜蜜的爱情、辛酸的过去，你辛苦了"等，彰显了农耕民族厚重的食物价值观与认识的哲学观。

　　自进入21世纪，医学科学飞速发展，饮食营养的治疗作用变得越来越重要。许多疾病的发生、发展、预防、治疗与饮食营养因素有十分密切的关系。通过合理的营养支持和科学的膳食调整可以减轻症状、控制与稳定病情、减少并发症。医学营养学作为新兴的学科，与基础医学、临床医学、预防医学相交叉，具有强大的生命力。合理、及时的饮食营养治疗，是临床综合治疗中很重要的部分，对于提高临床医护救治水平有很大作用。

一、医学营养学的概念及内容

　　营养学是研究食物及各种营养素在人体生理过程中的作用，以及生理和疾病状态下营养的需要、来源及其提供方法的一门学科，为人体保健和疾病预防提供依据。

　　医学营养学是营养学的一个分支，研究人体从外界摄取必需的营养物质与维持人体生长发育，以及与疾病发生、发展的关系，并通过饮食营养来促进健康和防治疾病的一门重要学科。医学营养学包含了营养学基础和临床营养学两部分内容。营养学基础部分重点讲述了包括人体需要的营养素和能量、各类食物的营养价值、不同生理条件人群与特殊作业人群的营养与膳食、营养和健康的关系、人群营养状况的评价和中医食疗与药膳在内的一系列知识。临床营养学部分重点讲述了常见、多发疾病的营养治疗原则及食谱、食疗方的举例。

二、营养学的起源和发展简史

　　营养学的发展过程与其他许多学科一样，是人类在漫长的生活实践中，逐渐由感性认识上升到理性认识的过程。中国作为一个文明古国，营养学也与其他自然科学一样，历史悠久。中华民

族在长期的生活和医疗实践中，形成了流传至今的饮食养生文化，并积累了丰富的食物保健治疗经验。历代医家的著作中对饮食营养均有论述，为我国人民的健康事业做出了很大贡献。

早在西周时期，官方医政制度就把医学分为四大类：食医、疾医、疡医、兽医，其中的食医排在"四医"之首。食医主要掌握调配周天子的"六食""六饮""六膳""百馐""百酱"的滋味、温凉和分量。食医所从事的工作与现代营养医生的工作类似。

成书于战国时期的《黄帝内经》是我国现存最早的一部医学理论著作。其中大量篇章阐述了饮食的意义、种类、配伍，而且对脏腑生理功能和食物性味的关系以及性味的选择与配伍等进行了较为详细的论述。其载有"凡欲诊病者，必问饮食居处""治病必求于本""药以祛之，食以随之"。并提出"五谷为养，五果为助，五畜为益，五菜为充"的饮食模式，这是先祖根据实践经验加以总结而形成的古代朴素的营养学说。汉代张仲景的《伤寒杂病论》，开创了辨证论治的先河，在治疗上除了用药，还采用了大量饮食调养方法来辅助治疗，如白虎汤、桃花汤、十枣汤、百合鸡子黄汤、当归生姜羊肉汤、甘麦大枣汤等。在食疗方面，张仲景不仅发展了《黄帝内经》的理论，突出了饮食的调养及预防作用，开创了药物与食物相结合治疗重病、急症的先例，还记载了食疗的禁忌及饮食卫生注意事项。

东晋葛洪在《肘后备急方》中对饮食与疾病的关系和食养问题有了进一步的阐述，提出用豆豉、大豆、小豆、胡麻、牛乳、鲫鱼等六种食材治疗和预防脚气病。唐代孙思邈在其所著的《备急千金要方》中设有"食治"专篇，至此，食疗已经开始成为专门学科。《备急千金要方》第二十六卷专门论述食养食治，涉及食治原料176种，其中果实类30种、蔬菜类63种、谷米类28种、鸟兽类55种。它是食治原料学的奠基之作，其强调顺应自然，特别要避免"太过"和"不足"的危害，就食物功能而言："用之充饥则谓之食，以其疗病则谓之药。"元代忽思慧所编著的《饮膳正要》是一部食、养、医相结合的食疗专著，收载食物203种，该书除了谈到对疾病的治疗，首次从营养学的观点出发，强调了正常人应加强饮食、营养摄取，用以预防疾病，并详细记载了饮食卫生、服用药食的禁忌及食物中毒的表现，颇有见解。明代李时珍的《本草纲目》中收录了1892种药物，其中仅谷、菜、果三部就收录有300多种，虫、介、禽、兽有400余种，并专门列有饮食禁忌等。

中华先祖在长达几千年探索饮食与健康关系的历史进程中，逐渐形成了中医学中关于食物保健的独特理论体系，如"天人相应的整体营养观""精气补充营养观""药食同源营养观""阴阳调理平衡营养观""辨证施膳调养观"等。

近年来，在中医理论指导下结合现代营养学的科学理论和知识，应用调节饮食的方法来预防、治疗疾病取得了良好效果。

随着社会的发展和科学技术的进步，现代营养学逐步形成，并不断发展和壮大。从18世纪中叶到19世纪初，因碳、氢、氧、氮定量分析方法的确定，以及由此而建立的食物组成和物质代谢的概念、氮平衡学说等，为现代营养学的形成和发展奠定了坚实的基础。19世纪初至20世纪中叶，对氨基酸、蛋白质、脂肪酸、维生素及各种营养物质等许多新的发现和认识，使现代营养学得到迅速发展。

我国的现代营养学于20世纪初创立，1941年召开了第一次全国营养学术会议。1945年正式成立中国营养学会。1952年，我国出版第一版《食物成分表》。1959年，我国开展第一次全国性营养调查。1963年，我国提出第一个营养素供给量建议（RDA）。根据社会发展和居民膳食结构的改变，1997年、2007年和2016年中国营养学会先后修订了《中国居民膳食指南》，并发布了《中国居民平衡膳食宝塔》。2000年，中国营养学会发布了《中国居民膳食营养素参考摄入量

（DRIs）》，并于 2013 年进行了修订。

我国政府为了做好居民营养监测，改善与促进国民的健康，先后出台了一系列具有法律效力的文件。1993 年，国务院发布了《九十年代中国食物结构改革与发展纲要》。1994 年，国务院总理签发《食盐加碘消除碘缺乏危害管理条例》。1997 年，国务院办公厅发布了《中国营养改善行动计划》。2001 年，国务院办公厅发布了《中国食物与营养发展纲要（2001—2010 年）》。2014 年，国务院办公厅发布了《中国食物与营养发展纲要（2014—2020 年）》。2016 年，中共中央、国务院发布了《"健康中国 2030"规划纲要》。

近年来，医学营养学更是得到迅猛发展。全国营养状况的调查、营养缺乏症的防治、能量及营养素需要量的制定、婴儿食品及代乳品的制备等都取得了巨大成就。医学营养学研究又取得许多新进展，比如肠内、肠外营养支持理论和技术得到了长足的发展，各类新型营养制剂不断问世。另外，慢性非传染性疾病如肥胖、心血管病、肿瘤、糖尿病、骨质疏松等与营养的关系研究也广泛开展，越来越多的研究资料表明，营养与饮食因素是这些疾病的重要病因，是防治这些疾病的重要手段。例如在食物血糖生成指数与糖尿病的关系，同型半胱氨酸与冠心病的关系，高钠饮食与高血压的关系，蔬菜和水果对多种癌症的预防作用，叶酸、维生素 B_6 和维生素 B_{12} 与出生缺陷及心血管疾病病因关联的研究等方面都有巨大成就。除传统营养素外，其他生物活性物质的保健功能及功效观察也已成为研究热点，如茶多酚、大豆异黄酮、酚酸类等；药食两用食品及保健食品中的人参皂苷、枸杞多糖、灵芝多糖等。这些成分大多数有不同强度的抗氧化作用和免疫调节功能。有较多动物实验和少数流行病学研究表明，这些成分对慢性非传染性疾病以及延缓衰老均有重要作用。

进入 21 世纪，我国的医学营养学从组织建设、社会需求、课题研究、书刊出版等方面均呈现繁荣景象，备受重视。我们相信，医学营养学将为人类健康做出更大贡献。

三、营养和健康的关系

营养是保证机体健康的前提条件，也可以说人体健康依赖于营养。饮食对人体的作用主要是由它所含的对人体有利的物质成分决定的，与食物的性能密不可分。它体现在以下几个方面：

（一）强身健体，预防疾病

饮食对人体的滋养作用，经常在保健预防方面被采用。明代张景岳对此感受深刻："祸始于微，危因于易，能预此者，谓之治未病，不能预此者，谓之治已病。知命者，其谨于微而已矣。"充足的营养是人们身体健康的重要保证。合理地安排饮食，保证营养供给，可使气血充足，维持机体正常新陈代谢及免疫功能，能更好地抵御致病因素的侵袭。

1. 强身健体 合理的饮食能通过调整人体的阴阳平衡来达到强身健体的目的。正如《素问·阴阳应象大论》中所说："形不足者，温之以气；精不足者，补之以味。"根据食物的性质特点及人体阴阳盛衰的情况，给予适合的饮食，既可补充营养，又可调整阴阳平衡，增强体质，强健体魄。

2. 预防疾病 预防思想是中医理论体系中的重要内容之一。根据中医理论，身体早衰和疾病发生的根本原因就在于人体自身功能的失衡，正如《素问·刺法论》所言："正气存内，邪不可干。"人体正气旺盛，可以避免邪气的侵袭，就会保持健康状态，反之则易发生疾病。一切有利于维护正气、抗御邪气的措施都能预防疾病，一切损害正气、助长邪气的因素都能引起疾病，从而导致早衰和死亡。

在漫长的人类历史中，人们通过自身体会，发现某些食物的特异性作用，可直接用于某些疾病的预防，并积累了大量的宝贵经验，如食用大蒜可以杀菌消炎、预防胃肠道炎症；食用动物肝脏可以预防夜盲症；食用海带可以预防甲状腺肿大；食用谷皮、麦麸可以预防脚气病；生姜、葱白、大蒜、豆豉、薄荷等可以预防感冒；西瓜、绿豆汤可以预防中暑。随着医学模式的改变，预防医学、康复医学、老年医学不断发展，食物对疾病的预防作用也越来越受到国际医学界的重视。

现代营养学研究证明，人体如缺乏某些营养成分，就会导致相应疾病，如饮食长期缺少蛋白质就会导致机体免疫力下降，容易感染病毒；缺乏某些维生素就会引起夜盲症、口角炎、糙皮病、坏血病等；缺乏某些矿物质会出现相应的缺乏病，如缺少钙会引起佝偻病、骨质疏松，缺乏铁会引起贫血，缺乏碘会引起甲状腺肿大，缺少锌则会引起生长发育不良、味觉障碍，缺乏硒元素则会引起地方性心脏病（克山病）等。但是营养素的摄入也不是多多益善，例如能量、脂肪摄入过多可增加肥胖、高脂血症、动脉粥样硬化发生的风险，高盐和低纤维素膳食可增加高血压发生风险，高嘌呤食物可增加痛风发生风险等。大量研究表明，营养不均衡不仅是人群中某些慢性疾病发病率增高的因素，而且和某些肿瘤，如结肠癌、乳腺癌、胃癌等有明显关系。

（二）延缓衰老，延年益寿

保持人体的健康，延年益寿，为世人所向往。但随着年龄的增长，组织细胞的衰老，器官功能的下降，是不可抗拒的自然规律。《灵枢·天年》就提到"五十岁，肝气始衰""六十岁，心气始衰""七十岁，脾气虚""八十岁，肺气衰""九十岁，肾气焦""百岁，五脏皆虚，神气皆去，形骸独居而终矣"。根据中医食疗学的理论，如果注重养生保健，及时消除病因，使机体功能协调，使衰老得到延缓，即可达到延年益寿的目的。

1. 延缓衰老　中医在应用饮食调理预防衰老方面有很多方法，如辨证用膳，根据体质不同食用不同性质的食物；对重要脏腑功能进行调理等。中医经典理论认为，肺、脾、肾三脏的实质性亏损，以及其功能的衰退，会导致各种老年性疾病的提前出现，如肺虚或肺肾两虚所致的咳喘；脾虚或脾肺两虚所致的气短、消化不良、营养障碍；肾虚所致的腰酸腿软、小便失常、水肿、牙齿松动、须发早白或脱落等都是未老先衰的征象。因此，在中医饮食调养中特别强调维持肺、脾、肾三种重要脏器的正常功能来达到预防衰老的目的。

特别是对于老年人，充分发挥饮食的防老抗衰作用尤其重要。《养老奉亲书》曰："高年之人真气耗竭，五脏衰弱，全仰饮食以资气血。"清代养生学家曹廷栋认为，以粥调治颐养老人，可使其长寿，他指出："老年有竟日食粥，不计顿，饥即食，亦能体强健，享大寿。"并编制粥谱百余种，供老年人选用。

2. 延年益寿　中医传统理论认为，精生于先天，而养于后天，精藏于肾而养于五脏，精气足则肾气盛，肾气充则体健神旺。肾脏功能的正常是延年益寿的关键。因此，在选择食物种类时应注意选用具有补精益气、滋肾强身作用的食物来达到延年益寿的目的。如松子既是重要的中药，久食可以健身心、滋润皮肤、延年益寿，又具有很高的食疗价值。常吃花粉有助延年益寿，花粉是花的雄性器官的产物，通俗地说就是植物的精子，是植物生命的精华所在。

从中医饮食养生所确立的法则来看，多以补益肺、脾、肾为主，历代医家所列保健医疗食谱功效也以调补肺、脾、肾三者功能为多。常用补益肺、脾、肾功能的食物主要有粳米、糯米、大枣、栗子、紫菜、海带、牛肉、鸡肉、鸭肉、鲤鱼、鲫鱼、鳝鱼等。脾胃在全身五脏六腑中占有非常重要的地位。《素问·五脏别论》中提道："胃者，水谷之海，六腑之大源也。"只有脾胃功能旺盛，才能摄纳食物营养，进一步化生气、血、精、液，以增强体质，维护机体健康，延年益寿。

（三）滋养人体，治疗疾病

饮食的滋养是人体赖以生存的基础。《灵枢》中就有"上焦开发，宣五谷味，熏肤充身、泽毛"的记载。食物与药物都有治疗疾病的作用，古代医者在治疗过程中，通常先以食疗，后以药疗，并认为能用食物治病的医生为"良工"，可以通过补虚扶正、泻实祛邪等方法来达治病目的。

1. 滋养人体 饮食进入人体，通过胃的腐熟、脾的运化，成为水谷精微，然后输布全身，滋养人体脏腑、经脉，乃至四肢、骨骼、皮毛等，以维持正常的生命活动和抗御邪气。如春秋战国时期的名医扁鹊提出："安身之本，必资于食。不知食宜者，不足以存生。"中医学认为，气、血、津液是构成人体的基本物质，是脏腑、经络等生理功能的物质基础，三者在维持人体生命活动中不断损耗，都离不开脾胃运化生成的水谷精微的及时充养。

2. 治疗疾病 食物较之药物更加安全而易被人们所接受，且人们天生就有"喜食恶药"的心理，所以历代医家都主张"药疗"不如"食疗"。食物的治疗作用，其目的亦是调整机体的阴阳平衡，达到"阴平阳秘"。人体的生理功能只有在协调的情况下，才得以维持，从而处于健康状态，抵御外邪的侵袭。

四、中医药院校学生学习医学营养学的重要性

医学营养学不仅是一门多学科融合的交叉学科，更与人们的日常生活和身体健康息息相关。现代医学模式要求药物治疗、护理与营养三要素缺一不可，强调疾病的整体治疗和综合管理，合理营养对疾病预防和疾病的转归都有积极的影响。俗话说："疾病三分治，七分养。"临床营养工作是医疗工作的重要组成部分。作为中医药院校的学生，不仅要具备现代营养学的知识，还要继承、发扬中医食疗及养生文化；不仅要掌握医疗方法和护理知识，还要学好营养学的理论和相关知识，建立系统的营养学观念，增强营养学知识素养，能够利用饮食调整来预防疾病。因此，学好医学营养学，可以解决医学生和临床工作者对临床营养知识的需求，满足社会综合医疗模式对营养知识和技能的需要，对于提高临床医疗质量、护理质量，促进患者康复与自我保健都具有重要意义。

上篇
营养学基础

第一章

能量和营养素

扫一扫，查阅本章数字资源，含PPT、音视频、图片等

生命活动需要能量。在自然界中，能量有多种存在形式，而人体利用的能量来源于食物中蕴藏的化学能，机体一切活动所需的能量主要源于食物中的糖、脂肪和蛋白质。

营养素是指食物中能够维持人体正常生长发育和生理功能的物质，主要包括蛋白质、脂类、碳水化合物、维生素、矿物质和水。其中碳水化合物、蛋白质和脂类的需要量多，在膳食中所占比重大，被称为宏量营养素，因为这三种营养素是机体能量的主要来源，又被称为产能营养素；矿物质和维生素因为需要量相对较少，在膳食中所占比重较小，被称为微量营养素。

第一节 能量

人体每时每刻都在消耗能量，这些能量主要由食物中的碳水化合物和脂肪来供给。当碳水化合物和脂肪提供的能量不能满足机体需要时，蛋白质也可分解供能。

一、能量的表示方法

常用的能量单位一般以千卡（kcal）表示，1千卡是指1千克纯水由15℃升高到16℃时所需要的能量。1984年改用国际单位制，以焦耳（Joule，简称为J）表示。1焦耳表示1牛顿的力将1千克重的物体移动1米所消耗的能量，常用其1000倍（千焦耳，kJ）或10^6倍（兆焦耳，MJ）作为单位，两种单位的换算方法为：

1千卡（kcal）=4.184千焦耳（kJ）　　　　1千焦耳（kJ）=0.239千卡（kcal）

1000千卡（kcal）=4184千焦耳（kJ）　　1000千焦耳（kJ）=239千卡（kcal）

1000千卡（kcal）=4.184兆焦耳（MJ）　　1兆焦耳（MJ）=239千卡（kcal）

二、能量来源与产能比

能量的来源与产能比见表1-1。

表1-1　能量来源与产能比

能量来源	产能系数（kcal/g）	占总能量百分比（%）
碳水化合物	4.0/2.0*	50~65
脂肪	9.0	20~30
蛋白质	4.0	10~15

注：摘自中国营养学会《中国居民膳食营养素参考摄入量（2013版）》。
*膳食纤维的产热系数。

三、人体能量的消耗

一般成人每日的能量消耗包括三个方面，即维持基础代谢、食物的特殊动力作用及各种体力活动所需要的能量。对于某些特殊年龄或生理阶段人群，还有生长发育等额外的能量消耗。

1. 基础代谢消耗的能量　基础代谢是指人体在空腹（饭后 10～12 小时）、清醒、静卧、适宜气温（22～26℃）、无任何身体活动和紧张的思维活动的状态下，用以维持生命最基本活动如心跳、呼吸、基础腺体分泌、神经活动等所消耗的能量。基础代谢是人体能量消耗的主要部分，占人体总能量消耗的 60%～70%。

单位时间内人体每千克体重（或每平方米体表面积）所消耗的基础代谢能量称为基础代谢率（basal metabolic rate，BMR），常用单位为 kJ/（kg·h）或 kJ/（m²·h）。BMR 的高低受年龄、性别、体型、内分泌、应激状态等因素的影响。年龄越小，相对基础代谢率越高；随着年龄的增加，基础代谢率则缓慢降低。男性 BMR 高于女性。体型瘦高的人 BMR 高于体型矮胖的人。机体发热与甲状腺功能亢进时，BMR 明显增高。

2. 食物的特殊动力作用　也称食物热效应，是指摄入食物后引起体内能量消耗增加的现象。即摄食使基础代谢率升高，3～4 小时后恢复正常。能量消耗增加的多少随食物而异，摄入脂肪消耗的能量相当于本身产能的 0%～5%，摄入碳水化合物为 5%～10%，蛋白质的特殊动力作用最大，相当于本身产能的 20%～30%。成人摄入一般的混合性膳食时，食物的特殊动力作用所消耗的能量相当于基础代谢的 10%。

3. 各种体力劳动所消耗的能量　通常各种体力活动所消耗的能量占人体总能量的 15%～30%。体力活动包括职业活动、社会活动、家务活动、休闲活动和各种体育锻炼等。其能量消耗受活动强度、维持时间及动作熟练程度等的影响，其中活动强度是主要的影响因素。世界卫生组织（WHO）将职业劳动强度分为轻、中、重三个等级，详见表 1-2。常见身体活动强度（MET）和能量消耗见表 1-3。

表 1-2　体力活动水平分级表

活动水平	职业工作时间分配	工作内容举例
轻	75% 时间坐或站立 25% 时间站着活动	办公室工作、修理电器钟表、售货员、 酒店服务员、化学实验操作、讲课等
中	25% 时间坐或站立 75% 时间特殊职业活动	学生日常活动、机动车驾驶、电工安装、 车床操作、金工切割等
重	40% 时间坐或站立 60% 时间特殊职业活动	非机械化农业劳动、炼钢、舞蹈、体育、 运动、装卸、采矿等

表 1-3　常见身体活动强度（MET）和能量消耗

	活动项目	代谢当量(MET)	千步当量数	能量消耗[kcal(标准体重:10min] 男(66kg)	女(56kg))
家务活动	收拾餐桌(走动),做饭	2.5	4.5	27.5	23.3
	手洗衣服	3.3	6.9	36.3	30.8
	扫地,拖地板,吸尘	3.5	7.5	38.5	32.7

续表

活动项目		代谢当量(MET)	千步当量数	能量消耗[kcal(标准体重:10min]	
				男(66kg)	女(56kg))
步行	慢速(3km/h)	2.5	4.5	27.5	23.3
	中速(Skm/h)	3.5	7.5	38.5	32.7
	快速(5.5~6km/h)	4.0	9.0	44.0	37.3
跑步	走跑结合(慢跑少于10min)	6.0	15.0	66.0	56.0
	慢跑(一般)	7.0	18.0	77.0	65.3
球类	乒乓球	4.0	9.0	44.0	37.3
	篮球(一般)	6.0	15.0	66.0	56.0
	排球(一般)	3.0	6.0	33.0	28.0
	羽毛球(一般)	4.5	10.5	49.5	42
	网球(一般)	5.0	12.0	55.0	46.7
	保龄球	3.0	6.0	33.0	28.0
游泳	爬泳(慢),自由泳,仰泳	8.0	21.0	88.0	74.7
	蛙泳(一般速度)	10.0	27.0	110.0	93.3
其他	俯卧撑、舞蹈(中速)	4.5	10.5	49.5	42.0
	健身操(轻或中等强度)	5.0	12.0	55.0	46.7
	太极拳	3.5	7.5	38.5	32.7
	跳绳中速(一般)	10.0	27.0	110.0	93.3

摘自：中国营养学会．中国居民膳食指南（2016）．北京：人民卫生出版社，2016：332－333.

注：1MET＝1kcal/（kg·h）；MET＜3 低强度，MET3~6 中等强度，MET7~9 高强度，MET10~11 极高强度；千步当量数：进行相应活动项目1小时相当的千步数。

4. 生长发育所消耗的能量　婴儿、幼儿、儿童、青少年的生长发育需要能量；孕妇的子宫、乳房、胎盘的生长发育及体脂储备，胎儿的生长发育等均需要能量；乳母合成乳汁和分泌乳汁也需要补充额外的能量。

四、能量不足或过多对机体的影响

如果人体膳食能量长期摄入不足，不能满足正常生理代谢需要，体内储存的糖原、脂肪甚至蛋白质就会被用来氧化供能，从而发生营养不良，临床表现为体重减轻、消瘦、贫血、精神不振、神经衰弱、皮肤干燥，甚至发生肌肉和内脏萎缩，严重影响健康和工作效率。这些症状的出现，不一定由于单纯能量不足，也可能因蛋白质缺乏引起。因为能量不足时，也需要蛋白质氧化供能，这就加重了蛋白质的缺乏。

如果人体膳食能量长期摄入过多，超过人体正常代谢的需要，多余的能量就会在体内以脂肪的形式储存起来，形成肥胖。如果脂肪沉积在内脏，就会出现相应的疾病，如脂肪肝、动脉粥样硬化等。大量医学研究证实，肥胖与高血压、高脂血症、糖尿病、冠心病、胰腺炎、胆结石、睡眠呼吸暂停综合征、骨关节疾病，甚至某些癌症的发生关系密切。

五、能量的参考摄入量

能量消耗受很多因素影响，应根据不同的年龄、性别、劳动强度、生理、病理状况等供给，详见表1-4。

表1-4 中国居民膳食能量需要量（EER）

人群	能量（kcal/d）					
	身体活动水平（轻）		身体活动水平（中）		身体活动水平（重）	
	男	女	男	女	男	女
0 岁～	—	—	90kcal/（kg·d）	90kcal/（kg·d）	—	—
0.5 岁～	—	—	80kcal/（kg·d）	80kcal/（kg·d）	—	—
1 岁～	—	—	900	800	—	—
2 岁～	—	—	1100	1000	—	—
3 岁～	—	—	1250	1200	—	—
4 岁～	—	—	1300	1250	—	—
5 岁～	—	—	1400	1300	—	—
6 岁～	1400	1250	1600	1450	1800	1650
7 岁～	1500	1350	1700	1550	1900	1750
8 岁～	1650	1450	1850	1700	2100	1900
9 岁～	1750	1550	2000	1800	2250	2000
10 岁～	1800	1650	2050	1900	2300	2150
11 岁～	2050	1800	2350	2050	2600	2300
14 岁～	2500	2000	2850	2300	3200	2550
18 岁～	2250	1800	2600	2100	3000	2400
50 岁～	2100	1750	2450	2050	2800	2350
65 岁～	2050	1700	2350	1950	—	—
80 岁～	1900	1500	2200	1750	—	—
孕妇(早)	—	+0	—	+0	—	+0
孕妇(中)	—	+300	—	+300	—	+300
孕妇(晚)	—	+450	—	+450	—	+450
乳母	—	+500	—	+500	—	+500

注：摘自中国营养学会《中国居民膳食营养素参考摄入量（2013 版）》。

"—"表示未设定参考数值；"+"表示在同龄人参考数值基础上的额外增加量。

第二节 蛋白质

蛋白质是生命的物质基础，是人体组织细胞的构成成分，占人体重量的15%～18%。蛋白质分子中除含碳、氢、氧外，还含有氮。

蛋白质的基本构成单位是氨基酸，自然界已知的氨基酸有400多种，但构成人体蛋白质的氨基酸只有21种。其中在人体内不能合成或合成速度不能满足人体需要，必须由食物供给的氨基酸称为必需氨基酸，一共有9种，包括缬氨酸、苏氨酸、亮氨酸、异亮氨酸、蛋氨酸、苯丙氨酸、色氨酸、赖氨酸、组氨酸。半胱氨酸和酪氨酸可以在体内分别由蛋氨酸和苯丙氨酸生成，若能从膳食中直接摄入，则可节约蛋氨酸和苯丙氨酸，故被称为半必需氨基酸。其余的氨基酸称为非必需氨基酸。非必需氨基酸并非机体不需要，而是在体内可以利用一些前体物质来合成。有的非必需氨基酸在某些疾病或严重应激状态下合成量不足，须额外补充，被称为条件性必需氨基酸，如牛磺酸、精氨酸、谷氨酰胺等。

一、蛋白质的生理功能

1. 构成、更新和修补组织　没有蛋白质就没有生命。蛋白质是构成人体细胞和组织的重要成分，而体内细胞又在不断地分解、破坏、修复和更新蛋白质。青少年的生长发育，人体组织器官损伤和疾病过程中均需用蛋白质来补充和修复。正常情况下，成人每天有 1% ~ 3% 的蛋白质被更新。

2. 调节生理功能　人体内有 1000 多种酶，化学本质均是单纯蛋白质或结合蛋白质，其对体内各种化学反应的进行起催化作用。体内激素、抗体也都是由蛋白质组成，可调节人体整体的生命活动和新陈代谢，提高机体抵抗力。

3. 供给能量　蛋白质在体内可被代谢分解，释放能量，但只有在体内碳水化合物和脂肪提供的能量不足以满足需要时才分解供能，即供给能量不是蛋白质的主要功能。1g 蛋白质在体内彻底氧化分解可释放 16.7kJ（4kcal）的能量。

4. 体内其他含氮物质的合成原料　嘌呤、嘧啶、肌酸、胆碱等体内重要的含氮化合物，都需要氨基酸作为原料。

二、蛋白质缺乏

胎儿期蛋白质供应不足，脑细胞分裂减慢，细胞数目减少，可影响大脑的功能，导致出生后记忆力差，观察能力差，智力低下。成人缺乏蛋白质则出现消瘦，肌肉萎缩，血浆蛋白浓度降低，严重时出现营养不良性水肿。蛋白质缺乏常与能量缺乏同时存在，称为蛋白质 – 能量营养不良。此病儿童和成人均可发生，多发于婴幼儿，是影响儿童健康、引起死亡的重要原因之一。临床上有消瘦型和水肿型之分。

消瘦型蛋白质营养不良是因长期蛋白质和能量严重缺乏引起，表现为生长发育迟缓、明显消瘦、体重减轻、皮下脂肪减少或消失、肌肉萎缩、皮肤干燥、毛发细黄无光泽、对疾病的抵抗力降低。

水肿型蛋白质营养不良是蛋白质严重缺乏而能量勉强维持机体需要的极度营养不良症，表现为精神萎靡、冷淡、哭声低弱、食欲减退、体重减轻、下肢凹陷性水肿、皮肤干燥、色素沉着、毛发稀少无光泽、肝脾肿大。

三、食物蛋白质的营养价值评价

食物蛋白质营养价值的高低，主要有食物的蛋白质含量、氨基酸组成和机体的吸收利用程度等。常用的评价指标有：

1. 蛋白质含量　是评价食物蛋白质营养价值的基础。一般采用凯氏定氮法测定食物中的含氮量。多数蛋白质的平均含氮量为 16%，所以测得的含氮量乘以 6.25 即为食物蛋白质的含量。一般动物性食物蛋白质含量较高，可达 10% ~ 20%，而植物性食物蛋白质含量除豆类等较高外，其他均较低。

2. 蛋白质消化率　是指蛋白质被消化酶分解的程度。消化率高表明该蛋白质被利用的可能性大，其营养价值也高。以吸收氮量与摄入氮量的比值表示：

$$蛋白质消化率（\%）= \frac{吸收氮}{摄入氮} = \frac{摄入氮 -（粪氮 - 粪代谢氮）}{摄入氮} \times 100（\%）$$

摄入氮指从食物中摄入的氮；吸收氮需以摄入氮减去粪氮与粪代谢氮的差求得；粪氮指食物

中未被消化的氮及粪代谢氮之和；粪代谢氮指来自消化道脱落的肠黏膜细胞、死亡的肠道微生物及由肠黏膜分泌的消化液中所含的氮，亦即摄入无氮膳食时的粪氮。如果不计算粪代谢氮，所得结果为表观消化率。通常表观消化率易于测定，其数值比实际消化率低，应用时具有较大安全性，故较多采用。

食物蛋白质消化率受食物种类及加工、烹调方法等因素的影响，如植物性食物蛋白质比动物性食物蛋白质消化率低，植物性食物蛋白质的消化率只有 80% 左右，而动物性食物蛋白质的消化率在 90% 以上。通过加工、烹调等方法可以提高蛋白质的消化率，如整粒大豆消化率为 60%，加工成豆腐或豆浆后其消化率可提高到 90% 以上。按常用方法烹调食物时，奶类蛋白质消化率为 97%～98%，肉类为 92%～94%，蛋类为 98%，大米为 82%，玉米面为 66%，马铃薯为 74%。

3. 蛋白质生物价 是指食物蛋白质吸收后在体内储留被利用的氮量与被吸收氮量的比值，用以反映蛋白质在体内被利用的程度。生物价越高该蛋白质的利用率越高。

$$\text{蛋白质生物价} = \frac{\text{氮储留量}}{\text{氮吸收量}} \times 100 = \frac{\text{氮吸收量} - (\text{尿氮} - \text{尿内源氮})}{\text{摄入氮} - (\text{粪氮} - \text{粪代谢氮})} \times 100$$

尿内源氮是指机体不摄入氮时尿中所含有的氮，它主要来自组织蛋白的分解。

一般动物性食物蛋白质的生物价都显著高于植物性食物蛋白质的生物价。几种常用食物蛋白质的生物价分别为：鸡蛋 94，牛奶 85，猪肉 74，牛肉 76，虾 77，大豆 64，绿豆 58，蚕豆 58，马铃薯 67，花生 59，大米 77，小麦 67，面粉 52，玉米 60，小米 57。

4. 必需氨基酸的含量与比值 食物中蛋白质营养价值的高低还取决于食物蛋白质中必需氨基酸的含量与比值。不同食物蛋白质中的必需氨基酸含量和比例不同（表 1-5）。食物蛋白质中必需氨基酸的含量及比值越接近人体需要的模式越容易被人体充分利用，该食物蛋白质的营养价值就高，如肉、鱼、蛋、奶及大豆蛋白，这类蛋白质被称为优质蛋白质。如果食物蛋白质中一种或几种必需氨基酸含量相对较低，如大米和面粉蛋白质中赖氨酸含量较低，导致其他必需氨基酸在体内也不能被充分利用而浪费，这类蛋白质被称为非优质蛋白质，而其中含量相对较低的必需氨基酸被称为限制氨基酸。可通过将不同种类的食物相互搭配，优化氨基酸模式，提高食物蛋白质的营养价值。比如将大米或面粉与大豆或肉类混合食用，其中所含有的必需氨基酸能够取长补短，相互补充，从而达到较好的比例，提高蛋白质的利用率，这种作用被称为蛋白质的互补作用。

表 1-5 人体及几种食物蛋白质必需氨基酸的含量（mg/g）及比值

必需氨基酸	人体		全鸡蛋		牛奶		大豆		面粉		大米	
	含量	比值	含量	比值	含量	比值	含量	比值	含量	比值	含量	比值
异亮氨酸	30	5.0	50	3.5	44	2.7	53	4.1	32	3.3	40	2.6
亮氨酸	59	9.8	80	5.6	88	5.4	81	6.2	68	6.8	77	4.9
赖氨酸	45	7.5	65	4.5	70	4.3	64	4.9	22	2.2	33	2.1
蛋氨酸 + 半胱氨酸	22	3.7	63	4.4	28	1.7	26	2.0	37	3.7	42	2.7
苯丙氨酸 + 酪氨酸	38	6.3	87	6.1	77	4.7	86	6.6	76	7.7	92	5.8
苏氨酸	23	3.8	45	3.1	40	2.4	41	3.2	27	2.7	33	2.1
缬氨酸	39	6.5	49	3.4	54	3.3	49	3.8	41	4.1	54	3.4
色氨酸	6	1.0	14	1.0	16	1.0	13	1.0	10	1.0	16	1.0

人体氨基酸数据摘自：WHO/FAO/UNU. Protein and Amino Acid Requirements in Human Nutrition. WHO World Health Organ Tech Rep Ser 935，2007：150.

食物氨基酸数据摘自：杨月欣. 中国食物成分表标准版第 6 版. 北京：北京大学医学出版社，2018.

四、蛋白质的来源

蛋白质的食物来源可分为两大类：一类为动物性食物，如牛奶、鸡蛋、瘦肉、鱼类等，这类食物富含优质蛋白质；另一类为植物性食物，包括粮谷类、豆类、水果、蔬菜等，除大豆所含蛋白质为优质蛋白质外，其余如米、面、杂豆、蔬果中的植物蛋白质均为非优质蛋白质。

五、蛋白质的参考摄入量

中国居民膳食营养素参考摄入量（dietary reference intakes，DRIs）是为了保证我国居民合理摄入营养素而设定的每日平均膳食营养素摄入量的一组参考值，包括七个指标：平均需要量（EAR）、推荐摄入量（RNI）、适宜摄入量（AI）、可耐受最高摄入量（UL）、宏量营养素可接受范围（AMDR）、预防非传染性慢性病的建议摄入量（PI – NCD）、某些膳食成分的特定建议值（SPL）。

不同年龄、性别人群膳食蛋白质的参考摄入量标准不同。一般健康成人蛋白质摄入以 0.98g/（kg·d）为宜，或按蛋白质产能占总能量的 10% ~ 15% 计算，优质蛋白质宜占总蛋白质的 1/3 左右。中国居民膳食蛋白质参考摄入量详见表 1 – 6。

表 1 – 6　中国居民膳食蛋白质参考摄入量

人群	EAR* (g/d)		RNI# (g/d)	
	男	女	男	女
0 岁 ~	—	—	9 (AI)	9 (AI)
0.5 岁 ~	15	15	20	20
1 岁 ~	20	20	25	25
2 岁 ~	20	20	25	25
3 岁 ~	25	25	30	30
4 岁 ~	25	25	30	30
5 岁 ~	25	25	30	30
6 岁 ~	25	25	35	35
7 岁 ~	30	30	40	40
8 岁 ~	30	30	40	40
9 岁 ~	40	40	45	45
10 岁 ~	40	40	50	50
11 岁 ~	50	45	60	55
14 岁 ~	60	50	75	60
18 岁 ~	60	50	65	55
50 岁 ~	60	50	65	55
65 岁 ~	60	50	65	55
80 岁 ~	60	50	65	55
孕妇（早）	—	+0	—	+0
孕妇（中）	—	+10	—	+15
孕妇（晚）	—	+25	—	+30
乳母	—	+20	—	+25

注：摘自中国营养学会《中国居民膳食营养素参考摄入量（2013 版）》。

"—"表示未设定参考值；"＋"表示在同龄人群参考值基础上的额外增加量。

* EAR 为平均需要量，是根据个体需要量的研究资料制定的，可以满足某一特定性别、年龄及生理状况群体中 50% 个体需要量的摄入水平。EAR 是制定 RNI 的基础。

#RNI 为推荐摄入量，是健康个体的膳食营养素摄入目标。长期摄入 RNI 水平，可以维持组织中有适当的储备。如果某个体的平均摄入量达到或超过了 RNI，可以认为该个体没有摄入不足的危险；当低于 RNI 时并不一定表明该个体未达到适宜营养状态，只是提示有摄入不足的危险。

第三节 脂类

脂类包括中性脂肪和类脂。在室温下呈液态的叫油，固态的叫脂。其特点是难溶于水而易溶于有机溶剂，可溶解其他脂溶性物质。人体脂类总量占体重的10%～20%，肥胖者可占体重的30%。中性脂肪是甘油和三分子脂肪酸组成的甘油三酯，主要储存在皮下、肌肉、腹腔及内脏周围包膜中，占体内总脂量的95%左右。类脂主要是磷脂和固醇，约占全身脂类总量的5%，存在于细胞原生质和细胞膜内，是生物膜的重要组成成分。

一、脂肪酸的分类

1. 按脂肪酸碳链的长短分类 可分为长链脂肪酸（14C～24C）、中链脂肪酸（8C～12C）和短链脂肪酸（6C以下）。一般食物所含的脂肪酸大多为长链脂肪酸。

2. 按脂肪酸的饱和程度分类 可分为饱和脂肪酸和不饱和脂肪酸。不饱和脂肪酸又可分为单不饱和脂肪酸和多不饱和脂肪酸。饱和脂肪酸过量摄入是导致血脂异常和动脉粥样硬化的诱因，不饱和脂肪酸则对健康有益。

3. 按脂肪酸的空间结构分类 可分为顺式脂肪酸和反式脂肪酸。在自然状态下，大多数脂肪酸是顺式，油脂的氢化过程和高温加热会使一些不饱和脂肪酸由顺式转化为反式。反式脂肪酸主要存在于人造奶油、油炸食品中，摄入过多可使血液胆固醇增高，从而增加心血管疾病发生的风险。

二、脂类的生理功能

1. 供给能量 脂肪是人体重要的储备能源。1g脂肪在体内氧化产生37.7kJ（9kcal）能量，正常情况下脂肪氧化提供的能量以占每日摄入总能量的20%～30%为宜。

2. 构成人体细胞和组织 磷脂和胆固醇是细胞膜和细胞器膜的重要结构成分，尤其在神经组织中含量较高，对维持生物膜的流动性和通透性具有重要作用。磷脂和胆固醇是血浆脂蛋白的重要组成成分。胆固醇在体内可合成维生素 D_3、胆汁酸和类固醇激素等重要物质。

3. 供给人体必需脂肪酸 在多不饱和脂肪酸中，n－6多不饱和脂肪酸包括亚油酸、γ－亚麻酸和花生四烯酸，n－3多不饱和脂肪酸包括α－亚麻酸、二十碳五烯酸（EPA）和二十二碳六烯酸（DHA）。其中亚油酸和α－亚麻酸是维持机体正常代谢不可缺少的，但人体自身不能合成，必须由食物供给，被称为必需脂肪酸。必需脂肪酸是构成线粒体膜和细胞膜的重要组成成分，还与胆固醇代谢有密切关系，并且在体内可以合成一系列具有重要生理功能的多不饱和脂肪酸及其衍生物，如花生四烯酸、前列腺素、EPA和DHA等。EPA和DHA对调节血脂、维持大脑和视网膜的发育具有重要作用。

4. 促进脂溶性维生素的吸收 脂肪是维生素 A、维生素 D、维生素 E、维生素 K 等的良好溶剂。有些脂肪含量高的食物本身就含有丰富的脂溶性维生素，如鱼油和肝脏脂肪中含丰富的维生素 A、维生素 D，麦胚油含有丰富的维生素 E，这些维生素随着脂肪的吸收同时被吸收。当膳食中脂肪缺乏时，脂溶性维生素亦缺乏。

5. 其他 膳食脂肪可增加食物美味、增进食欲、增加饱腹感、延迟胃排空，但摄入过多对人体健康不利，会导致肥胖，增加血脂异常、高血压、冠心病等患病风险。

三、脂类的营养价值评价

1. 脂肪消化率　食物脂肪消化率与其熔点有密切关系，而熔点与脂肪中所含的脂肪酸组成有关。植物油脂含不饱和脂肪酸比例高，熔点低，所以消化率高于动物油脂。

2. 必需脂肪酸含量　植物油脂中含有较多的必需脂肪酸，故营养价值较动物脂肪高。

3. 脂溶性维生素含量　植物油脂中含有较多的维生素 E，动物脂肪中几乎不含维生素。

4. 油脂稳定性　稳定性与不饱和脂肪酸的多少和维生素 E 的含量有关。不饱和脂肪酸不稳定，容易被氧化发生酸败，而植物油脂中含有丰富的维生素 E，是天然的抗氧化剂，可防止不饱和脂肪酸被氧化。

四、脂类的来源

膳食脂类主要来源于动物的脂肪组织、内脏和植物的种子。动物脂肪中饱和脂肪酸含量高，如肥肉、奶油等，但鱼虾贝类富含多不饱和脂肪酸，尤其深海冷水鱼体内富含 EPA 和 DHA。动物内脏及蛋黄、鱼子、虾卵、蟹黄中胆固醇含量高，部分食物中胆固醇含量见表 1 - 7。植物油脂多富含不饱和脂肪酸，特别是必需脂肪酸含量丰富，如高油脂坚果和植物油等，但椰子油和棕榈油中含有较多饱和脂肪酸。

表 1 - 7　食物中胆固醇含量（食部 100g）

食物名称	胆固醇(mg)	食物名称	胆固醇(mg)	食物名称	胆固醇(mg)
猪肉(瘦)	81	牛肉(瘦)	58	羊肉(瘦)	60
猪肉(肥)	109	牛肉(肥)	133	羊肉(肥)	148
猪脑	2571	牛舌	92	鸡肝	176
猪舌	158	牛心	115	鸡肉	82
猪心	151	牛肝	297	鸡血	170
猪肝	288	牛肺	306	鸭肉	120
猪肺	290	牛肚	104	鸭肝	341
猪肾	354	牛肉松	189	鸭蛋(全)	565
猪肚	288	牛乳	29	生鸭蛋(咸)	647
猪大肠	137	鸡蛋(全)	585	鸭蛋黄	1576
猪肉松	111	鸡蛋黄	1510	松花蛋	608
青鳝	117	带鱼	76	鸽肉	99
大黄鱼	86	草鱼	86		

五、脂类的参考摄入量

中国营养学会推荐成人膳食脂肪的宏量营养素可接受范围（acceptable mecronutrient distribution ranges，AMDR）为总能量的 20% ~ 30%。饱和脂肪酸供能比小于 10%。n - 6 多不饱和脂肪酸的适宜摄入量为总能量的 4.0%，AMDR 为总能量的 2.5% ~ 9.0%。n - 3 多不饱和脂肪酸的适宜摄入量为总能量的 0.6%，AMDR 为总能量的 0.5% ~ 2.0%。EPA 加 DHA 的 AMDR 为 0.25 ~ 2g/d。来源于食品工业加工产生的反式脂肪酸应小于总能量的 1%。

第四节　碳水化合物

碳水化合物又称糖类，是由碳、氢、氧三种元素组成的一大类化合物。它们在自然界中构成植物骨架，并作为能源储备，对人体有重要的生理作用。

一、碳水化合物的分类

根据联合国粮农组织（FAO）、世界卫生组织（WHO）的报告，碳水化合物分为糖、寡糖和多糖三类，如表 1－8 所示。

1. 糖　包括单糖、双糖和糖醇。单糖是结构最简单的碳水化合物，如葡萄糖、果糖等，是构成各种寡糖和多糖的基本组成单位，易溶于水，可不经消化酶的作用，直接被人体吸收和利用。双糖是两个相同或不相同的单糖分子生成的糖苷，如蔗糖、麦芽糖等。糖醇是单糖的重要衍生物。

2. 寡糖　又称低聚糖，由 3~9 个单糖分子通过糖苷键构成的聚合物，不能被人体消化酶分解，但部分可被肠道微生物消化利用。

3. 多糖　由 10 个以上单糖分子构成的高分子聚合物，无甜味，不易溶于水。多糖可分为淀粉和非淀粉多糖。

（1）淀粉　是植物储存性碳水化合物，多贮存在植物种子和根茎中，因聚合方式不同分为直链淀粉和支链淀粉。为了增加淀粉的用途，淀粉经改性处理后获得了各种各样的变性淀粉。淀粉可在胃肠道酶的作用下水解为单糖而被吸收利用。

（2）非淀粉多糖　主要指来自植物细胞壁的复合碳水化合物，包括纤维素、半纤维素、果胶及亲水胶体物质（如树胶、海藻多糖等），这类多糖是膳食纤维的主要成分。所谓膳食纤维，主要是指食物中不能被人体利用的一类多糖，即不能被胃肠道消化酶所消化，且不被人体吸收利用的多糖。除了上述非淀粉多糖，膳食纤维还包括植物细胞壁中所含有的木质素。近年来，又将一些同样不能被人体消化酶分解的物质，如抗性淀粉、抗性低聚糖、美拉德反应产物、甲壳素等归入膳食纤维之列。膳食纤维有可溶性和不可溶性之分，可溶性膳食纤维主要包括果胶、豆胶、藻胶和部分半纤维素，不可溶性膳食纤维主要包括纤维素、木质素和部分半纤维素。

表 1－8　碳水化合物分类

分类（糖分子 DP）	亚组	组成
糖（1~2）	单糖	葡萄糖、半乳糖、果糖
	双糖	蔗糖、乳糖、麦芽糖、海藻糖
	糖醇	山梨醇、甘露醇
寡糖（3~9）	异麦芽低聚寡糖	麦芽糊精
	其他寡糖	棉子糖、水苏糖、低聚果糖
多糖≥10	淀粉	直链淀粉、支链淀粉、变性淀粉
	非淀粉多糖	纤维素、半纤维素、果胶、亲水胶质物

二、碳水化合物的生理功能

1. 供给能量　每克葡萄糖在体内氧化可产生 16.7kJ（4kcal）能量，每克膳食纤维可提供 8.4kJ（2kcal）能量。维持健康成人所需的能量中，50%~65% 由碳水化合物提供。糖原是碳水化合物在肝脏和肌肉中的储存形式，一旦机体需要，糖原可分解为葡萄糖快速提供能量。心脏活动主要靠磷酸葡萄糖和糖原供给能量，脑组织所需要的能量几乎全部由葡萄糖氧化来供给。所以，碳水化合物对维持心脏、神经系统的正常功能，提高工作效率具有重要意义。当血糖降低时，会出现头晕、心悸、出冷汗，甚至昏迷等症状。

2. 构成机体组织 糖蛋白、核酸、糖脂等都有糖参与组成。糖蛋白是抗体、某些酶和激素的组成成分，核糖和脱氧核糖是生物遗传物质核酸的重要组成成分。

3. 保肝解毒 摄入充足的碳水化合物可增加肝糖原的储存，增强肝细胞的解毒功能和再生能力，肝脏中的葡萄糖醛酸能与许多有害物质如细菌毒素、酒精、砷、四氯化碳等结合，以消除或减轻这些物质的毒性，具有保肝解毒作用。

4. 节约蛋白质 健康成人机体所需的能量主要由碳水化合物供给，当碳水化合物供给不足时，机体会通过糖异生作用动用蛋白质和脂肪供能。当碳水化合物充足时，可减少蛋白质作为能量的消耗，使更多的蛋白质参与构成组织、调节生理机能等，因此碳水化合物具有节约蛋白质的作用。

5. 抗生酮作用 脂肪在体内的代谢需要碳水化合物参与。当膳食中碳水化合物供给不足时，脂肪酸不能被彻底氧化，会产生过多的中间产物酮体，酮体在体内蓄积就会造成酮症酸中毒。膳食中有充足的碳水化合物可以防止酮体在体内蓄积，因此称碳水化合物具有抗生酮作用。

6. 增强肠道功能 膳食纤维具有吸水膨胀的特性，可增加粪便量，促进肠蠕动，缩短食物残渣及有毒物质在肠道内的存留时间，有利于排便。膳食纤维在结肠中可部分或全部被微生物酵解，生成短链脂肪酸，提供结肠黏膜所需的能量，调节肠道内环境，抑制有害菌增殖，可以起到预防肠道肿瘤的作用。

7. 防治慢性病 膳食纤维能抑制机体对胆固醇的吸收和增加胆酸的排泄，降低血清胆固醇水平，从而预防动脉粥样硬化和心血管病的发生。膳食纤维还能延缓淀粉在小肠的消化，减慢葡萄糖在小肠内的吸收，从而调节餐后血糖水平，有利于糖尿病的控制。

8. 控制体重 膳食纤维能量低，体积大，易使人产生一定的饱腹感，可减少能量摄入，达到控制体重和减肥的作用。但摄入过多可影响蛋白质及其他营养素在体内的消化吸收，并易产生肠胀气、大便次数过多等不适现象。

三、碳水化合物的食物来源

碳水化合物中，糖主要来源于甜味水果、蜂蜜、糖果、糕点、蜜饯、含糖软饮料等；淀粉主要来源于植物性食物，如谷类、杂豆类、薯类等，一般谷类含碳水化合物为60%~80%，杂豆类为45%~60%，薯类为15%~40%；可溶性膳食纤维来源于水果、豆类、海藻等；不可溶性膳食纤维来源于谷类、杂粮和豆类种子的外皮，如麦麸、豆皮、豆渣、米糠及蔬菜的茎和叶。

四、碳水化合物的参考摄入量

我国成人碳水化合物的平均需求量（EAR）为120g，宏量营养素可接受范围（AMDR）为总能量的50%~65%。膳食纤维的适宜摄入量为25~30g/d。

第五节 矿物质

人体由许多元素组成，在这些元素中，除组成有机化合物的碳、氢、氧、氮之外，其余的元素均称为矿物质，亦称为无机盐或灰分。矿物质在人体内的种类和数量与外界环境存在的种类和数量密切相关。已发现有 20 多种矿物质是构成人体组织、维持生理功能及生化代谢所必需的。为便于研究，将占人体总重量的 0.01% 以上的矿物质称为常量元素或宏量元素，有钙、镁、钾、钠、磷、硫和氯 7 种。将占人体总重量的 0.01% 以下的矿物质称为微量元素或痕量元素。它们是酶系统或蛋白系统的关键成分，可激活人体新陈代谢中多种物质的活性，调整人体的生理功能。

1996 年，由联合国粮农组织（FAO）、国际原子能机构（IAEA）、世界卫生组织（WHO）联合组织的专家委员会将存在于人体中的微量元素分为三类：①人体必需微量元素，共 8 种，包括碘、锌、硒、铜、钼、铬、钴和铁；②人体可能必需微量元素，共 5 种，包括锰、硅、硼、钒和镍；③具有潜在毒性，但在低剂量时可能具有功能作用的微量元素，有氟、铅、镉、汞、砷、铝、锂和锡，共 8 种。

一、钙与磷

钙是人体含量最多的元素之一，成人体内钙含量为 1000 ~ 1200g，其中约 99% 的钙集中在骨骼和牙齿中。磷在体内的含量仅次于钙，正常人骨中含磷总量为 600 ~ 900g，约占体内磷总量的 80%。

1. 生理功能与临床意义   钙与磷是构成骨骼和牙齿的成分，可支撑身体、坚固牙齿，是神经活动、核酸和能量代谢不可缺少的物质。人体对钙的吸收利用，受诸多因素的影响。钙与磷的比例要适当，若磷过高形成过量的磷酸钙，则不利于钙的吸收；食物中草酸、植酸、膳食纤维过多也会抑制钙的吸收；维生素 D、乳糖则能够促进钙的吸收。若钙吸收利用障碍，儿童易患佝偻病，成人易出现骨质疏松症，老年人骨骼受到外伤易骨折。

2. 来源与参考摄入量   奶及奶制品含钙丰富且钙磷比例适宜，钙吸收率高，是钙的良好来源；海产品中的虾皮、海带，以及蛋类、大豆及其制品、芝麻酱等均含丰富的钙，吸收利用率较高。某些蔬菜中的钙含量虽然较高，但受草酸、膳食纤维等物质影响，钙的吸收利用率较低。磷在食物中含量丰富，一般不易缺乏。

钙的推荐摄入量：成人为 800mg/d，孕妇、乳母及儿童适量增加，详见表 1 - 9。

二、镁

镁在人体内的含量为 20 ~ 30g，是常量元素中含量最少的，其中 60% ~ 65% 集中在骨骼和牙齿，剩余的大部分存在于细胞内液和软组织中。分布于细胞外液的镁仅占总量的 1%，但却发挥着极为重要的生理作用，如唾液、胆汁、肠液、胰液等都含有镁。

1. 生理功能与临床意义   镁与钙、磷构成骨盐。钙与镁既协同又拮抗。当钙不足时，镁可略为代替钙；而当摄入镁过多时，又阻止骨骼的正常钙化。镁是多种酶的激活剂，在体内许多重要的酶促反应中，镁像辅基一样起着决定性的作用。镁离子浓度降低，可阻止脱氧核糖核酸的合成和细胞生长，减少蛋白质的合成与利用，降低血浆白蛋白和免疫球蛋白含量。镁是心血管系统的保护因子，为维护心脏正常功能所必需。缺镁易发生血管硬化和心肌损害。镁是细胞内液的主要阳离子，与钙、钾、钠一起和相应的阴离子协同，维持体内酸碱平衡和神经肌肉的应激性，保持神经肌肉兴奋与抑制平衡。血清镁浓度下降，镁钙失去平衡，可出现易激动、心律不齐、神经肌肉兴奋性极度增强，幼儿可发生癫痫、惊厥。

2. 来源与参考摄入量   镁的膳食来源主要是植物性食物，粗粮、大豆、坚果及绿叶蔬菜中均含丰富的镁，动物性食物、精制加工的食品及油脂中镁的含量较低。

镁的推荐摄入量：成人为 330mg/d，详见表 1 - 9。

三、铁

铁是人体必需的微量元素。成人体内含铁量为 4~6g，分别以血红蛋白（占 72%）、肌红蛋白（占 3%）、其他化合物（占 0.2%）的形式存在，其余为储存铁，以铁蛋白、含铁血黄素的形式存在于肝、脾和骨髓中。在人体的各部位中，肝、脾的含铁量最高，其次为肾、心、骨骼肌和脑。

1. 生理功能与临床意义 铁是血红蛋白、肌红蛋白、细胞色素和其他呼吸酶的重要成分，参与氧的运输和组织的呼吸过程。如果机体缺铁可使血红蛋白减少，发生营养性贫血，临床表现为食欲减退、烦躁、乏力、心悸、头晕、眼花、免疫功能低下、指甲脆薄、反甲，儿童出现虚胖、注意力不集中等。

2. 来源与参考摄入量 食物中的铁以血红素铁和非血红素铁的形式存在。血红素铁主要来自畜肉、禽肉、鱼类的血红蛋白和肌红蛋白，吸收率为 10%~30%。非血红素铁主要存在于植物性食物中，吸收率仅为 5%。因为非血红素铁必须在十二指肠和空肠上段被酸性胃液离子化，还原为二价铁的状态才能被吸收。食物中的柠檬酸、维生素 C、维生素 A、动物蛋白质等可促进铁的吸收；植物性食物中的草酸、植酸、鞣酸、膳食纤维、茶和咖啡则抑制铁的吸收。含血红素铁较多的食物有动物血、肝脏、瘦肉（如牛肉、羊肉、猪肉）等。植物性食物含铁较高的有豆类、黑木耳、芝麻酱等。

铁的推荐摄入量：成年男性为 12mg/d，成年女性为 20mg/d，详见表 1-9。

四、锌

锌是人类和许多动物生长发育必需的微量元素之一，在人体内的含量为 1.4~2.3g，分布在人体所有的组织、器官、体液及分泌物中。95% 以上的锌存于细胞内。

1. 生理功能与临床意义 锌主要参与体内多种酶的组成，促进酶的活性。锌与核酸、蛋白质的合成，碳水化合物、维生素 A 的代谢，以及胰腺、性腺和脑下垂体活动都有密切关系。缺锌时，可出现生长发育迟缓，性成熟受抑制；食欲减退，味觉异常，有异食癖；伤口不易愈合等表现。

2. 来源与参考摄入量 锌的食物来源较广泛，但含量差异较大。牡蛎、鲱鱼等海产品含锌丰富，其次为牛肉、动物肝脏、蛋类等。牛乳的锌含量高于人乳，但吸收率较人乳低。植物性食物的锌吸收率低。

锌的推荐摄入量：成年男性为 12.5mg/d，成年女性为 7.5mg/d，详见表 1-9。

五、碘

碘在人体内的含量为 20~50mg，其中 70%~80% 存在于甲状腺，参与甲状腺激素的合成，其余存在于皮肤、骨骼、内分泌腺及中枢神经系统等。

1. 生理功能与临床意义 碘是甲状腺激素的主要成分。甲状腺激素能调节体内的基础代谢，维持人体的生长发育，促进三羧酸循环中的生物氧化过程，维持脑正常发育和骨骼生长，保持身体健康。缺碘时可出现甲状腺肿大，孕妇早期缺碘可使小儿生长发育迟缓、智力低下、聋哑、身体矮小，即所谓"克汀病"。

2. 来源及参考摄入量 碘的来源主要为海带、紫菜、海蛤、海蜇等海产品。有的食物本身存在抗甲状腺素物质，如甘蓝、花椰菜、苤蓝、萝卜、木薯等。在缺碘的地区还应改良水土，提高环境碘的质量，并摄入碘盐进行预防，但要防止矫枉过正。高碘同低碘一样会危害人体健康，长期碘摄入过量可能导致甲状腺功能减退症、自身免疫性甲状腺病，并可能增加乳头状甲状腺癌的发病风险。

碘的推荐摄入量：成人为 120μg/d，孕妇、乳母适量增加，详见表 1-9。

表 1-9　常量和微量元素的推荐摄入量（RNIs）或适宜摄入量（AIs）

年龄（岁）	钙（Ca）RNI/mg	磷（P）RNI/mg	钾（K）AI*/mg	钠（Na）AI/mg	镁（Mg）RNI/mg	铁（Fe）RNI/mg 男	铁（Fe）RNI/mg 女	碘（I）RNI/μg	锌（Zn）RNI/mg 男	锌（Zn）RNI/mg 女	硒（Se）RNI/μg	铜（Cu）RNI/mg	氟（F）AI/mg	铬（Cr）AI/μg	锰（Mn）AI/mg	钼（Mo）RNI/mg
0~	200（AI）	100（AI）	350	170	20（AI）	0.3（AI）		85（AI）	2.0（AI）		15（AI）	0.3（AI）	0.01	0.2	0.01	2（AI）
0.5~	250（AI）	180（AI）	550	350	65（AI）	10		115（AI）	3.5		20（AI）	0.3（0AI）	0.23	4.0	0.7	3（AI）
1~	600	300	900	700	140	9		90	4.0		25	0.3	0.6	15	1.5	40
4~	800	350	1200	900	160	10		90	5.5		30	0.4	0.7	20	2	50
7~	1000	470	1500	1200	220	13		90	7		40	0.5	1.0	25	3	65
11~	1200	640	1900	1400	300	15	18	110	10	9	55	0.7	1.3	30	4	90
14~	1000	710	2200	1600	320	16	18	120	12	8.5	60	0.8	1.5	35	4.5	100
18~	800	720	2000	1500	330	12	20	120	12.5	7.5	60	0.8	1.5	30	4.5	100
50~	1000	720	2000	1400	330	12	12	120	12.5	7.5	60	0.8	1.5	30	4.5	100
65~	1000	700	2000	1400	320	12		120	12.5	7.5	60	0.8	1.5	30	4.5	100
80~	1000	670	2000	1300	310	12		120	12.5	7.5	60	0.8	1.5	30	4.5	100
孕妇（早）	+0	+0	+0	+0	+40	+0		+110	+2		+5	+0.1	+0	+1	+0.4	+10
孕妇（中）	+200	+0	+0	+0	+40	+4		+110	+2		+5	+0.1	+0	+4	+0.4	+10
孕妇（晚）	+200	+0	+0	+0	+40	+9		+110	+2		+5	+0.1	+0	+6.0	+0.4	+10
乳母	+200	+0	+400	+0	+0	+4		+120	+4.5		+18	+0.6	+0	+7	+0.3	+3

注：摘自中国营养学会《中国居民膳食营养素参考摄入量（2013 版）》。表中数字缺如之处表示未制定该参考值。

* AI 为适宜摄入量，是在个体需要量的研究资料不足而无法计算求得 RNI 时，通过观察或实验获得的健康人群某种营养素的摄入量，可作为个体营养素摄入量的目标。

第六节　维生素

维生素是维持机体正常生理功能和细胞内特异代谢反应所必需的一类微量低分子有机化合物。维生素具有许多共同的特性：是酶或辅酶的重要组成成分；人体不能合成或合成很少，不能满足机体需要，必须由食物来提供；它们不构成机体组织，不提供能量，但在调节物质代谢过程中有重要作用。维生素的种类很多，根据其溶解性将维生素分为两类，即脂溶性维生素和水溶性维生素。

一、脂溶性维生素

脂溶性维生素包括维生素 A、维生素 D、维生素 E 和维生素 K，在食物中与脂肪共存，吸收时与肠道中的脂类相关。脂溶性维生素主要贮存于肝脏中，过量摄入可造成体内积聚，导致中毒；摄入过少，又会出现营养缺乏病。

（一）维生素 A

维生素 A 又称视黄醇。天然存在的维生素 A 有两种类型，即维生素 A_1（视黄醇）和维生素 A_2（3－脱氢视黄醇）。维生素 A_1 主要存在于海鱼和哺乳动物的肝脏中；维生素 A_2 存在于淡水鱼中，其生物活性仅为维生素 A_1 的 40%。植物中的类胡萝卜素有部分能在体内转化为维生素 A，被称为维生素 A 原。目前已知至少有 50 余种类胡萝卜素可转化为维生素 A，其中主要有 α－胡萝卜素、β－胡萝卜素、γ－胡萝卜素和隐黄素四种，以 β－胡萝卜素的活性最高。

1. 特性　维生素 A 和 β－胡萝卜素溶于脂肪，不溶于水，对热、酸和碱均稳定，一般烹调方法对其影响较小，但经空气氧化极易失去生理作用，紫外线照射亦可破坏。食物中所含的磷脂、维生素 E、维生素 C 及其他抗氧化物质有助于维生素 A 和类胡萝卜素的稳定。

2. 表示单位　维生素 A 常用国际单位（IU）来表示，世界卫生组织提出用视黄醇当量（RE）来表示。

1IU 维生素 A = 0.3μgRE　　　　　1μg 视黄醇 = 1.0μgRE

1μgβ－胡萝卜素 = 0.167μgRE　　　1μg 其他维生素 A 原 = 0.084μgRE

3. 生理功能与临床意义

（1）维持上皮细胞的正常生长与分化　维生素 A 能保护全身内外的一切上皮，包括内分泌腺体的上皮。当缺乏维生素 A 时，腺体分泌减少，上皮组织细胞萎缩，皮肤粗糙、干燥、发生鳞状等角化变化，以臂、腿、肩等部位较为明显；皮肤防御能力降低，易感染疾病。

（2）参与视紫质的合成，维持正常视觉　维生素 A 具有保护夜间视力，维持视紫质的正常功能等作用。当维生素 A 缺乏时，暗适应能力下降，严重时可致夜盲症。由于角膜、结膜上皮组织、泪腺等退行性变，可致角膜干燥、发炎、溃疡等一系列变化，球结膜上可出现毕脱斑（疱状银灰色斑点）。

（3）促进人体正常生长和骨骼发育　维生素 A 可以促进蛋白质的合成和骨组织的正常分化，有助于细胞的增殖和生长。孕妇缺乏维生素 A 时，可导致胎儿生长发育障碍，甚至引起胎儿死亡；幼儿缺乏维生素 A 时，可出现发育不良或停滞。

（4）维持机体的免疫功能　维生素 A 可以提高细胞免疫功能，促进免疫细胞产生抗体，以及促进 T 淋巴细胞产生某些淋巴因子。维生素 A 缺乏时，会导致免疫功能下降。

（5）促进铁的吸收　其作用机制可能是通过阻断植酸的干扰而改善铁的吸收。

摄入过多的维生素 A（如长期过量服用维生素 A 增补剂）可引起中毒。维生素 A 过多症的表现有头痛、头晕、厌食、腹泻、激动、骨质脱钙、骨脆性增加、骨关节疼痛、皮肤干燥而粗糙、鳞皮、脱发、指（趾）甲易脆、肝肿大等。

4. 来源及参考摄入量　维生素 A 最好的来源是动物肝脏、鱼肝油、蛋黄、奶油，β - 胡萝卜素最丰富的来源是绿色和黄色的蔬菜及水果，如胡萝卜、菠菜、红薯、西蓝花、哈密瓜等。

膳食维生素 A 推荐摄入量：成年男性为 800μgRE/d，成年女性为 700μgRE/d，详见表 1 - 10。

膳食中总视黄醇当量（μgRE）＝视黄醇（μg）＋β - 胡萝卜素（μg）×0.167 + 其他维生素 A 原（μg）×0.084。

（二）维生素 D

维生素 D 是类固醇的衍生物，包括维生素 D_2（麦角钙化醇）与维生素 D_3（胆钙化醇），分别由麦角固醇和 7 - 脱氢胆固醇经紫外线照射后转化而成。人和动物的皮肤及脂肪组织中都含有 7 - 脱氢胆固醇，故皮肤经紫外线照射后可形成维生素 D_3，然后被运送到肝、肾，转化成具有活性的形式后，再发挥其生理作用。

1. 特性　维生素 D 为白色结晶，无气味，溶于脂肪和脂溶剂，性质比较稳定，在中性和碱性环境中耐高温和耐氧化。一般在食物烹调加工过程中不会损失，但脂肪酸败可影响维生素 D 的含量。

2. 生理功能与临床意义　维生素 D 促进钙和磷的吸收、利用，以构成健全的骨骼和牙齿。体内缺乏维生素 D 时，钙、磷代谢紊乱，血液中钙、磷含量降低，影响骨骼钙化，导致骨质软化、变形。婴幼儿易致佝偻病，表现为多汗、烦躁不安、手足抽搐；骨质脱钙、软化、骨骼畸形。成人出现骨质软化症和骨质疏松症，尤其是孕产妇，可出现长骨、扁骨软骨变形，易骨折；全身疼痛，尤以夜间为甚，多在腰背部，沿脊椎放射。X 线检查可见骨质疏松、骨皮质变薄、骨盆畸形。

维生素 D 摄入过多会引起中毒，主要由于长期大剂量服用浓缩鱼肝油所致，临床表现为食欲不振、恶心、呕吐、腹泻、多尿、体重下降、易疲劳、烦躁不安，血清钙、磷浓度明显升高，动脉、心肌、肺、肾等软组织出现转移性钙化及肾结石，结石阻塞肾小管可引起继发性肾水肿，严重时可致肾功能衰竭。

3. 来源及参考摄入量　维生素 D 的良好来源是鱼肝油、各种动物肝脏和蛋黄，奶类也含有少量的维生素 D。经常接受日光照射者一般无须补充维生素 D。婴幼儿经常晒太阳是获得维生素 D 的最好途径。

维生素 D 推荐摄入量：成人为 10μg/d，相当于 400IU（100IU ＝ 2.5μg），详见表 1 - 10。

（三）维生素 E

维生素 E 又称生育酚或生育醇。其作为"抗不育维生素"来自早期的动物实验，由于大鼠缺乏维生素 E 引起不育现象，故称为生育酚。维生素 E 是 α - 生育酚、β - 生育酚、γ - 生育酚、δ - 生育酚、α - 三烯生育酚、β - 三烯生育酚、γ - 三烯生育酚、δ - 三烯生育酚共八种物质的总称。他们都具有维生素 E 的活性，其中以 α - 生育酚的活性最高。

1. 特性　维生素 E 在无氧条件下，对热及酸性环境稳定，紫外线、碱、氧、铁、铜盐能使其迅速破坏。脂肪酸败能加速维生素 E 的破坏。

2. 生理功能与临床意义　维生素 E 作用于性腺体的上皮和生殖细胞，维持生殖功能。它又是一种重要的抗氧化营养素，可以防止多不饱和脂肪酸被氧化，还能保护 T 淋巴细胞和红细胞，抗自由基氧化，抑制血小板聚集等，因而可延缓人体的衰老进程，对预防疾病的发生有一定的作用。

维生素 E 缺乏时，可引起红细胞数量减少及缩短红细胞的生存时间，出现大细胞性溶血性贫血。临床上经常应用维生素 E 治疗溶血性贫血、习惯性流产和不孕症。

3. 来源及参考摄入量　维生素 E 的食物来源广泛，各种油料种子及植物油如麦胚油、芝麻油、花生油及坚果中含量丰富，乳、肉、蛋类、豆类、蔬菜、水果中也都含有维生素 E。

人体对维生素 E 的需要量受膳食中其他成分的影响，特别是膳食中多不饱和脂肪酸摄入量增加时，应相应增加维生素 E 的摄入量。一般膳食中维生素 E 与多不饱和脂肪酸的比值为 0.4 ~ 0.5。此外，服用避孕药、阿司匹林及饮用酒精饮料时，应增加维生素 E 的摄入量。维生素 E 亦与维生素 C 有协同关系。

维生素 E 的适宜摄入量：成人为 14mgα－TE/d，详见表 1－10。

α－TE 为 α－生育酚当量，总 α－TE（mg）＝1×α－生育酚（mg）＋0.5×β－生育酚（mg）＋0.1×γ－生育酚（mg）＋0.3×α－三烯生育酚（mg）＋0.02×δ－生育酚（mg）。

（四）维生素 K

维生素 K 又称凝血维生素。天然的维生素 K 有两种，即从绿色植物中提取的维生素 K_1 和肠道细菌（如大肠杆菌）合成的维生素 K_2。

1. 特性　维生素 K 的化学性质较稳定，能耐酸、耐热，正常烹调中只有很少损失，但对光敏感，易被碱和紫外线分解。

2. 生理功能与临床意义　维生素 K 是凝血因子 γ－羧化酶的辅酶，而其他凝血因子 7、9、10 的合成也依赖于维生素 K，所以有促凝血的作用。若体内缺乏维生素 K，会导致凝血时间延长，出现牙龈出血、鼻出血、尿血、胃出血等各种出血症状。维生素 K 还参与合成维生素 K 依赖蛋白质，后者能调节骨骼中磷酸钙的合成。

3. 来源及参考摄入量　维生素 K 的来源有两方面，一方面由肠道细菌合成；另一方面来自食物，绿叶蔬菜的含量高，其次是奶及肉类，水果及谷类的含量低。

维生素 K 的适宜摄入量：成人为 80μg/d，详见表 1－10。

二、水溶性维生素

水溶性维生素主要有 B 族维生素和维生素 C 两大类。B 族维生素包括硫胺素（维生素 B_1）、核黄素（维生素 B_2）、烟酸（维生素 B_3、维生素 PP）、砒哆素（维生素 B_6）、钴胺素（维生素 B_{12}）、叶酸（维生素 B_9、维生素 M）、泛酸（维生素 B_5）和生物素（维生素 B_7、维生素 H）等。其共同特点是易溶于水，不溶于脂肪及脂溶剂；在体内不易贮存，过量时很快从尿中排出，供给不足时易出现缺乏症；在体内绝大多数是以辅酶或酶基的形式参与各种酶的功能。

（一）维生素 B_1

1. 特性　维生素 B_1 又称硫胺素、抗神经炎因子或抗脚气病因子。维生素 B_1 溶于水，在酸性环境中很稳定，加热至120℃仍不分解，一般烹调温度下破坏较少，但油炸食物时极易破坏；在碱性溶液中不稳定，室温下即迅速分解，加热会全部被破坏。

2. 生理功能与临床意义 维生素 B_1 是脱羧酶的辅酶成分，主要作用于糖代谢；还可抑制胆碱酯酶的活性，对于促进食欲、维持胃肠道的正常功能和消化液的分泌等起到重要的作用。缺乏时，糖代谢及有关的代谢不能正常进行，以糖为主要能源物质的组织就会受到损害，如神经组织。缺乏时还易患脚气病，该病有以下几种类型：

①干性脚气病：以上行性对称性周围神经炎为主，表现为肢端麻木、肌肉酸痛、压痛或功能障碍。

②湿性脚气病：以急性心力衰竭、下肢水肿为主。

③混合型脚气病：既有神经炎，又有心力衰竭和水肿的症状。婴幼儿的脚气病多发生在 2~5 月龄，表现为发绀、水肿、心力衰竭，可引起心脏性猝死。

3. 来源及参考摄入量 维生素 B_1 广泛存在于天然食物中，含量较丰富的食物有谷类、豆类、酵母、坚果、动物内脏、瘦肉类、蛋类、芹菜、白菜等。食物中维生素 B_1 的含量与谷类的碾磨程度、水洗次数、浸泡时间、烹调方法有关。

维生素 B_1 的推荐摄入量：成年男性为 1.4mg/d，成年女性为 1.2mg/d，详见表 1-10。

（二）维生素 B_2

1. 特性 维生素 B_2 又称核黄素。耐热，在酸性和中性溶液中较稳定，但遇光和碱易被破坏。因此应避光保存，烹调食物时不加碱。

2. 生理功能与临床意义 维生素 B_2 既参与细胞氧化还原系统传递氢的反应，又是多种酶的辅酶；能促进生长，维护皮肤和黏膜的完整性；对眼的感光过程、水晶体的角膜呼吸过程具有重要作用。

维生素 B_2 缺乏时会影响细胞的氧化作用，使物质代谢发生障碍，可引起各种炎症，如口腔炎、口唇炎、舌炎和眼睑炎，出现怕光、流泪、视物模糊等，还可出现脂溢性皮炎、阴囊炎、外阴炎。

3. 来源及参考摄入量 富含维生素 B_2 的食物主要有动物的肝脏、肾脏、心脏及乳类、蛋黄、河蟹、鳝鱼、口蘑，绿叶蔬菜中维生素 B_2 的含量高于其他蔬菜。烹调食物时损失较大，如淘米次数多、煮面去汤均可使食物中的维生素 B_2 丢失。

维生素 B_2 的推荐摄入量：成年男性为 1.4mg/d，成年女性为 1.2mg/d，详见表 1-10。

（三）维生素 PP

1. 特性 维生素 PP 又称烟酸、尼克酸、抗癞皮病因子，在体内以具有生理活性的尼克酰胺形式存在。烟酸易溶于水，耐热，在酸性、碱性溶液中均比较稳定。

2. 生理功能与临床意义 烟酸是辅酶Ⅰ及辅酶Ⅱ的重要组成成分，辅酶Ⅰ及辅酶Ⅱ在组织细胞氧化还原过程中起到传递氢的作用，是氢的供体或受体。此外，烟酸还可促进消化，维持神经及皮肤的健康。

烟酸缺乏时可出现癞皮病（糙皮病），发病初期有乏力、口腔及舌烧灼感、食欲不振、腹痛、腹泻；以后出现皮肤角化、晒斑、变黑，有干燥、脱屑现象，双颊呈蝴蝶样色素沉着；神经精神系统出现肌肉震颤、精神失常或痴呆。此即所谓"3D 症状"：皮炎（Dermatitis）、腹泻（Diarrhoea）、痴呆（Dementia）。

3. 来源及参考摄入量　烟酸广泛存在于动植物食物中，含量较丰富的食物有肉类、肝脏、豆类、大米、花生等。玉米中烟酸的含量也不低，甚至高于大米，但以玉米为主食的地区容易发生糙皮病，原因是玉米中的烟酸为结合型，不能被吸收利用。所以食用玉米时可加入 0.6% 的碳酸氢钠（小苏打），使烟酸变成游离型，能够得到充分吸收。

烟酸的推荐摄入量：成年男性为 15mgNE/d，成年女性为 12mgNE/d，详见表 1 – 10。

烟酸当量（NE，mg）＝烟酸（mg）＋1/60 色氨酸（mg）

（四）维生素 C

1. 特性　维生素 C 又称抗坏血酸，可防治维生素 C 缺乏病（坏血病）。是一种白色结晶状的有机酸，易溶于水，在酸性环境中稳定，对氧、热、光、碱敏感，特别是在氧化酶及微量铜、铁等金属离子存在时易被氧化破坏。

2. 生理功能与临床意义　维生素 C 是一种活性很强的还原性物质，对机体内多种羟化反应起重要作用，可促进组织中胶原的形成。维生素 C 可将运铁蛋白中的三价铁还原为二价铁，利于铁的吸收，促进贫血的恢复。维生素 C 能促进无活性的叶酸转化为有活性的亚叶酸，能有效地防止婴儿患巨幼红细胞性贫血。维生素 C 还可与各种金属离子络合，减少铅、汞、镉、砷等毒物的吸收。维生素 C 参与肝脏内胆固醇的羟化作用，形成胆酸，可降低血中胆固醇的含量。

维生素 C 缺乏时可出现坏血病，早期症状为食欲不振、乏力、肌肉痉挛、精神烦躁，口腔出现齿龈发炎、红肿、出血；重者可形成皮下、肌肉、关节出血及血肿，大腿后侧、小腿、臀部、腹部及上肢部位出现毛囊角化。儿童缺乏维生素 C 时常见下肢肿胀、疼痛，出血症状较成人严重，有时出现胸膜腔及骨膜下出血等。

3. 来源及参考摄入量　维生素 C 的主要来源为新鲜蔬菜和水果，特别是青椒、西蓝花、豌豆苗、柑橘、鲜枣、猕猴桃等的维生素 C 含量丰富。

维生素 C 的推荐摄入量：成人为 100mg/d，详见表 1 – 10。

三、类维生素

类维生素是指具有某些维生素特性和类似维生素的功能，但不完全符合维生素的定义，且在体内可以正常合成的一类有机化合物的总称，包括牛磺酸、肉碱、肌醇、辅酶 Q、对氨基苯甲酸等。由于这类物质在生物学功能及食物中的分布与 B 族维生素类似，因此，通常将其归于 B 族维生素范畴。

（一）牛磺酸

1. 特性　牛磺酸是体内一种含硫氨基酸，在体内以游离状态存在，不参与蛋白质的生物合成，但与胱氨酸、半胱氨酸的代谢关系密切。人体合成牛磺酸的半胱氨酸亚硫酸羧酶活性较低，主要依靠摄取食物中的牛磺酸来满足机体需要。牛磺酸无毒、无臭、味微酸，化学性质稳定，易溶于水，不溶于乙醚等有机溶剂，对热稳定，300℃可被分解破坏。

2. 生理功能与临床意义　牛磺酸分布广泛，在脑内含量丰富，能促进神经系统的生长发育和细胞的增殖、分化；在视网膜中浓度较高，对视网膜的发育分化具有促进作用；肝脏中牛磺酸与胆汁酸结合形成牛黄胆酸，能增加脂质和胆固醇的溶解性，有助于脂类的吸收和胆固醇的代谢；能抑制血小板凝集，降低血脂，预防动脉粥样硬化，对心肌细胞有保护作用。母乳中牛磺酸含量较高，尤其初乳中含量更高，如果缺乏，会使婴幼儿生长发育缓慢、智力发育迟缓。

表1-10　中国居民膳食维生素推荐摄入量或适宜摄入量

年龄(岁)	维生素A (μgRE) RNI 男	女	维生素D (μg) RNI	维生素E (mgα-TE) AI	维生素k (μg) AI	维生素B₁ (mg) RNI 男	女	维生素B₂ (mg) RNI 男	女	维生素B₆ (mg) RNI	维生素B₁₂ (μg) RNI	维生素C (mg) RNI	泛酸 (mg) AI	叶酸 (μgDFE) RNI	烟酸 (mgNE) RNI 男	女	胆碱 (mg) AI 男	女	生物素 (μg) AI
0 ~	300(AI)		10(AI)	3	2	0.1(AI)		0.4(AI)		0.2(AI)	0.3(AI)	40(AI)	1.7	65(AI)	2(AI)			120	5
0.5 ~	350(AI)		10(AI)	4	10	0.3(AI)		0.5(AI)		0.4(AI)	0.6(AI)	40(AI)	1.9	100(AI)	3(AI)			150	9
1 ~	310		10	6	30	0.6		0.6		0.6	1	40	2.1	160	6			200	17
4 ~	360		10	7	40	0.8		0.7		0.7	1.2	50	2.5	190	8			250	20
7 ~	500		10	9	50	1		1.0		1	1.6	65	3.5	250	11	10		300	25
11 ~	670	630	10	13	70	1.3	1.1	1.3	1.1	1.3	2.1	90	4.5	350	14	12		400	35
14 ~	820	630	10	14	75	1.6	1.3	1.5	1.2	1.4	2.4	100	5.0	400	16	13	500	400	40
18 ~	800	700	10	14	80	1.4	1.2	1.4	1.2	1.4	2.4	100	5.0	400	15	12	500	400	40
50 ~	800	700	15	14	80	1.4	1.2	1.4	1.2	1.6	2.4	100	5	400	14	12	500	400	40
65 ~	800	700	15	14	80	1.4	1.2	1.4	1.2	1.6	2.4	100	5	400	14	11	500	400	40
80 ~	800	700	15	14	80	1.4	1.2	1.4	1.2	1.6	2.4	100	5	400	13	10	500	400	40
孕妇(早)		+0	+0	+0	+0		+0		+0	+0.8	+0.5	+0	+1	+200		+0		+20	+0
孕妇(中)		+70	+0	+0	+0		+0.2		+0.2	+0.8	+0.5	+15	+1	+200		+0		+20	+0
孕妇(晚)		+70	+0	+0	+0		+0.3		+0.3	+0.8	+0.5	+15	+1	+200		+0		+20	+0
乳母		+600	+0	+3	+5		+0.3		+0.3	+0.3	+0.8	+50	+2	+150		+3		+120	+10

注：摘自中国营养学会《中国居民膳食营养素参考摄入量（2013版）》。

3. 来源及参考摄入量　动物性食物是膳食牛磺酸的主要来源，海产品中的含量尤其丰富，如海鱼、贝类、紫菜等，而一般植物和菌类几乎不含牛磺酸。

中国营养学会在《中国居民膳食营养素参考摄入量（2013 版）》中暂未给出牛磺酸的参考摄入量标准。

（二）肉碱

1. 特性　肉碱，又名肉毒碱、维生素 BT，是一种具有多种生理功能的氨基酸类物质。自然界的肉碱有左旋（L）和右旋（D）两种形式，只有左旋肉碱具有生理活性，右旋肉碱是其竞争性抑制剂。左旋肉碱为白色粉末，易吸潮，稳定性较好，能耐 200℃以上高温。

2. 生理功能与临床意义　左旋肉碱作为载体协助中长链脂肪酸通过线粒体膜，促进脂肪氧化供能。当左旋肉碱缺乏时，除供能不足外，还可造成中长链脂肪酸在细胞内异常堆积，导致脂质代谢紊乱，使血浆游离脂肪酸和甘油三酯水平升高。此外，左旋肉碱还具有维持膜的稳定、抗氧化、清除自由基的作用。

3. 来源及参考摄入量标准　肉碱在人体肝脏中可由赖氨酸和蛋氨酸合成，但某些特殊情况下体内的合成不能满足人体需要。动物性食物中的肉碱含量高，瘦肉和乳制品是肉碱的良好食物来源，植物性食物中肉碱含量很低。

中国营养学会在《中国居民膳食营养素参考摄入量（2013 版）》中暂未给出肉碱的参考摄入量标准。

第七节　水

水是生命之源，是人类赖以生存的重要营养物质。为维持正常生命活动，人体必须每天摄入一定量的水。健康的机体可通过自我平衡机制来调节水分的摄入与排出，以维持组织中的水分处于最佳水平。

一、生理功能

1. 构成人体组织　水是人体中含量最多的组成成分，占成人体重的 45%～60%，主要分布在细胞、细胞外液和身体的固态支持组织中。在代谢活跃的肌肉和内脏细胞中，水的含量最高。年龄越小体内含水量越多，胚胎含水约 98%，婴儿含水约 75%，成年女性含水约 50%，成年男性含水约 60%。机体脂肪含量增加时含水量下降。

2. 参与机体代谢和运送营养物质　水在体内直接参与物质代谢，体内的各种营养物质和代谢产物大部分溶于水。水作为载体将营养物质运送到体内各组织和细胞中，发挥其生理作用；同时又把体内的代谢废物通过呼吸、汗液和消化道排出体外。

3. 调节体温　水的比热大，它能吸收体内不断分解代谢产生的大量能量，使体温维持在 36.5℃左右的正常范围内。当外界气温增高或体内生热过多时，可通过皮肤蒸发水分或出汗的形式散热，使体温恒定；而在寒冷时，由于水储备能量的潜力大，人体不致因外界温度低而使体温发生明显波动。

4. 维持消化吸收功能　食物进入胃肠道后，必须依靠消化道器官分泌的消化液进行消化，包括唾液、胃液、肠液、胰液和胆汁，而这些消化液的含水量高达 90%。

5. 润滑作用　以水为基础的体液在体内各个部位发挥着润滑剂的作用，如唾液有助于食物吞咽，泪液有保护眼睛的作用，滑液具有润滑关节的作用，浆膜腔液可减少器官摩擦。

二、水缺乏与过量

人体对水分的需求和代谢有复杂而完善的调节机制，通过调节系统维持水的平衡。在某些疾病情况下，水的需求或排泄超出此调节就会引起脱水或水中毒。

1. 水缺乏　根据水与电解质丢失比例不同，可分为高渗性脱水、低渗性脱水和等渗性脱水。水缺乏时可出现口渴、尿少、烦躁、眼球内陷、皮肤失去弹性、体温增高、血压下降。失水超过20%可引起死亡。

2. 水过量　由于水分在体内大量潴留，导致细胞外液渗透压降低，细胞肿胀，尤其脑细胞水肿，颅内压增高，可出现视物模糊、疲乏、淡漠、头痛、恶心、呕吐、嗜睡、抽搐和昏迷等症状。

三、水的分类

1. 自来水　将水源引入水厂，通过一系列的水处理，如预沉、混凝、澄清、过滤、软化、除盐、消毒等，使水的各类标准达到国家生活饮用水标准。

2. 矿泉水　分为天然矿泉水和人工矿泉水。天然矿泉水是从地下深处自然涌出的或经人工开采的未受污染的地下矿水，含有一定量的矿物质和二氧化碳气体，其化学成分、流量、水温等相对稳定。人工矿泉水是使天然地下水流经人为的矿石层或通过加用食用级的元素化合物，使其达到天然矿泉水的饮用水标准。

（1）天然矿泉水的"界限指标"和"限量指标"　见表1-11、表1-12。

表1-11　国家饮用天然矿泉水的标准界限指标*

项目	指标	项目	指标
锂	0.20~5.0mg/L	溴化物	≥1.0mg/L
锶	0.20~5.0mg/L(含量在0.20~0.40mg/L范围时,水温必须在25℃以上)	碘化物	0.20~0.50mg/L
偏硅酸	≥25.0mg/L(含量在25.0~30.0mg/L范围时,水温必须在25℃以上)	硒	0.01~0.05mg/L
溶解性总固体	≥1000mg/L	游离二氧化碳	≥250mg/L
锌	0.20~5.0mg/L		

注：*界限指标必须有一项或一项以上指标符合表1-11的规定。

表1-12　国家饮用天然矿泉水的限量指标*

项目	指标	项目	指标
铜	<1.0mg/L	汞	<0.0010mg/L
钡	<0.70mg/L	银	<0.050mg/L
镉	<0.010mg/L	硼(以H_3BO_3计)	<30mg/L
铬(Cr^{6+})	<0.050mg/L	砷	<0.050mg/L
铅	<0.010mg/L	氟化物(以F^-计)	<2.0mg/L
耗氧量(以O_2计)	<3.0mg/L	硝酸盐(以NO_3^-计)	<45.0mg/L
226镭放射性	<1.10Bq/L		

注：*各项限量指标均必须符合表1-12的规定。

（2）微生物指标　各项微生物指标均必须符合表1-13的规定。

表1-13 矿泉水的微生物指标

项目	指标	
	水源水	灌装产品
菌落总数	<3cfu/mL	<50cfu/mL
大肠菌群	0 个/100mL	

（3）污染物指标　各项污染物指标均必须符合表1-14的规定。

表1-14 矿泉水的污染物指标

项目	指标
挥发性酚（以苯酚计）	<0.002mg/L
氰化物（以 CN^- 计）	<0.010mg/L
亚硝酸盐（以 NO_2^- 计）	<0.0050mg/L
总 β 放射性	<1.5Bq/L

注：矿泉水标准引自中华人民共和国国家标准 GB8537-1995。

3. 纯净水　一般以自来水为原水，采用反渗透法、蒸馏法、离子交换树脂等组合水处理工艺，除去水中的矿物质、有机成分、有害物质及微生物等加工制作的，且不加任何添加剂，可直接饮用的水，是卫生、无污染的水。但是，纯净水（包括蒸馏水、太空水等）在生产中除去有害有机物和细菌的同时，也除去了对人体健康有益的矿物质，损失了营养元素。

四、水的需要量及来源

1. 水的需要量　人体每天的需水量因气温、身体状况和劳动条件而异。一般情况下，健康成人每天经肾脏排出尿液约1500mL，随粪便排除水分约100mL，经肺脏呼出水分约400mL，皮肤蒸发水分约500mL，总计每日排出水分约为2500mL。所以，成人每天水的需要量约为2500mL。气温高、劳动强度大、排汗增加会导致水分和电解质丢失过多，应补充水量及盐类。

2. 水的来源　人体水的主要来源有三个方面：①饮水获取水分约1200mL；②摄入食物（饭菜与水果）可获得水分约1000mL；③蛋白质、脂肪、碳水化合物分解代谢时产生的内生水约300mL。

五、水的参考摄入量

建议我国成年男性饮水适宜摄入量为1700mL/d，成年女性适宜摄入量为1500mL/d。需要强调的是，人群参考摄入量并不等同于个体的需要量。水的需要量不仅个体之间差异较大，同一个体在不同生理条件或不同环境下也有差异，需灵活掌握。

第八节　膳食中其他生物活性物质

人类膳食成分中除蛋白质、脂类、碳水化合物、维生素、矿物质等营养素外，还含数百种其他生物活性物质，这些物质与人类健康的关联已成为营养学研究的热点。伴随研究的深入，越来越多的证据显示多种生物活性物质具有促进机体健康和预防慢性疾病的作用。我们可根据食物来源及化学结构对这些物质进行分类，其中以植物性食物来源为主的生物活性物质常被称为植物化学物，主要包括萜类化合物、酚类化合物、有机硫化物等；以动物性食物来源为主的生物活性物质主要包括硫辛酸、左旋肉碱、γ - 氨基丁酸、辅酶 Q 等。表 1 - 15 与表 1 - 16 分别列举了膳食中常见的植物化学物及动物性食物来源为主的生物活性物质，本节将介绍部分具有代表性的生物活性物质的理化性质、生理功能、吸收与代谢及食物来源。

一、番茄红素

1. 理化性质　番茄红素是一种类胡萝卜素，呈红色，分子式为 $C_{40}H_{56}$，分子量为 536.85。番茄红素不溶于水，易溶于氯仿、苯及油脂，对光、氧、金属离子等敏感，易被氧化。天然番茄红素多呈全反式结构，热处理可使其向顺式结构转变。番茄红素在人体内不能被转化为维生素 A 原，所以其不属于维生素 A 原。

2. 生理功能　番茄红素具有抗氧化作用，是淬灭单线态氧能力最强的类胡萝卜素。番茄红素对动脉粥样硬化等心血管疾病具有预防作用，并对前列腺癌、肺癌、食管癌等多种肿瘤具有预防作用。此外，番茄红素可促进 T 淋巴细胞、B 淋巴细胞增殖，提高机体免疫力。

3. 吸收与代谢　番茄红素主要经小肠吸收，通过掺入乳糜微粒经淋巴循环入血。胆汁酸盐的存在及热处理可促进机体对番茄红素的吸收，而肠道疾病、胰酶的缺乏及食物中蛋白质 - 胡萝卜素复合物、可溶性膳食纤维等成分可抑制其吸收。

4. 食物来源　番茄、西瓜、葡萄柚、番石榴等水果是番茄红素的主要来源。胡萝卜、南瓜、李子等蔬菜水果中也存在少量番茄红素。番茄红素的含量通常与果实成熟度呈正相关。

二、叶黄素

1. 理化性质　叶黄素是一种含氧类胡萝卜素，呈橙黄色，分子式为 $C_{40}H_{56}O_2$，分子量为568.88。叶黄素不溶于水，微溶于乙烯，易溶于乙醇、氯仿等有机溶剂，对光、热、紫外线敏感。叶黄素有多种同分异构体，含有多个不饱和双键，不具有维生素 A 原的活性。

2. 生理功能　叶黄素在黄斑区域内高度聚集，是视网膜黄斑的主要色素。适量补充叶黄素有助于保护眼睛免受氧化及高能量蓝光伤害，可以预防老年性黄斑变性等眼部退行性病变。叶黄素具有较强的抗氧化能力，能有效淬灭单线态氧、清除自由基，并对心血管疾病、肿瘤、糖尿病、老年痴呆等慢性疾病有预防作用。

3. 吸收与代谢　叶黄素以原型经胃肠道吸收。食物中的叶黄素在胃中被释放并被油脂团包裹进入小肠，以被动扩散经肠上皮细胞吸收入血。机体的生理或疾病状态及膳食因素可影响叶黄素的吸收，如衰老、消化不良及肝肾疾病等可降低机体对叶黄素的吸收；膳食中脂肪含量、维生素 C 和维生素 E 等可促进机体对叶黄素的吸收。进入机体的叶黄素以原型或代谢物的形式经胆汁分泌或经尿液及粪便排泄。

4. 食物来源　万寿菊、玉米中叶黄素含量较高，羽衣甘蓝、菠菜等深绿色叶菜类以及桃子、柑橘等黄橙色水果也是叶黄素主要来源。动物性食物中的蛋类和乳类也含有叶黄素。

三、植物固醇

1. 理化性质　植物固醇又称植物甾醇，是含有环戊烷全氢菲的一大类化学物质，主要包括 β - 谷固醇、豆固醇、菜油固醇等。植物固醇常温下呈白色固体，不溶于水、酸、碱，可溶于多种有机溶剂。由于植物固醇同时具有疏水性和亲水性，因此具有乳化特性。

2. 生理功能　植物固醇具有调节机体胆固醇水平的作用，其作用机制包括通过置换小肠腔内胆汁酸微团中的胆固醇、抑制肠腔内游离胆固醇的酯化、竞争性抑制肠胆固醇转运蛋白对胆固醇的转运等降低机体对胆固醇的吸收，也可通过激活固醇流出转运体基因而促进胆固醇的排泄。植物固醇还具有抗氧化、抗炎等作用，并可降低前列腺癌、卵巢癌、胃癌等肿瘤的发生风险。

3. 吸收与代谢　植物固醇在人体胃肠道的吸收率较低，进入机体的植物固醇与脂蛋白一起经血液运输被选择性地分配到身体各部分，其主要经过胆道排泄。植物固醇血症（谷固醇血症）是一种罕见的常染色体隐性遗传病，是由于患者对植物固醇的吸收率升高所致。

4. 食物来源　各类植物中均含有植物固醇。植物油、豆类、谷类中含量较高，蔬菜、水果中含量相对较少。

四、大豆异黄酮

1. 理化性质　大豆异黄酮在自然界中主要以糖苷形式存在，其苷元主要包括染料木黄酮、大豆苷元、黄豆黄素、鹰嘴豆芽素 A 和芒柄花黄素。大豆异黄酮是低分子质量脂溶性化合物，与糖苷、葡萄糖醛酸或硫酸盐的结合可增加其水溶性。大豆异黄酮的化学结构与 17β - 雌二醇相似，也被称为植物雌激素。

2. 生理功能　大豆异黄酮可与雌激素受体结合，发挥类雌激素或拮抗内源性雌激素作用。当机体内源性雌激素水平较低时，大豆异黄酮表现为雌激素样作用，如改善围绝经期症状、预防骨质疏松；而体内雌激素水平较高时，则表现为抗雌激素作用，如降低乳腺癌发病风险。大豆异黄酮还具有抗氧化作用，并通过抗氧化和类雌激素作用来预防心血管疾病。

3. 吸收与代谢　大豆异黄酮需经肠道内 β - 葡萄糖苷酶水解为大豆异黄酮苷元后才能被机体吸收。被吸收的大豆异黄酮苷元可在肝脏或肠上皮细胞酶的作用下代谢为葡萄糖醛酸和硫酸盐结合物。被吸收的大豆异黄酮最终产物通过尿液排泄，未被吸收的大豆异黄酮通过粪便排泄。

4. 食物来源　大豆及其制品是大豆异黄酮的主要来源。鹰嘴豆芽素 A 和芒柄花黄素主要来源于红三叶草和首蓿属芽菜中。

五、儿茶素

1. 理化性质　儿茶素也称儿茶酚、茶单宁，是茶叶中黄烷醇类物质的总称，是茶多酚中含量最高的多酚化合物，占 75% ~ 80%。儿茶素属多羟基黄烷 - 3 - 醇，包括 8 种儿茶素单体，其中表没食子儿茶素没食子酸酯的含量最高。

2. 生理功能　儿茶素可通过提升抗氧化酶活性来发挥抗氧化作用，并具有调节血中总胆固醇和低密度脂蛋白胆固醇水平、调节血压和血糖、改善肥胖等作用。儿茶素可降低冠心病、心肌梗死等心血管疾病以及结肠癌、乳腺癌、卵巢癌等多种肿瘤的发病风险。此外，儿茶素对革兰氏阴性菌、革兰氏阳性菌有抑制作用，且具有协同抗生素抑菌作用。

3. 吸收与代谢　儿茶素主要经胃肠道吸收，但吸收率较低，仅 0.2% ~ 2% 进入血液。儿茶素被吸收后，主要在肠和肝脏中被代谢转化，代谢产物经粪便和尿液排出。

4. 食物来源　茶叶是儿茶素的主要来源。在绿茶加工过程中，氧化儿茶素的酶类会失活，儿茶素大部分被保留，占干重的 30% ~ 40%；乌龙茶和红茶加工使儿茶素总量减少约 75%。可可豆、西梅、蚕豆荚中也含有儿茶素。

六、槲皮素

1. 理化性质　槲皮素是广泛分布于植物中的黄酮类化合物，呈黄色，分子式为 $C_{15}H_{10}O_7$，分子量为 302.24。槲皮素不溶于水，可溶于乙醇、甲醇、冰醋酸等溶剂。

2. 生理功能　槲皮素具有抗炎、抗氧化作用，其抗氧化能力约为维生素 E 的 50 倍。槲皮素可抑制血小板凝集和改善血管脆性，进而降低心血管疾病的发病风险。槲皮素还具有降低肺癌、大肠癌、胃癌等多种肿瘤发病风险的作用。

3. 吸收与代谢　小肠是槲皮素及其衍生物吸收的主要部位。槲皮素被吸收后，肠道内细菌以及肠上皮细胞的酶可将槲皮素及其衍生物转化为各种代谢产物。脂类及乳化剂的存在可提高槲皮素的吸收率。槲皮素主要在肝脏代谢，肾脏也可参与其代谢，被吸收的槲皮素可经尿液或粪便排泄。此外，槲皮素还可被微生物降解为酚酸和二氧化碳，由呼吸系统排出体外。

4. 食物来源　槲皮素广泛存在于植物的茎表皮、花、叶和果实中，为植物中含量最多的黄酮类化合物，其在沙棘、山楂、洋葱、芦笋、马铃薯、豌豆叶中含量较高。

七、异硫氰酸盐

1. 理化性质　异硫氰酸盐是具有 $R–N=C=S$（R 为取代基）结构的有机硫化物的总称。自然界中异硫氰酸盐多以硫代葡萄糖苷形式存在于十字花科植物中。目前从十字花科植物中分离的异硫氰酸盐达 120 余种。

2. 生理功能　异硫氰酸盐对肺癌、前列腺癌等肿瘤具有预防和抑制作用，该作用具有靶向选择性，这与其化学结构有关。异硫氰酸盐还具有抗菌、抗炎、抗氧化、调节机体免疫功能等作用。

3. 吸收与代谢　植物中的硫代葡萄糖苷与植物组织细胞被破坏时释放出的黑芥子硫苷酸酶接触，硫代葡萄糖苷经酶解重排后生成异硫氰酸盐被胃肠道吸收。此外，硫代葡萄糖苷还可经非酶解途径生成异硫氰酸盐。热处理可使黑芥子硫苷酸酶失活，降低异硫氰酸盐生成。异硫氰酸盐主要经肝、肾代谢，代谢产物经尿液排泄。

4. 食物来源　卷心菜、花椰菜、荠菜、白菜等十字花科类蔬菜是异硫氰酸盐的主要来源。

八、硫辛酸

1. 理化性质　硫辛酸是一种天然的二硫化合物，呈白色或淡黄色晶体，分子式为 $C_8H_{14}O_2S_2$，分子量为 206.33，硫辛酸具有氧化型和还原型两种结构，二者可在体内相互转化。硫辛酸具有脂溶性，还原型的二氢硫辛酸具有水溶性。

2. 生理功能　硫辛酸是三羧酸循环中多种酶的辅基，具有调节糖代谢、改善糖尿病并发症的作用。此外，硫辛酸还具有抗氧化、抗炎、预防和治疗男性生殖健康疾病等作用，并对血管、神经损伤具有保护作用。

3. 吸收与代谢　食物中硫辛酸常以硫辛酰赖氨酸形式经肠道快速吸收入血。虽然硫辛酸的吸收率较高，但其生物利用度较低，仅有 20%～30% 可避过首过效应进入血液循环，部分入血后的硫辛酸被还原为二氢硫辛酸。硫辛酸代谢产物主要经尿液排泄。机体细胞可合成硫辛酸，但合成途径尚不清楚。

4. 食物来源　硫辛酸主要存在于肉类和动物内脏中，水果和蔬菜中也含有少量硫辛酸，如菠菜、马铃薯、番茄。植物中硫辛酸在花叶中含量高于根部。

九、左旋肉碱

1. 理化性质　左旋肉碱也称肉毒碱、维生素 BT，是具有重要生理功能的类氨基酸化合物。其纯品呈白色，分子式为 $C_7H_{15}NO_3$，分子量为 161.199。左旋肉碱易吸潮，易溶于水和热乙醇，化学性质稳定。左旋肉碱有酰化和游离两种形式，其中酰化肉碱是左旋肉碱在生理状态下的主要存在形式。

2. 生理功能　参与脂肪酸氧化是左旋肉碱的主要生理功能，左旋肉碱是协助长链脂肪酸进入线粒体的必要物质。左旋肉碱通过促进脂肪酸氧化供能减少肌糖原消耗，进而抑制乳酸生成，同时通过加速乳酸清除而发挥延缓运动性疲劳的作用。左旋肉碱是婴儿的条件必需营养物质，婴儿机体合成左旋肉碱的速度仅为成人的 20%，且体内储存量低，需依靠外源性补充。

3. 吸收与代谢　食物来源的左旋肉碱大部分经肠黏膜酰基化酶催化生成酰基肉碱，后者经肠道吸收，余者被肠道微生物降解。左旋肉碱主要以短链脂酰肉碱的形式经肾脏随尿液排出，肾小管对肉碱的重吸收率较高，达 90%~98%，该过程有助于维持体内肉碱含量的稳定。人体肝、肾、脑等组织可合成左旋肉碱，合成过程需 Fe^{2+}、维生素 C、维生素 B_6 等的参与。

4. 食物来源　畜肉、禽肉、鱼、乳制品是左旋肉碱的主要来源，红肉以及肝脏中含量较高，谷类中含量相对较少。

十、γ-氨基丁酸

1. 理化性质　γ-氨基丁酸也称氨酪酸、哌啶酸，是一种广泛存在于动植物及微生物体内的非蛋白质氨基酸，是哺乳动物神经系统中最重要的抑制性神经递质。γ-氨基丁酸呈白色晶体，分子式为 $C_4H_9NO_2$，分子量为 103.12。有强吸湿性，极易溶于水，微溶于热乙醇，不溶于冷乙醇、乙醚和苯，在常温、常压条件下稳定。

2. 生理功能　γ-氨基丁酸通过与其受体结合分别使脑内突触后神经元及脊髓内突触前神经元处于保护性抑制状态，并通过改善应激和情绪紊乱而发挥抗压、抗焦虑作用。γ-氨基丁酸还具有调节血压、改善睡眠等作用。

3. 吸收与代谢　γ-氨基丁酸主要经小肠吸收，其可通过需钠耗能的主动转运和 γ-谷氨酰基循环两种途径被吸收和转运，也可通过肠道和肾上皮细胞顶膜的 H^+/GABA 协同转运蛋白被吸收和转运。被吸收后的 γ-氨基丁酸主要分布在肝脏、肾脏和肌肉组织。机体可利用 L 谷氨酸合成 γ-氨基丁酸。

4. 食物来源　γ-氨基丁酸普遍存在于各类食物中，其中在龙眼、绿茶、菠菜、马铃薯、山药、南瓜、坚果、动物肝脏等食物中含量较高。

表 1-15　常见植物化学物

种类	名称	食物来源	生理功能	SPL*	UL**
萜类化合物	番茄红素	番茄、西瓜、葡萄柚等	抗氧化，预防心血管疾病，预防肿瘤	18mg/d	70mg/d
	叶黄素	万寿菊、玉米、柑橘等	抗氧化，保护视网膜，预防心血管疾病	10mg/d	40mg/d
	植物固醇	植物油、豆类、谷类等	调节胆固醇，预防肿瘤	0.9g/d	2.4g/d
	海兔素	海藻、海兔等	预防肿瘤，护肝，抗氧化	—	—
酚类化合物	大豆异黄酮	大豆及其制品	雌激素样作用，抗氧化	55mg/d#	120mg/d##
	儿茶素	绿茶等茶叶	抗氧化，预防心血管疾病，预防肿瘤，抗菌		
	槲皮素	沙棘、山楂、洋葱等	抗氧化，抗炎，预防心血管疾病，预防肿瘤		
	花色苷	桑葚、茄子、紫薯等	抗氧化，抗炎，预防 2 型糖尿病及心血管疾病	50mg/d	
	原花青素	葡萄、高粱、苹果等	抗氧化，预防心血管疾病，预防肿瘤，预防尿道感染		800mg/d
	姜黄素	姜、芥末、咖喱等	抗氧化，抗炎		720mg/d
	白藜芦醇	葡萄、桑葚、菠萝等	抗氧化，预防心血管疾病	—	—

续表

种类	名称	食物来源	生理功能	SPL*	UL**
有机硫化物	异硫氰酸盐	卷心菜、花椰菜、大白菜等	预防肿瘤,抗氧化应激,调节免疫力	—	—
	大蒜素	大蒜、青蒜、大葱等	抗菌,预防肿瘤,调节血脂,抗氧化	—	—

注:*SPL指特定建议值(specific proposed level);**UL指可耐受最高摄入量(tolerable upper intake level);#女性预防乳腺癌;##绝经后女性。

表1-16　常见以动物性食物来源为主的生物活性物质

名称	食物来源	生理功能
硫辛酸	肉类和动物内脏	调节糖代谢,改善糖尿病并发症,抗氧化
左旋肉碱	畜类、禽类、鱼等	参与脂肪酸氧化,调节酰化辅酶A,抗疲劳
γ-氨基丁酸	龙眼、绿茶、动物肝脏等	调节神经功能,改善睡眠,调节血压
牛磺酸	动物性食物	抗氧化,参与大脑和视网膜的发育
辅酶Q	动物心、肝、肾等	参与ATP合成,抗氧化,保护心血管,提高运动能力,调节免疫,抗炎
褪黑素	动物性食物、玉米、百合等	调节生物学节律,抗氧化,调节免疫,调节能量代谢,延缓衰老

第二章
各类食物的营养价值

扫一扫，查阅本章数字资源，含PPT、音视频、图片等

食物是人类赖以生存的物质基础，是各种营养素和有益的生物活性物质的主要来源。食物种类繁杂、品种极多，每种食物有其特殊的营养特性，营养价值也各不相同。食物的营养价值是指各类食物所含营养素和能量能满足人体营养需要的程度。食物营养价值主要取决于选取的食物的种类、数量、烹调方法，进入机体后的消化、吸收、利用等情况。了解各类食物的营养价值是选择食物并搭配出平衡膳食的关键。

第一节　谷薯类

一、谷类

谷类食物主要包括小麦、稻谷、玉米、荞麦、高粱等。谷类食物是我国居民膳食中的主要品种，是能量、蛋白质、部分矿物质及 B 族维生素的重要来源。

谷类含有多种营养素，以碳水化合物的含量最高，主要成分是淀粉，淀粉烹调后容易消化吸收，是人类最理想、最经济的能量来源。除淀粉外，其他为糊精、戊聚糖、葡萄糖和果糖等。另外谷皮中含有丰富的膳食纤维。谷类食物蛋白质含量一般为 7.5% ~15% 。谷类脂肪含量为1% ~4%，小麦胚芽脂肪含量可达 10.1%，玉米胚芽中脂肪含量在 17% 以上，常用来加工小麦胚芽油、玉米胚芽油。谷类矿物质含量为 1.5% ~3.0%，主要是磷和钙，多以植酸盐形式存在，消化吸收较差。谷类是膳食中 B 族维生素摄入的重要来源，其主要存在于谷物的糊粉层和胚芽中，精加工后，易大量损失。小米、玉米中含有少量胡萝卜素，谷类的胚芽、谷皮中含有维生素 E。谷类含有多种植物化学物，主要存在于谷皮部位，包括黄酮类化合物、酚酸类物质、类胡萝卜素、植酸、植物固醇等。

谷类食物在加工和烹饪时会损失营养素，如精细加工的谷物会失去大部分 B 族维生素。烹饪时不要淘洗太多次数，不要为了软糯速熟加碱，以免损失水溶性维生素。

谷类食物大多数性味甘平，其中少数性味略偏凉（如薏苡仁、荞麦）或偏温（如糯米、高粱），具有益胃健脾、扶助正气之功效。常用于脾胃虚弱而引起的食少纳差、神疲乏力、恶心呕吐、大便稀溏等症。如小米具有益脾胃、养肾气、除烦热之功效；粳米、糯米能补中益气、健脾止泻。

二、薯类

薯类食物主要包括马铃薯、红薯、芋头、山药等，都是富含淀粉的植物块根。蛋白质和脂肪

含量较低，淀粉含量为 8% ~ 29%。薯类中含有一定量的磷、铁、钾、钙等矿物质。含丰富的胡萝卜素和膳食纤维，并富含各种植物化学物，如山药块茎主要含山药多糖、胆甾醇、麦角甾醇、油菜素甾醇、多酚氧化酶、植酸、皂苷等多种活性成分，这些化学成分是山药营养价值和生物活性作用的物质基础。

中医学认为，薯类性平、味甘，是健脾养胃、补气润肠的佳品，是预防肿瘤、降低血脂、预防便秘、保健养生不可多得的天然食材。如马铃薯性平、味甘，具有益气健脾、调中和胃、消肿解毒之功效。

第二节　豆类和坚果类

一、豆类

豆类品种繁多，根据其营养成分的含量，大致分为两类：一类是大豆，即黄豆、黑豆、青豆等；另一类是其他豆类，主要有豌豆、蚕豆、红豆、豇豆、芸豆等。

大豆蛋白质含量高达 35% ~ 40%，由球蛋白、清蛋白、谷蛋白和醇溶蛋白组成，是植物性食物中含蛋白质最多的食物，大豆蛋白所含的必需氨基酸种类齐全，数量充足，几乎与动物蛋白相似。氨基酸组成接近人体需要，具有较高的营养价值，是优质蛋白，其含量是谷物类的 2.5 倍，且大豆蛋白富含谷物类蛋白质较为缺乏的赖氨酸，是与谷类蛋白质互补的天然理想食品。大豆脂肪含量为 15% ~ 20%，其他以黄豆和黑豆较高，不饱和脂肪酸约占总脂量的 85%，大豆油是我国重要的食用油。其他豆类脂肪含量仅为 1% 左右。大豆含碳水化合物 25% ~ 30%。大豆含有丰富的钙、铁、维生素 B_1、维生素 B_2、维生素 E。大豆还含有丰富的植物化学物，包括大豆异黄酮、大豆皂苷、植物固醇、卵磷脂、低聚糖、植酸，这些植物化学物具有多种生物学功能，可促进健康、预防疾病。大豆中含有一些抗营养因子，可影响人体对某些营养素的吸收（如蛋白酶抑制剂、胀气因子及植物红细胞凝集素等），使大豆蛋白质的消化率只有 65% 左右。大豆通过水泡、研磨、加热、发酵、发芽等方法加工成豆制品，可有效破坏抗营养因子，从而提高大豆蛋白质的吸收率。

其他豆类蛋白质含量均低于大豆，仅 20% 左右；脂肪含量很少，为 1% ~ 2%；碳水化合物占 50% ~ 60%，主要以淀粉形式存在，其他营养素与大豆相似。

豆类食物多数味甘，性平；少数性凉，无毒。具有补脾益气、利水消肿之功效，通常用于脾胃虚弱引起的形体消瘦、体倦乏力、水肿、小便不利等症。其中以大豆、白扁豆的补益功效最明显。有些豆类食物，如黑豆具有补肾的作用，可治疗遗精、尿频、腰痛等症；绿豆具有清热解毒、清暑防暑的作用；赤小豆具有清热解毒、利水消肿和通乳的作用。

二、坚果类

坚果类包括花生、核桃、瓜子、腰果、松子、杏仁、夏威夷果、巴坦木等，是一类营养丰富、富含油脂的种子类食物。坚果的蛋白质含量为 12% ~ 25%，如花生为 25%，葵花子为 24%。坚果中有些必需氨基酸相对较低，从而影响蛋白质的生物学价值，如花生、葵花子的限制氨基酸是蛋氨酸和异亮氨酸，质量不如大豆蛋白，但是可以与小麦粉搭配，实现营养互补。

坚果脂肪含量为 40% ~ 70%，以不饱和脂肪酸为主。花生含油量达 40%，是重要的食用油籽；葵花子和核桃的含油量达 50% 以上；松子仁的含油量更高达 70%。坚果类的必需脂肪酸含量高，其中富含卵磷脂，具有补脑健脑的作用。坚果类中的维生素 E 十分丰富，B 族维生素的含量也较高，葵花子中维生素 B_1 含量为 1.89mg/100g。坚果中的矿物质比较丰富，富含铁、锌、铜、锰、硒等各种微量元素。芝麻中除含有特别丰富的铁之外，还含有大量的锰。

坚果类食物多数味甘，性平；少数性温，如核桃。坚果类具有滋补肝肾、强健筋骨、健脑益智之功效，大部分坚果还有润肠通便的作用。适宜健康人群与亚健康人群用作日常滋补。也适宜肾阳不足所致的腰膝酸软、遗精、遗尿、健忘、记忆力减退、老年痴呆，或肺肾两虚所致的咳喘，或肠燥津亏引起的虚性便秘等患者食用。

第三节　蔬菜和水果类

一、蔬菜类

蔬菜在我国居民膳食中的食物构成比为 33.7%，是膳食的重要组成部分。新鲜的蔬菜水分含量大都在 90% 以上，蔬菜中碳水化合物、无机盐和维生素（维生素 C、胡萝卜素）的含量很丰富，而蛋白质和脂类的含量却很低。蔬菜按其结构和可食用部位不同，分为叶菜类、根茎类、瓜茄类、鲜豆类、花芽类和菌藻类。

大部分蔬菜的蛋白质含量较低，一般为 1%~2%。鲜豆类、菌类和深绿色叶菜类的蛋白质含量较高，如鲜豆的蛋白质含量为 2.9%，金针菇为 2.4%，苋菜为 2.8%。蔬菜中的脂肪低于 1%，属于低能量食品。蔬菜中的碳水化合物包括可溶性糖、淀粉和膳食纤维。大部分蔬菜的碳水化合物含量较低，仅为 2%~6%，几乎不含有淀粉。但根茎类蔬菜碳水化合物含量较高，如马铃薯为 16.5%，藕为 12.5%，其中大部分是淀粉。蔬菜中纤维素、半纤维素等膳食纤维含量较高，鲜豆类为 1.5%~4.0%，叶菜类通常达 1.5%~2.2%，瓜类为 0.2%~1.0%。菌类蔬菜中的碳水化合物主要是菌类多糖，如香菇多糖、银耳多糖等。海藻类的碳水化合物则属于可溶性膳食纤维的海藻多糖。

新鲜蔬菜是维生素 C、胡萝卜素、维生素 B_2 和叶酸的重要来源。维生素 C 含量较高的蔬菜有辣椒、花椰菜、苦瓜、芥兰等。胡萝卜素含量较高的有菠菜、空心菜、绿菜花、胡萝卜等。深绿色叶菜和花类蔬菜的维生素 B_2 含量较高，一般为 0.10mg/100g 左右。此外，蔬菜中含有除维生素 D 和维生素 B_{12} 之外的各种维生素，包括维生素 B_1、维生素 B_6、烟酸、泛酸、生物素、维生素 E 和维生素 K。维生素的具体含量受品种、栽培、储存和季节等因素的影响而变动很大。菌类和海藻类蔬菜的维生素 C 含量不高，但核黄素、烟酸和泛酸等 B 族维生素的含量较高。蔬菜富含矿物质，为高钾低钠食品，也是钙和铁的重要膳食来源。绿叶蔬菜中含铁量较高，含量为 2mg~3mg/100g。部分菌类蔬菜富含铁、锰、锌等微量元素。但是一些蔬菜如菠菜、空心菜、茭白等含有较多草酸，会影响钙、铁等矿物质的吸收和利用，在烹调加工时应加以注意。

蔬菜的植物化学物主要有类胡萝卜素、植物固醇、皂苷、多酚、有机硫化物等。蔬菜中也存在抗营养因子，如植物血细胞凝集素、蛋白酶抑制剂、草酸等。

由于蔬菜种类和食用部分的差异，其功能是多方面的，很难一致。大多数蔬菜性质偏于寒凉，并以清热除烦、通利大小便、化痰止咳等功能为多见。少数蔬菜性温热，能起到温中散寒、开胃消食的作用。瓜茄类蔬菜多具有生津止渴之功效；藻类蔬菜又多以化痰、软坚、利尿为特点；菌类蔬菜则具有较好的滋养补益作用。如白菜性微寒，味甘，具有清热除烦、通利肠胃、利水解毒、止咳化痰之功效，适用于肺热咳嗽、便秘、消渴、食积、丹毒、漆疮等。番茄性凉，味甘、酸，具有生津止渴、健脾消食之功效，适用于热病烦渴或胃热口渴、肝阴不足、目昏眼干、夜盲、阴虚血热、鼻衄、牙龈出血等。蘑菇性平，味甘，具有补脾益气、润肺化痰、解毒开胃、透发麻疹之功效，适用于脾胃虚弱、食欲不振、肺燥痰咳、咳嗽气逆、妇女乳汁不足等。

二、水果类

水果可分为鲜品类和干品类。鲜品类包括梨、柑橘、桃、李、枇杷等。干品类是由新鲜水果加工成的果干，如荔枝干、柿饼、杏干等。根据果实的形态和生理特征，水果可分为仁果类、浆果类、核果类、瓜果类和柑橘类。

水果中的碳水化合物为6%～28%，干果可达70%～80%。未成熟果实中淀粉含量较高，成熟之后淀粉转化为单糖或双糖（二糖）。水果中多含有丰富的果胶，具有一定的降血糖、降血脂作用。水果含有人体所需的各种矿物质如钾、钠、钙、镁、磷、铁、锌、铜等。水果中的矿物质含量不及蔬菜，但干制后水分含量降低使矿物质浓缩，因此葡萄干、杏干、无花果干、柿饼等干果是矿物质的良好来源。水果中含有除维生素D和维生素B_{12}之外的所有维生素，但含量远低于绿叶蔬菜。新鲜水果富含维生素C，如鲜枣、猕猴桃、山楂、柑橘、草莓、龙眼等。黄色果肉的水果中含有胡萝卜素，如芒果、柑橘、枇杷、黄杏、菠萝等。水果中富含生物类黄酮、有机酸类等，都是有益健康的重要物质。

水果鲜果大多数味甘酸而多汁液，性质偏于寒凉，大多具有生津止渴、清热除烦、开胃、助消化、润燥化痰、利小便等功能。而大枣、龙眼、葡萄等较甘甜的水果或鲜果，性较温和，有补血或补益肝肾的功能，适用于病后体虚、津伤烦渴、食欲不振、肠燥便秘等症。

水果类食物有寒温之别，凡平素怕冷、大便稀溏之阳气不足者或产妇不宜食用寒凉性的水果；平常怕热、大便干结的热性疾病者不宜食用温性水果。

第四节　畜、禽、水产类

一、畜肉类

畜肉类食物包括牛、猪、羊等牲畜的肉、内脏及其制品，其中的蛋白质、维生素和矿物质的含量随动物的种类、年龄、肥育度和部位的不同而有很大差异。畜肉是膳食中蛋白质、脂肪和B族维生素的重要来源。

畜肉中的肥肉含有90%左右的脂肪，2%～3%的蛋白质；瘦肉中含有10%～20%的蛋白质和0.4%～25%的脂肪。蛋白质含量最高的部位是里脊。猪肉的蛋白质含量较低，平均仅为15%左右；牛肉的蛋白质含量较高，达20%左右；兔肉的蛋白质含量达20%左右。畜肉脂肪中饱和脂肪酸较多，还含有一定量的胆固醇。如猪脂肪含有约40%的饱和脂肪酸，消化率可达90%以上。牛肉和羊肉脂肪中饱和脂肪酸比例达50%以上。畜肉内脏如心、肝、肾等脂肪少而蛋白质含量较高。畜肉中矿物质含量为0.8%～1.2%。畜肉和动物血中铁的含量丰富，且主要以血红素铁的形式存在，生物利用率高，吸收率不受食物中各种干扰物质的影响，是膳食铁的良好来源。此外，畜肉中的锌、铜、硒等微量元素较丰富，且吸收率比植物性食物高。畜肉可提供多种维生素，其中以B族维生素和维生素A为主。肝是各种维生素在动物体内的贮藏场所，是维生素A、维生素D、维生素B_2的极好来源。羊肝中的维生素A含量高于猪肝。除此之外，肝脏中还含有少量维生素C和维生素E。心、肾等内脏的维生素含量均较瘦肉高。

　　畜肉性味以甘咸、温为多，具有益气养血、补精填髓之功效，适用于先天禀赋不足、后天失养或诸虚百损之人。中医学认为，肉能生痰，平素有痰热或痰湿咳嗽气喘者慎食。如猪肉性平，味甘、咸，能补肾滋阴、益气养血、消肿，适用于脾胃虚弱、消渴、燥咳、便秘、缺乳等。牛肉味甘、温，能补脾胃、益气血、强筋骨，适用于虚损羸瘦、消渴、脾虚不运、臌胀、水肿、腰膝酸软等。

二、禽肉类

　　禽肉类食物包括鸡、鸭、鹅、鹌鹑等的肉、内脏及其制品。禽肉的营养价值与畜肉相似，禽肉蛋白质含量和质量与畜肉相当，氨基酸组成接近人体需要，尤其是鸡肉中的赖氨酸含量比猪肉高10%以上。禽肉的质地较畜肉细嫩易消化，含氮浸出物多，加工烹调后汤味较畜肉鲜美，对体弱年老者、心血管疾病患者及儿童尤为适宜。禽肉的脂肪比畜肉低，但所含不饱和脂肪酸较多，20%左右为亚油酸，且熔点低，易于消化吸收。与畜肉相同，禽肉中铁、锌、硒等矿物质含量很高，但是钙的含量不高。禽肉中B族维生素含量丰富，特别富含烟酸。禽肉的肝脏中各种维生素的含量均很高，如维生素A、维生素D、维生素B_2的含量丰富。

　　禽肉类食物以性味甘平者较多，其次为甘温。禽肉类食物性能大多缓和，具有良好的补养作用，可补益脏腑气血阴阳，是病后、产后以及老幼皆宜的滋补佳品，适用于虚损羸瘦、病后体弱乏力、气血不足、头晕心悸、肝肾不足、腰膝酸软等。但对肥胖、高脂血症、糖尿病、心脑血管疾病等患者，均宜少食为佳。如乌鸡味甘性平，能补肝益肾、补气养血、退虚热，适用于虚劳羸瘦、骨蒸劳热、消渴、久泻、久痢、崩中、带下等。鸭肉味甘、微咸，性平，能补气益阴、利水消肿，适用于虚劳骨蒸、咳嗽、水肿等。

三、水产类

　　水产类食物可分为鱼类、甲壳类和软体类。鱼类分为淡水鱼和海水鱼。水产类食物是人类营养物质的主要来源，其中大部分水产类食物肉软而细嫩，味道鲜美，比畜肉、禽肉更容易被人体消化。鱼类的蛋白质含量为15%～25%，含有人体必需的各种氨基酸，尤其富含亮氨酸和赖氨酸，属于优质蛋白质。鱼类的脂肪含量因品种不同而相差甚远。脂肪含量低的品种仅有0.5%～6%，而脂肪含量高的品种达8%～13%。鱼类脂肪多由不饱和脂肪酸组成，熔点较低，常温下呈液态，消化吸收率达95%，是人体必需脂肪酸的重要来源。一些深海鱼类脂肪中富含长链不饱和脂肪酸EPA、DHA，具有调节血脂、预防动脉硬化、促进大脑发育、辅助抗肿瘤等作用。水产类中的维生素A、维生素D、维生素E含量均高于畜肉，有的含有较高的维生素B_2。水产类的矿物质含量丰富，钙、硒等元素的含量明显高于畜肉，微量元素的生物利用率也较高。海产鱼、贝壳、虾类还是碘、铜、锰等元素的优质来源；甲壳类食物是锌等微量元素的最佳来源。

　　水产类食物大多性平味甘，具有补益脾胃、补气养血和祛湿利水之功效，适用于气血不足、脾虚水肿、小便不利、产后气血亏虚、乳汁不足等症。其中，淡水鱼中的有鳞鱼和鳝鱼，性平或略偏温，适用于体质偏寒者服食；无鳞鱼类性平偏凉，适用于体质偏热者食用。甲壳类更是滋阴佳品，适用于阴虚火旺体质者食用。海参与虾又能补肾助阳；龟、鳖性平而善于补益肝肾；螃蟹性寒，味咸，能通经络、散瘀血、解漆毒、续筋接骨；蚌蛤性平，能滋阴养血、清热除湿、养心安神。

　　中医学认为，水产类食物多属发物，食后易诱发或加重过敏性疾病，凡过敏体质、皮肤瘙痒、疥癣、湿疹患者宜慎用。

第五节 乳蛋类

一、乳类

乳类是指哺乳动物的乳汁，是一种营养成分齐全、比例适宜、易消化吸收、营养价值高的天然食物。乳类包括牛乳、羊乳和马乳等，生活中经常食用的是牛乳和羊乳。

牛乳的蛋白质含量为 2.83% ~3.3%，主要由 79.6% 的酪蛋白、11.5% 的乳清蛋白和 3.3% 的乳球蛋白组成。酪蛋白是一种耐热蛋白质，但可在酸性条件下沉淀，酸奶即是以这个原理制成的。酪蛋白是一种优质蛋白，容易被人体消化吸收，并能与谷类蛋白质发生营养互补作用。乳球蛋白与机体免疫有关。乳中脂肪含量为 3.0% ~5.0%，以微脂肪球的形式存在，呈高度乳化状态，容易消化。乳脂中饱和脂肪酸占 95% 以上，并含有胆固醇。乳脂中短链脂肪酸如丁酸、己酸、辛酸等含量较高，这是乳脂风味良好易于消化的重要原因。乳糖几乎是乳中唯一的碳水化合物。乳糖容易被婴幼儿消化吸收，而且具备蔗糖、葡萄糖等所没有的特殊优点，能促进钙、铁、锌等矿物质的吸收，提高其生物利用率。乳糖还能促进肠道乳酸杆菌繁殖细菌，改善人体微生态平衡。

牛乳是各种维生素的优良来源。它含有几乎所有种类的脂溶性维生素和水溶性维生素，可以提供相当数量的核黄素、维生素 B_{12}、维生素 A、维生素 B_6 和泛酸。牛乳中还有少量维生素 C 和维生素 D。乳类中含有丰富的矿物质，富含钙、磷、钾、镁、钠、硫、锌等。牛乳中的钙、磷含量比较高而且比例合适，并有维生素 D、乳糖等促进吸收因子，吸收利用效率高，因此牛乳是膳食中钙的最佳来源。乳类中铁含量较低，必须从其他食物中获取。牛乳中还含有其他微量的、与人体健康密切关系的物质，如酶类、有机酸、生物活性物等。牛乳中含有生物活性物质，如乳铁蛋白可以促进人体对钙、铁的吸收。

乳类食物一般味甘平，多具有补虚损、益肺胃、生津等作用，适宜年老体弱和久病者长期调补之用。牛奶性味甘平，为平补的甘润之品。羊奶性味甘温，具有补虚润燥、和胃解毒之功效，适宜虚寒体质者食用。

二、蛋类

蛋类主要包括鸡、鸭、鹅、鹌鹑等的蛋及其制品。其中食用量最大的是鸡蛋，鸭蛋和鹌鹑蛋次之。蛋类的营养素含量丰富，营养价值高，是提供优质蛋白质的重要食物来源之一。

各种蛋类的营养成分差异不大，鸡蛋的蛋黄占可食部分的 1/3，蛋清占 2/3，主要含有丰富的蛋白质、脂肪、矿物质、维生素。蛋类的蛋白质含量一般在 10% 以上。鸡蛋的蛋白质是各类食物蛋白质中生物价值最高的一种，各种氨基酸比例合理，经常被作为参考蛋白使用。蛋类的脂类含量为 9% ~15%，且 98% 的脂肪集中在蛋黄中。蛋类脂肪以蛋白质乳化的形式存在，容易消化，其中不饱和脂肪酸比例较高，并伴存较多磷脂和胆固醇。蛋黄中的磷脂主要是卵磷脂、脑磷脂和神经鞘磷脂，是磷脂的良好食物来源。蛋黄中含有大量的胆固醇，达 1700mg/100g，故食量要适当。蛋类含有多种维生素，其中维生素 A、维生素 D、硫胺素（维生素 B_1）、核黄素（维生素 B_2）、维生素 B_6、维生素 B_{12} 等较为丰富。蛋类的矿物质主要存在于蛋黄内，蛋清中含量极少，其中钾、钠、钙含量较高，但是钙主要以碳酸钙的形式存在于蛋壳中。鸡蛋中的铁含量较高，但因含有妨碍铁吸收的卵黄高磷蛋白等蛋白质，其吸收利用率较低，仅为 3% 左右。鹌鹑蛋的某些矿物质如铁、锌、硒等含量略高于鸡蛋。

　　蛋类多味甘性平，作用和缓，是日常老人、孕妇、体虚者滋补的佳品，其具有滋阴益气、养血润燥之功效，多用于阴血亏虚、脾肾不足所致的头晕目涩、失眠、内热消渴、腰膝酸软、乏力等症。其中鸡蛋味甘，偏于滋阴润燥、养血安胎；鸭蛋味甘，偏于清肺止咳、滋阴平肝；鹅蛋味甘，偏于补中益气；鸽蛋味甘咸性平，偏于益气补肾；鹌鹑蛋味甘淡性平，偏于补虚、健胃健脑。

第三章
营养与健康

第一节　合理营养

一、合理营养的概念

合理营养是指通过平衡膳食和科学的烹调加工，提供给机体种类齐全、数量充足、比例合适的能量和营养素，使之与机体的需要保持均衡。平衡膳食是合理营养的物质基础，合理营养是平衡膳食的最终目的。合理营养的观念在我国具有悠久的历史，《黄帝内经》中即有记载："五谷为养，五果为助，五畜为益，五菜为充，气味合而服之，以补精益气。"《素问·五常政大论》记载："谷肉果菜，食养尽之。"这种"谷养、果助、畜益、菜充"的全面平衡膳食模式，合理补充了能量、碳水化合物、蛋白质、脂肪、维生素，该理论对中华民族膳食模式的形成起到重要的指导作用。

二、中国居民膳食指南

《中国居民膳食指南》是根据营养学原理，针对中国居民的营养状况及膳食中存在的主要问题而提出的通俗易懂、简明扼要的合理营养指导原则。制定膳食指南的目的是帮助居民合理选择食物，进行适量的身体活动，以改善人群的营养和健康状况，预防营养相关慢性病的发生，从而提高国民的健康素质。

中国营养学会在1989年制定了我国第一个膳食指南。随后在1997年和2007年进行了两次修订。同时中国营养学会依据中国居民膳食和营养摄入情况以及存在的问题，结合营养素需要量和食物成分的新知识，组织专家对2007年版的《中国居民膳食指南》进行了全面修改，于2016年5月13日由原国家卫生和计划生育委员会新闻办公室发布了《中国居民膳食指南（2016）》。《中国居民膳食指南（2016）》由一般人群膳食指南、特定人群膳食指南和中国居民平衡膳食实践三部分组成，同时还推出中国居民平衡膳食宝塔（2016）。

（一）一般人群膳食指南

1. 食物多样，谷类为主　食物的种类多种多样，但各种食物所含的营养成分各不相同。平衡膳食必须由多种食物组成，才能满足人体合理营养的需要。每天的膳食种类应该包括谷薯类、蔬菜水果类、畜禽鱼蛋奶类、大豆坚果类等。谷类为主是平衡膳食模式的重要特征，坚持谷类为主是为了保持我国膳食的良好传统，避免高能量、高脂肪和低碳水化合物膳食的弊端。谷类包括米、面、杂粮，是人体能量的主要来源，可以为人体提供碳水化合物、蛋白质、膳食纤维。一般成人每天摄入 250～400g 谷薯类食物为宜，其中全谷物和杂豆类 50～150g，薯类 50～100g。膳食中碳水化合物提供的能量应占总能量的 50% 以上。

2. 吃动平衡，健康体重 体重是评价人体营养和健康状况的重要指标之一，进食量和运动量平衡才能保持健康的体重。如果进食量过大而运动量不足，多余的能量就会在体内以脂肪的形式储存下来，增加体重，造成超重或肥胖；而食量不足，可引起体重过低或消瘦。健康体重是指身体质量指数（BMI）在 18.5～24.9kg/m^2。推荐每周应至少进行 5 天中等强度的身体活动，累计 150 分钟以上；坚持日常身体活动，平均每天主动身体活动 6000 步；尽量减少久坐时间，每小时起来动一动，动则有益。

3. 多吃蔬果、奶类、大豆 蔬菜、水果、奶类和大豆及制品是平衡膳食的重要组成部分，坚果是膳食的有益补充。提倡餐餐有蔬菜，推荐每天摄入 300～500g，深色蔬菜应占 1/2。天天吃水果，推荐每天摄入 200～350g 的新鲜水果，果汁不能代替鲜果。吃各种奶制品，每天摄入量相当于液态奶 300g。经常吃豆制品，每天摄入量相当于大豆 25g 以上，适量吃坚果。

4. 适量吃鱼、禽、蛋、瘦肉 鱼、禽、蛋和瘦肉可提供人体所需要的优质蛋白质、维生素 A、B 族维生素等，有些也含有较高的脂肪和胆固醇。动物性食物优选鱼类和禽类，鱼类和禽类脂肪含量相对较低，鱼类含有较多的不饱和脂肪酸；蛋类各种营养成分齐全；红肉富含铁，是铁的良好来源，吃畜肉应选择瘦肉，瘦肉脂肪含量较低。动物性食物含有一定量的饱和脂肪酸和胆固醇，摄入过多可能增加患心血管病的危险。推荐每周吃鱼 280～525g，畜禽肉 280～525g，蛋类 280～350g，平均每天摄入鱼、禽、蛋和瘦肉总量为 120～200g。

5. 少盐少油，控糖限酒 盐的摄入量过高与高血压的患病率密切相关。食用油和食盐摄入过多是我国城乡居民共同存在的营养问题。为此，建议我国居民应养成吃清淡少盐膳食的习惯，即膳食不要太油腻，不要太咸，不要摄食过多的动物性食物和油炸、烟熏、腌制食物。成人每天食盐不超过 6g，每天植物油为 25～30g。过多摄入添加糖可增加龋齿和超重发生的风险，推荐每天摄入糖不超过 50g，最好控制在 25g 以下。建议成人每天喝 7～8 杯（1500～1700mL）水，提倡饮用白开水和淡茶水，不喝或少喝含糖饮料。儿童、少年、孕妇、乳母不应饮酒，成人如饮酒，一天饮酒的酒精量：男性不超过 25g，女性不超过 15g。

6. 杜绝浪费，兴新食尚 勤俭节约，珍惜食物，杜绝浪费是中华民族的美德。按需选购食物，按需备餐，提倡分餐不浪费。选择新鲜卫生的食物和适宜的烹调方式，保障饮食卫生。

（二）中国居民平衡膳食宝塔（图 3-1）

中国居民平衡膳食宝塔（简称"膳食宝塔"）是根据《中国居民膳食指南（2016）》的核心内容，结合中国居民膳食的实际状况，把平衡膳食的原则转化成食物的种类、合理的数量及适宜的身体活动量，并以直观的宝塔形式表现出来，便于居民理解和在日常生活中应用。

1. 膳食宝塔的结构 膳食宝塔的五层结构包含了我们每天应吃的主要食物种类，而各层的位置和面积则反映各类食物在膳食中的地位和比重。

2. 膳食宝塔建议的各类食物摄入量 膳食宝塔建议的各类食物摄入量指食物可食部分的生重。各类食物的重量不是指某一种具体食物的重量，而是一类食物的总量。

3. 膳食宝塔的应用

（1）确定适合的能量水平 膳食宝塔中建议的每人每天各类食物的适宜摄入量范围适用于一般健康成人，在实际应用时可根据年龄、性别、身高、体重、劳动强度、季节等情况适当调整。

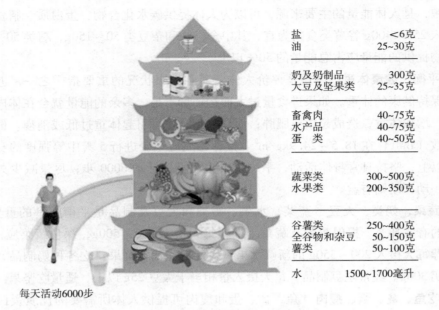

盐	<6克
油	25~30克
奶及奶制品	300克
大豆及坚果类	25~35克
畜禽肉	40~75克
水产品	40~75克
蛋　类	40~50克
蔬菜类	300~500克
水果类	200~350克
谷薯类	250~400克
全谷物和杂豆	50~150克
薯类	50~100克
水	1500~1700毫升

每天活动6000步

图3-1　中国居民平衡膳食宝塔

图片来源：中国营养学会《中国居民膳食指南（2016）》

（2）根据能量消耗水平确定食物需要　膳食宝塔中建议的各类食物摄入量是一个平均值，每日膳食应尽量包含膳食宝塔中的各类食物，但无须每日都严格按照各类食物的量，通常一定时间范围内，各类食物摄入量的平均值符合膳食宝塔的建议即可。

（3）食物同类互换，调配丰富多彩的膳食　选择多种多样的食物，不仅是为了获得均衡的营养，也是为了使饮食丰富，满足人们的口味享受。应用膳食宝塔可把营养与美味结合起来，按照同类互换、多种多样的原则调配一日三餐。

（4）因地制宜，充分利用当地资源　我国幅员辽阔，各地的饮食习惯及物产不尽相同，只有因地制宜，充分利用当地资源，才能有效地应用膳食宝塔。

（5）养成习惯，长期坚持　膳食对健康的影响是长期的结果，科学地应用平衡膳食宝塔需要自幼养成习惯，并坚持不懈，才能发挥对健康的促进作用。

三、中医食疗的特点

（一）历史悠久，影响广泛

中医食疗起源于数千年前，历史悠久。在现存医药文献及食疗的专科文献中，可以看到，食疗原料在不断地增多，临床适应证在不断扩大，食疗理论在不断完善，食疗疗效在不断增强。食物疗法在中华民族的繁衍中起到了重要作用，广泛流传于我国各民族及海外（如日本、韩国，乃至欧美等国家和地区），愈来愈多的人开始青睐中医食疗。其悠远的历史，独具特色的原则与方法，在人类发展中的贡献，都成为食疗的重要特点。

（二）防治并重，注重调理

中医食疗学在理论体系上和中医"治未病"的思想有着密切的联系。《素问·四气调神大论》中有"是故圣人不治已病治未病，不治已乱治未乱"的记载。高濂在《遵生八笺·饮馔服食笺》中提出"饮食，活人之本也。是以一身之中，阴阳运用，五行相生，莫不由于饮食。故饮食进则谷气充，谷气充则血气盛，血气盛则筋力强……""疾病可远，寿命可延"，说明了饮食在疾病预防中的重要作用。人体在患病之后，更需要注意饮食，并以饮食作为调治疾病、防止病情加重或防止疾病愈后复发的重要手段。无病防病、有病防变的原则，始终贯穿于饮食疗法的整个过程之中，也是中医食疗学的特色之一。

（三）注重整体，立足五脏

中医学认为，人体是以心、肝、脾、肺、肾五脏为根本，配以六腑，通过经络系统"内属于脏腑，外络于肢节"的作用而形成的一个有机的整体。整体观念贯穿中医学的各个方面，它非常重视人体本身的统一性和完整性，以及人与自然界和社会的相互关系。在阐述人体的生理功能、病理变化，以及对疾病的诊断、治疗时，都贯穿着"人体是有机的整体"这个基本观点。整体观念贯穿于中医食疗学的理论体系中，指导食养食疗实践活动的具体实施和开展。

人体是一个有机的整体，五脏是人体的核心。在食养食疗过程中，应注重整体，尤其是五脏之间及五脏与其他脏腑之间的联系，并采取相应的食疗方法。同时人体与自然息息相通，人体内环境与自然环境间呈动态平衡，食养食疗时，应根据不同体质，结合季节和地域环境，采取与之相应的食养食疗方法。

（四）审因施膳，辨证施食

中医食疗学遵循"审因施膳、辨证施食"原则。所谓辨证施食，就是根据不同的病证来选择具有相应治疗作用的食物。食疗养生菜在原材料、调料选择、配伍、烹饪技法等方面，都要始终遵循中医学辨证论治、辨证组方的理论原则与方法，在辨证的基础上配伍组方。如感冒，由于病因、体质、季节的不同，可表现为不同的证，选择的膳食也就有区别：风寒感冒可选用葱白粥、生姜粥、姜糖苏叶饮等辛温解表，祛风散寒；风热感冒可选用菊花茶、桑菊豆豉饮、薄荷芦根饮、银花饮等辛凉解表，疏风清热；暑湿感冒可选用藿香饮、香薷饮、荷叶冬瓜汤等祛暑解表，清热化湿；气虚感冒可选用黄芪苏叶饮、葱白鸡肉粥等益气解表，调和营卫。辨证施食是根据疾病的本质，有针对性地选择饮食，是提高食疗效果的基本原则，是中医食疗学的重要特点。现在的科学饮食健康观念提倡审因施膳，三因制宜。即根据不同的人群、季节、地域，做到"三因制宜"，即"因人施膳""因时施膳""因地施膳"。

四、药膳的配膳原则

中医学认为，食物有"四气"（寒、热、温、凉）和"五味"（辛、甘、酸、苦、咸），因此，食物配膳的原则应在辨证的前提下，让各种药膳原料经恰当配伍组合，才能够起到相互协同、增强疗效、限制偏性等作用，使食疗药膳能发挥更好的功效。《素问·至真要大论》谓："主病之谓君，佐君之谓臣，应臣之谓使。"这成为中医组方的"君、臣、佐、使"配伍原则，同样也是药膳的配伍原则。

主要原料：即方中必须有的起主导作用的原料，针对用膳者身体情况的主要状态而设。如暑热烦渴是由于邪热伤胃所致，治宜清泻胃热，降逆止呕，生津止渴。用竹茹饮，方中竹茹为主药，味甘微苦，性质寒凉，入胆、胃二经，因其寒凉，故可清热，苦又能降逆，而甘则可益胃安中。

辅助原料：辅助主料发挥作用的原料，针对主要状态相关的表现而设。如邪热伤胃所致的暑热烦渴，用竹茹饮治疗，方中乌梅味酸，生津止渴，是为辅药。

佐使原料：用于针对次要状态或引经的药物。如竹茹饮中的甘草，一则与乌梅合用，甘酸化阴，生津止渴；二则调和药味，使膳方甘酸适口，能让患者乐于接受，在方中为佐使之药。

需要注意的是药膳作为特殊的膳食，必须与传统食材相配，才能成为"膳食"，与方剂的用药组方不同。其次，药膳中的药物相对而言数少而量重，除酒剂和少数膳方配伍药物量多以外，大部分药膳方的药物用法多在一两味与几味之间，相对而言，其君、臣、佐、使的配伍原则不如方剂的药物配伍那样繁杂。

五、食疗药膳配伍禁忌

药膳虽属膳食，但毕竟是一种疗效性的膳食，应用时有其适应证，应正确辨证施膳。因此，配伍就必须注意禁忌，未经辨证，不宜混施。

（一）食药配伍禁忌

食物之间或食物与药物之间通过配伍，相互影响，会使原有性能发生变化，因而可产生不同的效果。《神农本草经》云："药有阴阳配合……有单行者，有相须者，有相使者，有相畏者，有相恶者，有相反者，有相杀者，凡此七情，合和视之。"这"七情"除单行者外，相须、相使、相畏、相杀、相恶和相反都是配伍关系。

食物的配伍：

1. 相须　同类食物相互配伍使用，起到相互加强的功效。如治疗暑湿感冒的绿豆丝瓜花汤，绿豆与丝瓜均有清热解毒之功效，协同使用，则清热之功效倍增。

2. 相使　以一类食物为主，另一类食物为辅，使主要食物功效得以加强。如治风寒感冒的姜糖饮中，生姜解表散寒为主药，温中和胃的红糖为辅料，红糖能增强生姜温中散寒的功效。

3. 相畏　一种食物的不良作用能被另一种食物减轻或消除。如鱼蟹畏紫苏，紫苏能解鱼、蟹引起的轻微中毒。

4. 相杀　一种食物能减轻或消除另一种食物的不良作用，实际上相畏和相杀是同一配伍关系从不同角度的两种说法。如紫苏杀鱼蟹之毒。

5. 相恶　两种食物合用，一种食物能降低另一种食物的功效。如萝卜能降低补气类食物（山药、大枣等）的功效。

6. 相反　两种食物合用，可能产生不良作用。如羊肉忌西瓜、狗肉忌绿豆、鸭梨忌苋菜、蜂蜜忌生葱等。

由于每款药膳所用药物本身就不多，常为 2～3 味，必须十分强调药物所承担的主要功效，不能允许相恶、相反的原料配伍，从而使药膳功能丧失。因此，中药的"十八反、十九畏"应当列为药膳的禁忌。

（二）病中饮食禁忌

病中饮食禁忌指患有某种疾病，则某些食物在此期间不宜食用。在疾病过程中因进食某些食物会影响药效和疾病的治疗，所以应避免应用。一般来说，在服药期间，不宜选生冷、黏腻、腥臭等不易消化的食物。不同的疾病又有不同的饮食禁忌，如热性病患者当忌辛辣、煎炸食物；寒性病患者当忌生冷瓜果、清凉饮料等寒凉性食物；泄泻患者不宜生冷硬固、肥甘厚味等难以消化的食物；水肿患者不宜太咸的食物；咳嗽患者忌辛辣等刺激性食物；失眠患者忌饮咖啡、浓茶等饮料，不宜葱、韭菜和大蒜等兴奋刺激性食物；皮肤病患者忌食鱼、虾、蟹等腥膻发物及辛辣刺激性食物。

总之，病中所进食物须有助于药效的发挥，有利于疾病早日治愈，忌与药物性能相反、与疾病不相宜的食物。

（三）妊娠、产后饮食禁忌

妊娠期，脏腑经络之气血皆归注于冲任以养胞胎，此时全身处于阴血偏虚、阳气偏盛的状态，应遵循"产前宜凉"的原则，故应忌用酒、干姜、桂皮、胡椒、辣椒等辛温助火的食物，以免伤阴耗液和影响胎孕。出现妊娠恶阻者避免应用腥臭味、油腻、不易消化之物。此时，还可根据孕妇的饮食爱好选择食物，少食多餐，但必须注意均衡营养。妊娠后期，由于胎儿逐渐长大，影响气机升降，易成气滞，故应少食胀气及收涩食物，如芋头、番薯、石榴等。

孕期应禁食：①活血类食物，因活血类食物能活血通经、下血堕胎，故孕期应忌食，如桃仁、山楂、蟹爪等。②滑利类食物，因滑利类食物能通利下焦，克伐肾气，使胎失所系，导致胎动不安或滑胎，如马齿苋、荸荠、木耳、薏苡仁等。③其他有关食物，如昆布能软坚化结，麦芽能催生落胎，槐花能堕胎等，故孕妇也应忌食。

产后往往失血耗阴，瘀血内停，多虚多瘀，同时还要化生乳汁以养婴儿。因此，产后饮食应饥饱均匀，宜进营养丰富、易于消化的食物。慎食辛燥伤阴、寒凉酸收之品，生凉瓜果之类亦不相宜。正如《饮膳正要》云："母勿太饱乳之，母勿太饥乳之，母勿太寒乳之，母勿太热乳之……乳母忌食寒凉发病之物。"孕妇产后，瘀血内停，不宜进食酸涩收敛类食物，如乌梅、莲子、芡实、柿子、南瓜等，以免不利恶露排出。

（四）饮食卫生禁忌

饮食应以新鲜干净、易于消化、有利健康为好。《诸病源候论》指出："凡人往往因饮食勿然困闷，少时致甚，乃致死者，名曰饮食中毒。"说明饮食不洁，食物染上了病菌、毒素或寄生虫，或误食有毒的食物，不仅会致病伤人，而且还有中毒致死的危险，故应注意不食变质、有毒、不卫生的食物；不吃被有害化学物质或放射性物质污染的食品；不食用病死的禽畜肉；不生吃海鲜、河鲜、肉类等。

第二节 营养教育与营养咨询

随着工业现代化和市场全球化进程的影响，我国社会的政治、经济、文化有了很大的进步，人们的生活方式和健康状况也有了巨大的变化。目前在我国营养相关健康问题存在多层次结构共存的现象，营养不均衡的问题日渐突出。一方面，与高能量、高糖、高脂等不良饮食习惯密切相关的肥胖、糖尿病、冠心病等慢性非传染性疾病逐渐增多；另一方面，与贫困、资源匮乏相关的营养缺乏、贫血等疾病也时有出现。要科学地应对营养与健康问题，其重要措施之一就是要使人们改变不合理的膳食习惯，建立有益于健康的生活方式。营养教育与营养咨询是改善我国居民营养问题的重要手段。

一、健康人群的营养教育和咨询

世界卫生组织认为，营养教育是通过改变人们的饮食行为而达到改善营养状况的一种有目的、有计划的活动。即营养教育是以改善人民营养状况为目标，依照个体和群体的需要、食物的来源，通过教育活动使人们理解并提高其对营养的认识，帮助个体和群体获得食物与营养知识，从而转变态度，逐渐形成科学的、合理的饮食习惯，并付之正确的行动，以达到改善人们营养与健康状况和提高生活质量的目的，是健康教育的重要组成部分。

营养咨询就是营养咨询工作者对咨询者进行营养分析的过程。在营养咨询工作者的指导下，咨询者可以通过这个过程获得改善健康的信息，进而达到改善健康的目的。随着生活水平的提高，人类饮食组成不断地转变，由于饮食营养不够合理而导致的疾病与日俱增，营养不良和营养过剩并存。如何吃得科学、吃得符合膳食营养原则，并非人人皆知，因此有必要对健康及患病人群进行膳食营养知识教育和帮助，提倡合理营养与合理饮食，这就是营养咨询的内容。伴随人们对健康认识程度的提高，营养咨询逐渐成为人们判定自身营养状况、获取营养知识、得到膳食指导、学习相关技能的最直接、最简单和最可行的方式之一。营养教育的开展需要依靠营养咨询来进行。

（一）营养教育的内容

1. 营养教育的目的　通过有计划、有组织、有系统和有评价的营养教育活动，达到改善、维护、促进个体和社会的营养健康状况的目的。具体包括：①提高各类人群对营养与健康的认识；②消除或减少不利于健康的膳食营养因素；③改善营养状况；④预防营养性疾病的发生；⑤提高人们的健康水平和生活质量。概括地说，营养教育既要传播营养方面的知识，也应传授相关的操作技能，更应提供改善营养的服务。大量调查研究表明，营养教育具有多途径、低成本和覆盖面广等特点，并且能最大限度提高居民营养水平和预防慢性非传染性疾病，从而促进国民健康素质的提高。

2. 营养教育的对象　营养教育的对象不仅是住院患者，还包括社区的慢性病患者和某些疾病的高危人群，以及为预防营养性疾病发生的正常人。按照教育对象的特征有不同分类方式，常见如下：①按照教育对象的健康及营养不良程度，可分为健康者、亚健康者和患病者。②按照教育对象的数目，可分为个体和群体。③按照教育对象所处的场所，可分为个人、群体、组织、社区和社会不同层面。个体主要指公共营养和临床营养工作的对象。各类组织机构包括学校、部队或食品企业。社区包括街道、居委会、餐馆、食品店、社区保健等各种社会职能机构。社会层面包括相关社会各界及政府部门的有关领导和工作人员。

3. 营养教育的主要工作领域　①用各种传播手段，对广大居民进行营养健康知识普及，倡导合理的膳食模式和健康的生活方式，纠正不良饮食习惯等营养教育活动。②以营养相关行业的从业人员为目标人群，如农业、食品加工业、餐饮业、商业、医疗卫生、疾病控制、社区保健服务业等部门的工作者，有计划地进行营养知识、营养教育方法、食品监督等方面的培训。③对重点人群进行规范的营养教育，如将营养知识纳入中小学的教育内容和教学计划，要安排一定课时的营养知识教育，使学生懂得平衡膳食的原则，培养良好的饮食习惯，提高自我保健能力。④将营养工作内容纳入初级卫生保健服务体系，提高初级卫生保健人员及其服务居民的营养知识水平，合理利用当地食物资源改善营养状况。

4. 营养教育的主要内容　根据我国目前的情况，营养教育包括以下两个方面的内容：

（1）一般性的营养知识教育：即营养知识普及教育，是民众明确营养与健康的关系，了解主要营养素的生理作用和不同人群的需求情况及主要食物来源，能指导自己在日常膳食中进行食物营养评价和种类、数量、质量的搭配。

（2）饮食文化教育：我国的饮食文化因其源远流长、绚丽多彩而著称于世。虽然菜系众多、风味鲜美，但我们应该以科学的态度对其进行研究评议，取其精华，去其糟粕地继承。在我国饮食文化中，一些名不副实的高贵食品，如海参、鱼翅、熊掌、猴头之类，其实际营养价值如何，都有重新评价的必要。除此之外，我国部分省份已出现食物消费特别是动物性食物消费快速增长的趋势，部分人群营养过剩，而青少年又有能量摄入不足的倾向，需尽早大力加以调控。为此，要强化实施膳食营养平衡的指导原则，调整这类地区和人群动物性食物占比，降低动物性脂肪摄入量，平衡膳食能量，按照营养科学目标安排食物结构。在经济欠发达地区，尤其是农村，我们需要引导改善食物消费结构和提高膳食营养质量，科学地指导和经济安排每日膳食。

5. 营养教育的实施步骤　一个完善的营养教育项目应当包括下述六个方面的工作。

（1）*了解教育对象*　对待教育的目标人群进行简略地调查和评估，发现和分析其主要营养健康问题，以及其对生活质量的影响；进一步从知识、态度、行为等方面分析问题的深层次原因；同时对营养有关的人力、财力、物力资源，以及政策和信息资源进行了解和分析；掌握该人群在膳食营养方面哪些行为可以改变，哪些行为不能改变或很难改变，以便充分认识教育对象特别需要的营养健康信息，为制订计划提供可靠依据。

（2）*制订营养教育计划*　为确保某项营养教育活动有依据、有针对性、有目标地进行，必须设计具体的营养教育计划。首先根据与知信行（即知识、态度、行为，knowledge、attitude、practice，KAP）关系的密切程度、行为可改变性、外部条件、危害性及受累人群数量，确定优先项目。在此基础上确定营养干预目标，包括总体目标与具体目标。接着制订传播、教育策略及实施计划，包括确定和分析目标人群、实施机构及人员、教育内容及活动日程等。

另外，还需要预先制订评价计划，包括评价方法、评价指标、实施评价的机构和人员、实施评价的时间及结果的使用等。经费预算也是制订计划所不可忽略的重要内容之一。

（3）*确定营养教育的途径和资料*　根据设计计划，在调查研究的基础上，明确教育目标和教育对象，选择适宜的交流途径和制作有效的教育材料。为此需要考虑以下几个方面：①确认是否有现成的、可选用的营养教育材料。能收集到相关的营养宣传材料可直接选用，如果收集不到，可以自行设计制作，如小册子、宣传海报、横幅、传单等。②确定对教育对象进行营养教育的最佳途径。宣传途径包括个体传播、面对面交流、讲座、现场培训、大众传播等。③确定营养教育最适合的宣传方式。宣传方式包括小册子、光盘、讲座、现场培训等。

（4）*教育的前期准备*　首先根据要求编写相关的营养教育材料，要求内容科学、通俗易懂、图文并茂。为了宣传材料的内容准确、合适，在大多数设计工作完成后，还需要对准备好的宣传材料进行预试验，以便得到教育对象的反馈意见，进行修改完善。这时需要进行下列工作：①了解教育对象对这些资料的反应、意见和要求，对宣教内容、形式、评价等有何修改意见。②了解教育对象能否接受这些信息，能否记住宣传的要点，是否认可这种宣传方式，一般可采用专题小组讨论或问卷调查等方式了解有关情况。③根据教育对象的反应，需要对教育资料的形式做哪些修改。④需要考虑好信息如何推广，材料如何分发，如何追踪执行。

（5）*实施营养教育计划*　实施营养教育计划，包括确定宣传材料和活动时间表，让每个工作者都明白自己的任务，并通过所确定的传播途径把计划中要宣传的营养内容传播给教育对象。在教育传播的过程中，要观察教育对象对宣传材料的反馈，他们愿意接受还是质疑这些新知识，如果质疑，原因是什么。要按每一步骤查找原因，以便及时进行纠正。

（6）*教育效果评价*　通过近期、中期和远期的效果评价说明营养教育的效果。近期效果指短期内目标人群的知识、态度、信息、服务的变化。中期效果指行为和相关危险因素的变化。远期效果指人们营养健康状况和生活质量的变化。例如，反映营养状况的指标有身高、体重变化；影响生活质量变化的指标有劳动生产力、智力、寿命、精神面貌的改善以及保健、医疗费用的降低。

根据以上几个方面的内容，以目标人群营养知识、态度和行为的变化为重点，写出营养教育的评价报告。通过上述评价，将取得的经验总结归纳，以便进一步推广。

（二）营养咨询的内容

营养咨询是通过营养咨询工作者对咨询者进行营养分析，营养咨询工作者对健康人、患病人群进行膳食营养知识教育和帮助，提供合理营养与合理膳食的指导，咨询者从而获得改善健康的信息，进而达到改善健康的目的。

营养咨询的范畴包含营养状况调查、膳食调查、能量消耗调查、营养缺乏症的调查以及实验室的检查等。咨询对象可以是健康者、亚健康者、患病者。不同人群营养咨询的重点不一样，例如门诊患者主要是进行膳食营养指导，加强饮食保健意识；住院患者则应给予相应的治疗膳食，并和临床医生取得联系，观察膳食治疗的效果。个人营养咨询包括营养体格状况检查、膳食营养调查及必要的化验检查，以此作出营养状况评价，然后提供营养咨询意见。

1. SOAP 营养咨询方法　在健康人群中主要采用 SOAP 营养咨询方法，其为目前国外比较流行的营养咨询方法，其主要内容分为主观询问（subjective）、客观检查（objective）、营养评价（assessment）和营养计划（plan）四个部分。

（1）主观询问　主观询问是指营养咨询工作者要询问来访者的膳食营养状况，包括其饮食史、饮食习惯嗜好、餐次和分配比例、有无偏食、烹调加工方法等情况。如来访者无法描述，则需要对其进行膳食营养调查。

（2）客观检查　客观检查是指来访者的营养状况检查，包括 3 个方面：①体格测量，如身高、体重、三头肌皮褶厚度、上臂围等。②实验室检查和辅助仪器检测，如血液、尿液、头发检测、X 光检查等。③营养不良体征检查。

（3）营养评价　营养评价是根据主观询问和客观检查，对服务对象进行全面的评价。如首先参考《中国居民膳食营养素参考摄入量（2013 版）》，对膳食调查结果进行评价，即首先了解食物结构是否合理，各种营养素是否满足机体需要等，随后根据服务对象营养状况的检测结果评价其当前的营养状况。

（4）营养计划　营养计划是结合来访者的营养状况、生理特点、经济条件和饮食习惯等，在饮食原则方面给予指导，包括饮食禁忌、食物种类的选择、食物数量的调整、食物的等价互换、参考食谱及注意事项等。

作为营养教育和咨询工作者，需要具备的知识和能力如下：①掌握营养与食品卫生学、食品科学、预防医学、卫生经济学等方面的专业理论知识。②了解社会、经济、有关政策以及文化因素对膳食营养状况的影响。③具有社会心理学、认知、教育以及行为科学的基础知识。④具有传播营养知识的能力。⑤有一定的现场组织协调能力和研究能力。

2. 营养咨询中的会谈技巧　会谈技巧是营养咨询工作者必须具备的技能，掌握会谈的技巧，就会使咨询活动向自己主导的方向发展。营养咨询工作者与咨询对象面对面的交流和会谈是咨询的第一步，也是贯穿咨询过程始终的内容。营养咨询工作者要用严谨的思维、科学的方法对咨询对象的营养状况作出科学的评价，提出合理的营养处方。

（1）医学会谈的意义　通过会谈可以全面收集其相关背景资料，尤其是有助于对关键问题进行核实，可为寻找营养问题的原因提供确凿依据。同时，营养师通过会谈能和咨询对象建立良好的医患关系，有助于疾病的治疗。

（2）营养咨询的原则　营养咨询工作者应当耐心倾听，鼓励疏通；应对审慎，解释科学；尊重患者，严守隐私。

（3）会谈技巧　①营养咨询工作者要探究对方的意图，本次咨询的目的，要集中精力，常对咨询者点头示意，表达很乐意听对方谈话，使得就诊者愿意谈和说真话，有助于发现影响咨询者营养状况的真正原因。②营养咨询工作者的语言要直白、通俗、易理解，有助于咨询者理解营养师的观点，从而达成一致意见。③及时整理和保存记录，有些重要内容需要多次谈话才能深入涉及，需及时整理所记录的问题及原因，以便于循序渐进地解决问题。

（4）营养咨询的注意事项　①控制咨询时间，一般每次咨询的时间为 30 分钟至 1 小时。②回答问题态度鲜明，对于咨询对象的问题一定要审慎应答，避免观点不一，影响咨询效果。③切入问题要直接，无关话题不要深入。

二、患病人群的营养教育和咨询

（一）患病人群的营养教育

1. 疾病对营养的影响　患病人群的营养教育需要关注所患疾病是否对机体营养过程造成影响，如肿瘤化学治疗和放射治疗会引起食欲降低和胃肠道消化吸收功能障碍，进而引起营养缺乏（如低蛋白质血症、电解质紊乱等），影响治疗效果和导致住院时间的延长。

2. 患病人群的膳食原则　①保持平衡膳食，根据病情选择食物。每日饮食中应包含谷类、薯类、肉禽蛋类、蔬菜类、奶类、豆类、水果类。②应遵循能量与蛋白质平衡，充足的维生素和矿物质，限制盐的摄入量等膳食原则。优质蛋白包括瘦肉、鸡鸭鱼类、蛋类、奶类、豆类及其制品；高能量包括鸡蛋、蛋糕、奶油、坚果、香蕉等；高矿物质包括木耳、香菇、芦笋、海带、紫菜、坚果、南瓜、动物内脏、海产品等；高维生素包括动物肝脏、禽蛋、牛奶、鱼肝油、西蓝花、菠菜、空心菜、胡萝卜、红心红薯、柿子、杧果、杏等，卷心菜、花椰菜、番茄、苋菜、芹菜、辣椒、猕猴桃、红枣、山楂、橘子、橙子、柚子、植物油、麦胚、坚果、豆类及其他谷物；低脂肪饮食以谷类、蔬菜、水果为主，配以容易消化的鸡肉、鱼肉和鸡蛋等；低盐饮食是指限制盐量摄入，如食味过咸，容易引起水钠潴留，加重患者心肾负担，不利于患者的康复。

3. 针对性地进行膳食营养教育　根据患者病情对于患病所引起的症状，亦可有针对性地进行膳食营养教育。如对营养缺乏的患者，应鼓励进食，不足部分由特殊医学用途食品补充；对超重及肥胖患者，应限制能量，养成良好的饮食和生活习惯；对口干的患者应建议其多喝水，另外饮食中可增加一些滋阴生津的食物，如藕汁、梨汁、橙汁、橄榄、酸梅汤、无花果、罗汉果等；对口腔炎、食道炎导致吞咽困难的患者，可以给流食或者半流食，如牛奶、鸡蛋羹、米粥、果蔬汁、匀浆膳等，避免过冷、过热及酸辣等刺激性食物。

4. 特殊性的营养支持　如果患者进食困难，进食过少，超过 7~10 天或者预计不能进食超过 7 天，则需要根据患者的疾病情况制订个体化的营养支持方案，如口服或管饲补充肠内营养制剂或静脉营养支持等。具体营养治疗方案可由临床营养医师提供。

（二）患病人群的营养咨询

患病人群的营养咨询应根据病种进行。

1. 患病人群的营养咨询形式　①由各病区护理部组织，利用讲座、答疑的方式进行特殊疾病的营养咨询。②根据"世界日"，如"高血压日""糖尿病日""肾病日"等，联合临床科室组织义诊。③利用电台、电视、报纸、杂志及网络等新媒体手段进行疾病的营养咨询。

2. 患病人群的营养咨询注意事项　①营养咨询工作者的仪表应整洁、端庄。②内容讲解应生动、通俗易懂，科学性强。

3. 其他步骤　除 SOAP 营养咨询方法外，还应包括收集病史、膳食调查、诊断和营养评价程序等内容。

（1）**收集病史**　影响患病人群营养状况的原因，可包括引起营养素缺乏相关的心理、社会和行为因素，如饮酒、吸烟、经济状况、罹患急性和慢性病对营养的影响，与营养可能有关的药品，与营养有关的其他病史。了解对患病人群已产生的影响，或是可能产生的影响，或是可能产生影响的资料，包括药物作用、诊断过程、外科手术和治疗情况，如化学治疗和放射治疗等。

（2）**膳食调查**　膳食调查是指了解被调查对象在一定时间内通过膳食摄取的能量、各种营养素的数量和质量，据此来评价被调查对象能量和营养素需求获得满足的程度。其结果可以成为对被调查人群或个体进行营养改善、营养咨询、营养指导的依据。膳食调查是营养咨询的基础。了解膳食营养史，收集患者一般健康状况、饮食习惯和饮食方式等资料，包括生活习惯，食物购买力，吃零食情况，进餐地点，饮食嗜好，食物过敏，过去的饮食制度，维生素、矿物质及微量元素的补充情况，口味的变化，服用未经处方的药物，体重改变，排便习惯，锻炼和活动情况等。营养咨询所采用的咨询形式很多，对于不同的目的可选用不同的方法进行营养筛查，发现高危人群，优先进行营养治疗。根据咨询对象的饮食习惯，用简单的方法让患者或其家属懂得如何具体进行膳食营养干预，并尽可能地配合，这样才能保证营养咨询的效果。咨询方法有 24 小时回顾法、经常性进食状况调查、食物频率法和食物记录法等。饮食结构评价用食物成分表或营养计算软件计算营养素的摄入量，将结果与推荐的营养素参考摄入量进行比较，以评价患者的饮食是否合理。

（3）**诊断**　有某种营养素缺乏的典型症状时，缺乏症的诊断并不困难，如同时有表皮角化和结膜干燥，便可诊断为维生素 A 缺乏。但如只有单一症状，则不能轻易做出诊断，因许多疾病的症状相似，特别是营养缺乏病早期，应结合其检查再做合理的诊断。以下原则可供参考：①如同一单位有多人出现某种营养素缺乏的相同体征，且此种营养素摄取不足，则可明确地诊断为某种营养素缺乏。②有某种营养素缺乏两个以上体征或症状，即可明确诊断为某种营养素的缺乏；同一单位有许多人发生，更有诊断价值。③有营养素缺乏体征个别出现时，可作为某种营养素缺乏的参考，同单位多人发病，则有较大诊断价值。正确诊断应结合膳食调查、生化检验及必要的试验治疗，才能得出综合性结论。当然，有些营养缺乏病也可能是食物消化、吸收和利用不好或其他疾病引起，因此在诊断时还应考虑是原发性还是继发性营养缺乏病。

检查前应做好准备工作，如统一方法、准备体检表和器材、确定检查次序、人员分工等，以免检查时忙乱，体检用房要光线充足，最好是自然光，冬季室内应取暖。体检要仔细，抓住重点，营养缺乏病体征较多表现于上皮组织，而且检查时易于发现，故应作为重点。记录符号要统一、明了，以免统计时产生疑问。

（4）**营养评价程序**　对不同的咨询对象可采用相应的方法进行，一般需按一定的程序，以免遗漏体征或误诊，然后根据结果选择营养治疗方案。可按以下顺序检查是否有下列情况：①近期体重减轻 4.5kg 以上，淋巴细胞总数少于 1.5/L，病程超过 3 周，血清蛋白低于 35g/L。近期是否曾做手术或需做手术，如有则延期做选择性手术及治疗，如无则按病情进行治疗。②人体测量所有结果是否小于标准值的85%，如有则应检查氮平衡和血清蛋白含量。③如肌酐－身高指数小于标准值的60%，皮肤试验阴性，血清运铁蛋白小于1.5g/L，应暂停选择性手术，直到营养状况改善。

第四章
不同生理条件人群的营养与膳食

扫一扫，查阅本
章数字资源，含
PPT、音视频、
图片等

合理营养对健康的贡献率仅次于遗传因素，这是医学界的共识。中国《国民营养计划（2017—2030年）》指出："营养是人类维持生命、生长发育和健康的重要物质基础，国民营养事关国民素质提高和经济社会发展。"不同生理条件人群又称特殊人群，是指不同的生理阶段，一般指孕妇、乳母、婴幼儿、儿童、青少年、老年等。由于不同的生理状态对营养有不同的需求，因此，满足不同生理条件的营养需求，对人一生的健康有十分重要的意义。

第一节　孕妇的营养与膳食

"生命早期1000天营养健康行动"是我国《国民营养计划（2017—2030年）》中开展的重大行动之一，要求开展孕前和孕产期营养评价与膳食指导，其中指出：将营养评价和膳食指导纳入孕前和孕期检查。开展孕产妇的营养筛查和干预，建立生命早期1000天营养咨询平台。

妊娠是一个复杂的生理过程，按妊娠的时间，将孕前3~6个月称备孕期；妊娠1~12周称孕早期；妊娠13~27周称孕中期；妊娠28~40周称孕后期。为了适应和满足胎儿的生长发育，母体的生理状态及机体代谢都发生了很大的适应性改变。出现了各种生理性的负荷，激素的适应性改变和生殖系统、血液等其他系统的活动加强。孕期的营养不仅关系到自身的健康，而且对胎儿的生长发育以及成人的健康都会产生重要影响。如果妊娠期发生营养不良，往往会引起新生儿体重低于正常，使新生儿的死亡率增高，造成胎儿的畸形和胎儿的大脑发育不良或产后智力低下。因此，应根据不同妊娠期的营养需求来满足孕妇的营养。

一、孕妇的生理特点

1. 激素与代谢的改变　孕妇在孕期体内大量雌激素、孕激素、胎盘生乳素的影响下，使孕期的合成代谢与分解代谢增加，但增加大于分解。因此需要大量蛋白质组成胎儿组织、胎盘、羊水、母体血浆蛋白、血红蛋白等，子宫、乳房增长也需要大量的蛋白质。同时还要为分娩消耗和产后泌乳储备蛋白质，因此需要更多的能量与营养素。

2. 消化功能的改变　孕妇在孕期孕激素黄体酮水平会升高，会引起孕妇胃肠平滑肌张力下降，胃肠蠕动减慢，消化液分泌减少，易发生胃肠胀气、便秘等。孕早期常有恶心、呕吐、消化不良等妊娠反应，影响营养素的摄入。但随着妊娠的进展，对钙、铁、维生素 B_{12} 和叶酸的吸收较妊娠前有所增加。

3. 泌尿系统的改变　妊娠期孕妇泌尿系统要排泄母体和胎儿两者的代谢物，肾血流量增加，肾小球滤过功能增强，增加了肾脏负担，排出尿素、尿酸、肌酐、葡萄糖、叶酸、氨基酸的量均比孕前增加。由于肾脏滤过负荷超出肾曲小管重吸收能力，因此有时在孕期会出现尿糖。

4. 血容量及血液成分的变化 正常的非妊娠期妇女的血浆容量大约为 2600mL，妊娠期血浆容量体积可增加一半，红细胞数量增加 15% ~ 20%，由于血容量增加的幅度大于血红蛋白的量，使血液相对稀释，血液中血红蛋白下降，孕妇易出现生理性贫血。孕期除血脂及维生素 E 含量较高外，血浆中其他营养素均降低。

5. 体重增加 一般孕期体重平均增加 10 ~ 12kg。通常孕前较瘦的孕妇体重增加比孕前较胖或超重的孕妇要多。孕早期体重增加较小，一般在 2kg，孕中期逐渐增加，到孕后期体重迅速增加，一般每周稳定增加 350 ~ 400g。

二、孕妇的营养需要

1. 能量 孕妇的能量摄入不仅要满足自身的需求，还要满足胎儿的生长发育、母体的组织增长、代谢增加等需求，因此妊娠期间能量需要增加。当能量不足，会使机体动员体内脂肪大量氧化，产生过多的酮体，影响胎儿的大脑和智力的发育；如果过多摄入能量，母体体重过高，胎儿太大，对母子双方均无益处。孕妇的能量需求一般可定期测量孕妇体重的增长来评价和判断能量的摄入是否适宜。中国营养学会发布的中国居民膳食营养素参考摄入量（Dietary Reference Intakes，以下简称 DRIs）和 2013 年版的能量需要量（Esimated Engery Requirement，以下简称 EER）建议：孕早期能量根据不同的体力活动水平在 2100 ~ 2700kcal/d；孕晚期 RNI 根据不同的体力活动水平在 2250 ~ 2850kcal/d。

2. 蛋白质 蛋白质是胎儿生长发育的物质基础，整个孕期约需储存 910g 蛋白质以满足胎儿的迅速发育和维持母体的氮平衡。孕期蛋白质摄入不足，不仅导致胎儿发育障碍，还会导致母体代谢异常，抵抗力下降，产后母乳不足等。鱼、瘦肉、奶、鸡蛋、大豆等食物是优质蛋白质的主要来源。中国营养学会建议孕妇蛋白质参考摄入量（Recommended Nutrient Intake，以下简称 RNI）为：为孕早期蛋白质的需求与成年女子相同，妊娠中期、晚期蛋白质的摄入量分别是 70g/d 和 85g/d，孕妇膳食中优质蛋白质至少占蛋白质总量的 1/3 以上，最好能达到 1/2。

3. 脂类 脂类是能量的主要来源之一，脂类含有必需脂肪酸、多不饱和脂肪酸、单不饱和脂肪酸、固醇等营养物质，对胎儿生长发育十分重要，胎儿贮存的脂肪可达体重的 5% ~ 15%。为了保证胎儿和自身的需要，孕妇膳食中应有适量的脂肪，中国营养学会推荐的宏量营养素可接受范围（Acceptable Macronutrient Distribution Range，以下简称 AMDR）为：脂肪摄入量为总能量的 20% ~ 30%。

4. 矿物质 因孕期生理变化、血浆容量和肾小球滤过率增加，使得血浆矿物质含量随妊娠进展逐渐降低。孕期容易缺乏的矿物质主要有钙、铁、锌等。

（1）钙 妊娠期母体为了储备以及供给胎儿生长发育需要大量的钙。钙的良好来源是奶及其制品、肉类、豆类及其制品、油菜等食物。中国营养学会制订的孕妇钙 RNI 为：妊娠早、中、晚期钙的摄入量分别是 800mg/d、1000mg/d、1000mg/d。

（2）铁 铁是造血的重要物质，孕期由于血容量的变化，加上孕早期的妊娠反应，使铁的摄入与吸收均出现下降。因此，孕期需要补充比平常更多的铁，如果膳食中铁摄入不足，孕妇易发缺铁性贫血，还有可能导致早产、低出生体重以及新生儿肝脏的铁储备不足，致使婴儿出生后较早出现缺铁或缺铁性贫血等。中国营养学会制订的孕妇铁 RNI 为：妊娠早、中、晚期铁的摄入量分别是 20mg/d、24mg/d、29mg/d。

（3）锌 锌是促进胎儿生长发育的重要元素，妊娠期摄入足量的锌不仅有利于胎儿生长发育，而且还有预防先天畸形的作用。中国营养学会制订的孕妇锌 RNI 为：妊娠早、中、晚期锌的摄入量均为 9.5mg/d。

5. 维生素　维生素是调节机体生理功能的重要物质，妊娠期对多种维生素的需求高于非妊娠期。其中维生素 A、维生素 D、B 族维生素和叶酸等十分重要。

（1）维生素 A　维生素 A 与胎儿发育密切，当缺乏时会出现生长发育迟缓、低出生体重及早产等；过量摄入，可引起自发性流产和胎儿畸形。维生素 A 良好的来源是动物的肝脏、蛋类、奶以及富含类胡萝卜素的食物。维生素 A 的 RNI 在妊娠早期不增加，妊娠中期和晚期在 700μgRAE/d 基础上均增加 70μgRAE/d。

（2）维生素 D　维生素 D 是一种抗佝偻病的重要物质，对调节钙、磷代谢和骨骼钙化关系密切。缺乏会导致孕妇骨质软化症和新生儿低钙血症及手足抽搐。妊娠期维生素 D 的 RNI 与非孕妇女相同，为 10μg/d。

（3）B 族维生素　维生素 B_1 能促进胎儿生长和维持孕妇良好的食欲及正常的肠蠕动；妊娠期维生素 B_1 的 RNI 在妊娠早期不增加，妊娠中晚期在非孕妇女 1.2mg/d 基础上分别增加0.2mg/d 和 0.3mg/d。

维生素 B_2 和烟酸与胎儿生长发育、缺铁性贫血有关；妊娠期维生素 B_2 的 RNI 同维生素 B_1。

维生素 B_6 可抑制妊娠呕吐，与叶酸、维生素 B_{12} 联用可预防妊娠高血压。

叶酸与新生儿神经发育，胎儿的 DNA 合成，胎盘、母体组织、红细胞增加等有关。妊娠期对叶酸的需要量较大，妊娠早、中、晚期叶酸的摄入量均为 600μgDFE/d。

三、妊娠期合理膳食原则

孕期的合理膳食是指通过合理的膳食调配、膳食制度和烹调方法提供能满足孕妇所必需的能量和各种营养素的平衡膳食，以实现孕妇合理营养的需要。中国营养学会根据备孕妇女营养需要提出的《中国居民膳食指南（2016）》推荐孕妇的膳食指南在一般人群膳食指南基础上增加三条关键推荐：①调整孕前体重至适宜水平。②常吃含铁丰富的食物，选用碘盐，孕前 3 个月开始补充叶酸。③禁烟酒，保持健康生活方式。

中国营养学会建议备孕妇女在孕前 3 个月就应补充叶酸，每日服用叶酸 400μg，持续至整个孕期。同时应摄入足够的微量元素如铁、锌、各种维生素等，动物肝脏、血、奶及其制品、瘦肉、黑木耳、红枣、海带、紫菜、鱼、虾、贝类、深绿色蔬菜、豆类等含有丰富的营养素，应在备孕期有意识地合理摄入，为怀孕创造良好的母体环境。吸烟和饮酒易造成精子、卵子的畸形和影响胚胎发育，孕前 3~6 个月要戒烟和禁酒。

妊娠期妇女膳食指南在一般人群膳食指南基础上增加五条关键推荐：①补充叶酸，常吃含铁丰富的食物，选用碘盐。②孕吐严重者，可少量多餐，保证摄入含必要量碳水化合物的食物。③孕中、晚期适量增加奶、鱼、禽、蛋、瘦肉的摄入。④适量进行身体活动，维持孕期适宜增重。⑤禁烟酒，愉快孕育新生命，积极准备母乳喂养。

1. 妊娠早期的合理膳食　孕早期是胚胎细胞分化增殖、主要器官逐渐形成的重要阶段，其能量和其他营养素供给量与孕前大致相同。但因多数有妊娠反应，会影响营养素的吸收，因此，注意食物多样，营养全面，少食多餐，清淡可口。注意优质蛋白质的摄入，如奶及其制品、蛋、鱼、禽类、肉类，富含叶酸的食物以及蔬菜和水果。并补充足量的 B 族维生素。

2. 妊娠中、晚期的合理膳食　此期妊娠反应消失，胎儿生长速度加快，骨骼、牙齿、四肢、五官形成，大脑进一步发育，母体的乳房、胎盘、子宫迅速增长，孕妇食欲好转。因此对能量和各种营养素的需要量迅速增加，以保证胎儿的生长发育以及母体分娩、泌乳的需求。每日膳食应有粮谷类 400～500g（粗粮占一定数量，一般不超过 1/3），豆类及其制品 50～100g，肉、禽、鱼 100～150g，牛奶 250～500mL，鸡蛋 1～2 个，蔬菜 500g（其中深色蔬菜最好占一半以上），水果 200～300g（最好 2～3 种），经常食用虾、海带、紫菜等含钙丰富的海产品；每周摄入 100～200g 的动物肝脏和动物血制品，保证适宜的脂肪摄入，控制盐的摄入。

四、妊娠期营养不良对胎儿的影响

1. 胎儿宫内发育迟缓　孕期各种营养素摄入不足，是导致胎儿在宫内发育迟缓的主要原因。宫内发育迟缓婴儿的患病率和围生期死亡率均高于正常婴儿，而且生长发育迟缓，神经系统疾病较多，智力也受影响。

2. 低出生体重儿　新生儿出生体重小于 2500g 称为低出生体重儿。导致低出生体重儿的因素很多，一般与孕妇怀孕前体重低、孕期增重低、孕妇血浆蛋白低、维生素 A 或叶酸缺乏、孕妇贫血及饮酒、吸烟等因素有关。低出生体重儿在婴儿期的死亡率较正常婴儿高 4～6 倍，与正常婴儿相比出现生长发育障碍的概率大。

3. 先天畸形　孕妇早期某些微量元素、维生素摄入不足、酗酒、接受照射、感染、滥用药物等均可导致先天畸形。如叶酸缺乏可引起巨红细胞性贫血和神经管畸形，维生素 A 缺乏可发生角膜软化、小头等畸形，维生素 D 和钙缺乏可导致先天性佝偻病、低钙血症抽搐等。

4. 巨大儿　巨大儿是指出生体重大于 4000g 的新生儿。近年来，随着我国居民生活水平提高，生活节奏加快，加上不合理的膳食结构，不仅使人群肥胖率快速上升，巨大儿发生率也逐年上升。其原因有：孕妇的过多进食或进补造成某些营养素过量，使孕期增重过多，导致胎儿生长过度。另外，妊娠后期孕妇的血糖升高也可导致巨大儿。巨大儿不仅给分娩带来危险，还可能诱发成年后肥胖以及成年后代谢性疾病。

第二节　乳母的营养与膳食

乳母是指产后数小时至哺乳结束为婴儿哺乳的妇女。哺乳期乳母既要补偿妊娠、分娩所消耗的营养储备，又要泌乳哺育婴儿，乳母的营养状况不仅关系到乳母身体的恢复，也为泌乳提供了物质基础，因此这一时期的营养十分重要。母乳分为初乳、过渡乳和成熟乳。初乳是产后第 1 周分泌的乳汁，呈淡黄色，质地黏稠，富含免疫球蛋白和乳铁蛋白；过渡乳是第 2 周分泌的乳汁，其中乳糖和脂肪逐渐增多；成熟乳是第 2 周以后分泌的乳汁，呈乳白色，富含蛋白质、乳糖、脂肪等多种营养物质。

一、哺乳期的生理特点

1. 内分泌的变化　孕妇分娩后，内分泌发生改变，胎盘黄体酮消失，雌激素影响脑垂体，脑垂体分泌催乳素，使乳母分泌乳汁。

2. 泌乳和排乳　乳母泌乳与婴儿对乳头的吮吸及乳母的营养有关，婴儿吸吮乳头能刺激乳母垂体产生催乳素，引起乳腺腺泡分泌乳汁。婴儿吸吮乳头可反射性地引起乳母垂体后叶释放催产素，引起乳腺导管收缩，出现排乳。乳汁的合成需要能量与各种营养素，乳母营养不足是造成乳汁分泌减少的主要原因之一。

二、哺乳期的营养需要

1. 能量　乳母对能量需要一是满足母体自身的能量需要，二是供给乳汁的能量需要。乳汁分泌一般在产后 1 个月内约为 500mL/d，3 个月后每天泌乳量增加到 700 ~ 800mL/d。乳母因泌乳增加的能量消耗为 600 ~ 800kcal，推荐的乳母每日膳食能量需要量较非妊娠期妇女增加 500kcal。

2. 蛋白质　一般情况下，乳母每日泌乳的乳汁中含有 10g 左右的蛋白质，乳母膳食中蛋白质的质和量不仅对乳汁的质量有影响，还对乳汁的正常分泌产生影响。因此，乳母每天蛋白质的来源应考虑优质蛋白质占一定的比例，优质蛋白质应超过总蛋白质的一半以上。乳母蛋白质 RNI 为在非孕妇女基础上每日增加 25g。

3. 脂肪　脂肪对脂溶性维生素的吸收、小儿中枢神经系统的发育以及乳汁分泌有促进作用。因此，乳母每日膳食中必须有适量脂肪，尤其是必需脂肪酸等。每日膳食脂肪供给量以占总能量的 20% ~ 25% 为宜。

4. 矿物质　乳母应注意钙、铁、锌、钾、碘等矿物的摄入。

（1）钙　乳汁中的钙含量一般比较稳定，受膳食的影响较小，当钙摄入不足时会动用母体骨骼中的钙，出现钙的负平衡，如持续时间较长，可引起乳母的骨质软化症。乳母钙 RNI 为在非妊娠期 800mg/d 的基础上增加 200mg/d。

（2）铁　在胎儿体内有一定的储存量，不能通过乳腺输送到乳汁，故乳汁中铁含量很少，但乳母膳食还是需要增加富含铁的食物，以满足母体自身的需要。乳母铁的 RNI 为在非妊娠期 20mg/d 的基础上增加 4mg/d。

（3）锌　锌不仅与小儿的生长发育和免疫功能有密切关系，还对乳母蛋白质的吸收产生影响。因此，乳母应注意膳食中锌的供给。锌的 RNI 为在非妊娠期 7.5mg/d 的基础上增加 4.5mg/d。

5. 维生素

（1）脂溶性维生素　乳汁中的维生素 A 与乳母膳食中的维生素 A 关系密切，维生素 A 对小儿生长发育有十分重要的促进作用。维生素 E 具有促进乳汁分泌的作用。维生素 D 对促进生长发育，特别是钙、磷的吸收利用有重要作用。维生素 D 一般不能通过乳腺，因此，乳汁中的维生素 D 含量很低，小儿应通过晒太阳或在医生的指导下适当补充维生素 D 制剂。乳母的维生素 A、维生素 D 和维生素 E 的 RNI 分别为 1300μgRAE/d、10μg/d、17mgα – TE/d。

（2）水溶性维生素　水溶性维生素能通过乳腺，因此，水溶性维生素与膳食关系密切。乳腺对乳汁中的水溶性维生素有调控作用，达到一定水平后，一般不再增加。中国营养学会推荐乳母水溶性维生素的每日摄入量（RNI）为：维生素 B_1、维生素 B_2、烟酸和维生素 C 的摄入分别为 1.5mg/d、1.5mg/d、15mg/d、150mg/d。

6. 水　乳母摄入的水量与乳汁分泌量有密切关系，乳母饮水比一般成人多摄入约 1L。水的来源尽可能应用鲜汤、肉汁和各种乳母喜爱的富含营养的汤，如鲫鱼汤、骨头汤、豆类与肉混炖的汤等，以补充水分。

三、乳母的合理膳食原则

乳母的营养状况好坏将直接影响乳汁的营养素含量，从而影响婴儿的健康状况。《中国居民膳食指南（2016）》推荐的乳母膳食指南中，哺乳期妇女膳食在一般人群膳食基础上增加五条关键推荐：①增加富含优质蛋白质及维生素 A 的动物性食物和海产品，选用碘盐。②产褥期食物多样不过量，重视整个哺乳期的营养。③愉悦心情，充足睡眠，促进乳汁分泌。④坚持哺乳，适度运动，逐步恢复适宜体重。⑤忌烟酒，避免浓茶和咖啡。

1. 应做到食物种类多样，数量充足　每日的膳食组成包括：粮谷类 450 ~ 500g，蛋类 100 ~ 150g，豆类及其制品 50 ~ 100g，鱼、虾、禽、畜肉类 150 ~ 200g，牛奶 250 ~ 500mL，蔬菜 500g，水果 100～200g，食糖 20g 左右，植物油 20～30g。应多吃些水产品，并限制盐的摄入，做到食物多样，数量充足。蔬菜、水果应注意选用当季新鲜的。

2. 保证供给充足的能量　保证能量的供应，但应注意防止能量摄入过多。

3. 适量的脂肪，尤其是必需脂肪酸、不饱和脂肪酸等的摄入　必需脂肪酸、不饱和脂肪酸不仅对婴儿的生长发育有重要作用，也对乳母恢复健康有重要作用。坚果、豆类等富含必需脂肪酸、不饱和脂肪酸，应适当摄入。

4. 摄入足量的维生素、矿物质、膳食纤维　保证各种维生素及矿物质，尤其是钙、锌、铁等元素以及维生素 A、维生素 D、维生素 E、B 族维生素的足量摄入。

5. 科学活动和锻炼，保持健康体重　适当运动及做产后健身操，促使机体恢复，保持健康体重。

第三节　婴幼儿的营养与膳食

婴儿是指 0 岁至 1 岁的小孩，幼儿是指 1～3 岁的小孩。婴幼儿时期是生长发育最旺盛的阶段，与成人相比，婴幼儿需要的各种营养素比成人高，但消化功能尚未发育成熟，任何一种营养素的缺乏或者不足都可能会影响其生长发育。因此，应该根据婴幼儿的生理特点，保证各种营养素的供给以满足婴幼儿生长发育的需要。

一、婴幼儿的生长发育特点

1. 生长发育迅速　婴幼儿期是人生长发育的第一高峰期。在一年中身体长度会增长 50%，体重会增加 2 倍，尤其是前 6 个月最为迅速。婴儿出生时脑重约 370g，6 个月时增加至 600～700g，1 岁时达 900～1000g，接近成人脑重的 2/3。

2. 消化系统发育不成熟　婴幼儿的消化器官还未发育成熟，胃的容量小，消化液分泌较少，消化能力不强，牙齿刚刚生长，咀嚼能力有限；如喂养不当，易引发消化功能紊乱，造成营养不良和机体抵抗力下降。

二、婴幼儿的营养需要

（一）能量

婴幼儿的能量需求主要有：基础代谢、食物特殊动力作用、活动、生长发育以及排泄损失等，其中基础代谢约占能量消耗的 60%，食物特殊动力作用占能量消耗的 7%～8%，生长发育所需的能量占总能量的 25%～30%。适宜的能量供应是维持婴幼儿健康的必要前提。如供给不足，不能满足基本生理需要，将会导致生长迟滞、身体消瘦等；但过多供给能量，会引起体重增长过快或肥胖。中国营养学会推荐婴幼儿每日能量摄入量：6 个月内的婴幼儿能量的 EER 为 90kcal/（kg·d），7～12 个月的婴幼儿蛋白质的 EER 为 80kcal/（kg·d）。1～3 岁能量的 EER：男性分别为 900kcal/d、1100kcal/d 和 1250kcal/d；女性分别为 800kcal/d、1000kcal/d 和 1200kcal/d。

（二）蛋白质

蛋白质是保证婴幼儿生长发育最重要的营养素，由于婴幼儿生长发育迅速，需要保持正氮平衡，因此蛋白质的供应量高于成人，且蛋白质供给既要数量充足，又要质量好，特别要注意必需氨基酸的摄入。中国营养学会建议蛋白质的 RNI：0～6 个月的婴幼儿蛋白质的 AI 为 9g/d，7～12

个月的婴幼儿蛋白质的 RNI 为 20g/d。；1～3 岁的婴幼儿蛋白质的 RNI 分别为25g/d、25g/d、30g/d。

（三）脂类

脂类是能量和必需脂肪酸的重要来源，对婴幼儿中枢神经系统发育有重要作用，婴幼儿对脂肪的需要量高于成人，其中对必需脂肪酸、各种不饱和脂肪酸和类脂有特别的需要。脂类供给不足或者必需脂肪酸比例不恰当可能影响婴幼儿脑和神经系统发育。2013 年中国营养学会推荐：0～6个月的婴幼儿摄入的总脂肪应占能量的 48%；7～12 个月的婴幼儿摄入的总脂肪应占能量的 40%；1～3 岁总脂肪摄入应占能量的 35%。

（四）碳水化合物

碳水化合物是婴幼儿能量的主要来源，婴幼儿在出生后就能消化乳糖、蔗糖、果糖、葡萄糖，但因缺乏淀粉酶，不易消化淀粉类食物，淀粉类辅食应该在 3～4 月龄之后添加。2013 年中国营养学会发布的 DRIs 中推荐碳水化合物 EAR 为：6 个月内为 65g/d，7～12 个月为80g/d，1～3 岁为120g/d。

（五）矿物质

1. 钙　钙在新生儿体内约占体重的 0.8%（大约 25g），99% 储存在骨骼和牙齿中，在骨骼和牙齿发育形成的关键时期，钙缺乏将会导致发育迟缓等不可逆转的损害。2013 年中国营养学会发布 DRIs 建议：0～6 个月的婴幼儿钙的摄入量为 200mg/d，7～12 个月的婴幼儿钙的摄入量为 250mg/d，1～3 岁的婴幼儿钙的 RNI 为 600mg/d。

2. 铁　铁是构成血红蛋白、肌红蛋白、细胞色素以及过氧化酶的重要营养素，正常新生儿有足够的铁储备，可以满足 4～6 个月的需要。4 月龄后体内储备逐渐消耗，因此，4 个月至 2 岁的婴幼儿是缺铁性贫血发生的高峰期。应开始添加含铁丰富的食物如动物肝脏、蛋黄、血、豆制品等，我国推荐 0～6 个月的婴幼儿铁的摄入量为 0.3mg/d，7～12 个月和 1～3 岁的婴幼儿铁的RNI 分别为 10mg/d、9mg/d。

3. 锌　锌与生长发育关系密切，新生儿体内因没有锌的储备，因此需要由食物供给充足的锌。含锌丰富的食物主要有海产品、肉类、豆类、麦胚和全谷。我国推荐 0～6 个月的婴幼儿锌的摄入量为 2.0mg/d，7～12 个月和 1～3 岁的婴幼儿锌的 RNI 分别为 3.5mg/d、4.0mg/d。

（六）维生素

维生素是维持人体生长发育必需的微量营养素，只要科学喂养、及时添加辅食，婴幼儿一般不会缺乏维生素。如喂养不科学、母乳质量较差或婴幼儿消化吸收不好等原因，则可能发生维生素 A、维生素 D、叶酸等缺乏，应特别注意补充这些维生素。

三、婴幼儿的喂养

（一）母乳喂养

世界卫生组织和联合国儿童基金会建议，在婴儿出生的数小时里就应开始母乳喂养。这是因为母乳对婴儿而言是唯一营养最全面、最理想的天然食物，是婴儿的首选食物。0～6 个月内婴儿最合理的喂养方法是母乳喂养。母乳喂养的优点包括：

1. 母乳含有婴儿所需比例最恰当的营养素，易消化且吸收利用率高。如母乳含丰富的乳糖，不仅有利于钙的吸收，还可促进"益生菌"的生长，有利于婴儿肠道的健康；母乳中的矿物质如钙、磷比例合适，有利于婴儿吸收并能满足其需要；母乳中的维生素充足，有利于婴儿生长。

2. 母乳尤其是初乳，富含免疫物质，大量的免疫球蛋白能保护婴儿消化道、呼吸道和泌尿道，能增加婴儿的抗感染能力。

3. 母乳含丰富的脂肪，因其含有丰富的脂肪酶，易于被婴儿消化吸收，对婴儿的脑发育有明显的促进作用。

4. 母乳喂养可增进母亲和子女的情感交流，有利于培养婴儿良好的性格，促进智力发育。

5. 母乳几乎无菌，无污染，不需要消毒，温度适宜。其吸吮量和速度可以根据婴儿的需要增减。

6. 母乳喂养还可以帮助母亲子宫收缩，减少产后出血，稳定产妇情绪。婴儿应至少获得母乳喂养 4 个月，最好维持 2 年。

（二）人工喂养

人工喂养是指当母亲因为各种原因如患有较严重的心、肝、肾、内分泌疾病、恶性肿瘤、活动性结核病、精神病等，或婴儿患有不宜母乳喂养的苯丙酮尿症、半乳糖血症等遗传代谢性疾病时，就要采用其他动物乳、婴儿配方奶粉及其他代乳品进行喂养。无论采用何种人工喂养方式，其喂养效果均不及母乳喂养好。选择人工喂养时应注意：①在医生或营养师的指导下选择购买婴儿配方奶粉；②喂养的量和浓度须根据婴儿的具体年龄、体重来计算；③注意卫生，喂奶后应将奶瓶及其他辅助用具及时洗净并消毒以备下次用。

（三）混合喂养

混合喂养是指因各种原因导致母乳不足，或母亲因故不能按时哺喂母乳，采用牛乳或其他代乳品作为补充或部分替代母乳喂养婴儿。一般 6 个月前以乳类为主；6 个月后，除乳类外，可添加辅食。

（四）断奶和辅食添加

断奶是指从母乳为唯一食物过渡到由母乳以外食物满足婴儿全部营养需要的过程。

辅食是指由单纯母乳喂养逐渐过渡到完全由母乳以外的食物喂养过程中给婴儿吃的食物。正常情况下辅食从 6 个月龄开始添加。添加辅食的原则是：循序渐进，由一种到多种，由稀到干，从细到粗，从少到多，从流质到半流质再到固体，添加过程应注意如小儿出现不适时，应暂停并顺延，不可急于求成。

四、婴幼儿的合理膳食原则

1. 保证充足的能量、蛋白质、矿物质以及其他营养素 做到以谷类为主，并摄入足够的优质蛋白质、钙、铁、锌、绿色蔬菜、水果等。

2. 合理烹调 烹饪方式应充分照顾婴幼儿消化吸收的特点，做到食物多样，一般要求软、细、碎、烂，宜采用清蒸、焖煮的方式，不吃粗硬和油炸食品，并控制盐的摄入，严格限制糖和甜食的摄入。

3. 饮食安排 一般要求每日三餐，并在上午、下午的间隙各增加1次点心，做到定时定量进食。要促成幼儿养成良好的饮食习惯，做到不挑食、不偏食，不喝或少喝含糖碳酸饮料，足量饮用白开水。

第四节 学龄前儿童的营养与膳食

学龄前儿童是指4~6岁的儿童。学龄前儿童生长发育仍处于迅速增长的阶段，膳食中能量及各种营养素的供给对健康生长十分重要，应养成良好的饮食习惯，建立健康的膳食模式。

一、学龄前儿童的生理特点

1. 身高、体重稳步增长，基础代谢率仍较高 学龄前儿童的生长速度仅次于3岁前，体重增长一般是2千克/年左右，身高增长5~7厘米/年。学龄前儿童各器官逐渐发育成熟，能量和营养素的需求高于成人。

2. 消化能力有限 学龄前儿童开始生长乳牙，但咀嚼能力有限，消化道发育不完善，因此，消化能力有限，饮食不宜与成人相同，应单独烹调，注意方法。

3. 心理发育特点 注意力控制有限，进餐时间较长，应注意培养儿童良好的饮食习惯。

二、学龄前儿童的营养需要

1. 能量及三大产能物质 由于学龄前儿童生长发育仍处于旺盛阶段，因此应提供足够的能量和产能营养素。中国营养学会推荐的能量需要量建议：4~6岁学龄前儿童总能量摄入：男性分别为1300kcal/d、1400kcal/d、1600kcal/d；女性分别为1250kcal、1300kcal/d、1450kcal/d。蛋白质的摄入：4~5岁为30g/d，6岁为35g/d，其中优质蛋白质应超过一半以上。脂肪摄入应占总能量的20%~30%。碳水化合物的摄入量为120g（包括添加糖），供能比例为50%~65%，以谷类食物为主，并限制精糖和甜食的摄入。

2. 矿物质 学龄前儿童易出现钙、铁、锌等矿物质缺乏。奶及其制品、动物产品、海产品、豆类制品、蔬菜等食物含有丰富的矿物质，因此，应注意摄入。中国营养学会建议：4~6岁学龄前儿童钙的摄入为800mg/d，铁的摄入为10mg/d，锌的摄入为5.5mg/d。

3. 维生素 维生素D、维生素A、维生素C以及B族维生素对学龄前儿童的生长发育十分重要，中国营养学会建议：4~6岁学龄前儿童维生素A为360μgRAE/d，维生素D为10μg/d，维生素 B_1 为0.8mg/d，维生素 B_2 为0.7mg/d，烟酸为8mgNE/d，叶酸为190μgDFE/d，维生素C为50mg/d。

三、学龄前儿童的合理膳食原则

《中国居民膳食指南（2016）》推荐学龄前儿童的膳食在一般人群膳食的基础上增加五条关键推荐：①规律就餐，自主进食，不挑食，培养良好饮食习惯。②每天饮奶，足量饮水，正确选择零食。③食物应合理烹调，易于消化，少调料、少油炸。④参与食物选择与制作，增进对食物的认知与喜爱。⑤经常户外活动，保障健康生长。

1. 膳食构成原则 谷类为主，食物多样，每天进食适量的鱼、肉、禽和蛋，饮奶不少于350mL（特殊情况下可以用豆类及豆制品代替），以补充儿童快速生长需要的优质蛋白质及矿物质。充足摄入当季、新鲜的蔬菜水果，尤其是蔬菜的摄入，以保证维生素、矿物质和膳食纤维的足量摄入。同时养成不喝或少喝饮料，多喝白开水的习惯。

2. 膳食安排原则

（1）每日餐数　养成良好的就餐习惯，一般安排餐次为早、中、晚三餐以及上下午各一次点心。

（2）烹调方式　应考虑儿童的消化特点，烹饪以炖、煮、蒸等烹饪方式为主，避免油炸、油煎的食物，避免高盐、高糖食物以及刺激性的酸、辣、苦食物。做到清淡可口，软硬适中，食物的色、香、味、形俱全，促进食欲。

（3）培养良好的饮食习惯　创造良好的进食环境，每天定时、定量、定点吃饭，并做到细嚼慢咽，专心进食，不挑食偏食。

（4）合理安排孩子的零食　零食的选择应避免高热高糖高脂肪的零食，如奶油，冰激凌，煎、炸、烤等制作的小吃以及各种含糖饮料。多选择奶制品、各种坚果、水果以及少量的甜点等作为零食。

第五节　学龄儿童的营养与膳食

一、学龄儿童的生理特点

学龄儿童是指 7 ~ 12 岁的儿童。此期儿童体格发育仍稳步增长，身高平均每年增加 4 ~ 7.5cm，体重平均每年增加 2 ~ 2.5kg。学龄儿童已经在学校学习，随着年龄的增大，学习任务、体力活动会增加，充足的营养不仅是保证他们生长发育的必要条件，也是为他们更好地学习提供良好的物质基础。

二、学龄儿童的营养需要

学龄儿童开始进入学校上学，需要按时上学和放学，其饮食模式较之前会有变化，营养需要与学龄前儿童相似，由于胃容量增加，消化能力增强，因此，此阶段孩子的营养需要量较之前会稍有增加。

1. 能量　学龄儿童对能量的需求较高，但必须防止能量过多摄入。2013 年中国营养学会推荐的学龄前儿童能量需要建议：7 ~ 10 岁学龄儿童（以中等体力活动为例），男性分别为：1700kcal/d、1850kcal/d、2000kcal/d、2050kcal/d，女性分别为：1550kcal/d、1700kcal/d、1800kcal/d、1900kcal/d；11 ~ 13 岁学龄儿童根据不同的体力活动，男性为 2050 ~ 2600kcal/d，女性为 1900 ~ 2180kcal/d。

2. 蛋白质　学龄儿童接近成人，最好有一半以上的优质蛋白质。2013 年中国营养学会推荐的学龄前儿童蛋白质 RNI 建议：7 ~ 10 岁学龄儿童蛋白质的摄入分别为：40g/d、40g/d、45g/d、50g/d；11 ~ 13 岁，男性为 60g/d，女性为 55g/d。

3. 脂肪　我国推荐的 AMDR 建议：学龄儿童的脂肪摄入以占总能量的 20% ~ 30% 为宜。

4. 矿物质　学龄儿童，对钙的需要量高于成人，铁、锌等的需要量接近成人，我国推荐：7 ~ 10 岁学龄儿童钙的摄入为 1000mg/d，铁的摄入为 13mg/d，锌的摄入为 7mg/d。11 ~ 13 岁学龄儿童钙的摄入为 1200mg/d；铁的摄入，男性为 15mg/d，女性为 18mg/d；锌的摄入，男性为 10mg/d，女性为 9mg/d。

5. 维生素　维生素 A、维生素 C 和 B 族维生素的需要量较学龄前儿童有明显增加，

DRIs2013 年版 RNI 建议：7～10 岁学龄儿童：维生素 A 为 500μgRAE/d，维生素 D 为 10μg/d，B 族维生素（维生素 B$_1$、维生素 B$_2$）为 1.0mg/d，维生素 C 为 65mg/d。11～13 岁学龄儿童：维生素 D 为 10μg/d，维生素 C 为 90mg/d；维生素 A 的摄入，男性为 670μgRAE/d，女性为 630μgRAE/d；B 族维生素的摄入，男性为 1.3mg/d，女性为 1.1mg/d。

三、学龄儿童的合理膳食原则

《中国居民膳食指南（2016）》推荐学龄儿童的膳食在一般人群膳食的基础上增加五条关键推荐：①认识食物，学习烹饪，提高营养科学素养。②三餐合理，规律进餐，培养健康饮食行为。③合理选择零食，足量饮水，不喝含糖饮料。④不偏食不节食，不暴饮暴食，保持适宜体重增长。⑤保证每天至少活动 60 分钟，增加户外活动时间。

1. 平衡膳食、规律就餐　饮食多样化，保证儿童青少年的生长发育、学习和活动的需要。摄入充足的奶类及豆类，摄入含丰富优质蛋白质的食物，如鱼、禽、蛋、肉等。合理饮食，少吃高能量的食物，如肥肉、糖果和油炸食品等。

2. 养成良好的饮食习惯　不偏食，不挑食，不暴饮暴食，少吃零食，少吃快餐食品，饮用清淡而充足的饮料。

3. 参加体力活动和运动，避免盲目节食　每天最好进行 60 分钟中等强度的体育锻炼，保持适宜的体重。

第六节　青少年的营养与膳食

青少年是处于青春期的孩子，体格发育加快，生殖系统发育迅速，第二性征逐渐明显，处于人生的第二个生长发育高峰。营养需求关系到其生长发育、智力水平、认知能力等。青少年的膳食安排应符合他们生长发育快、对营养要求高的特点。

一、青少年的生理特点

1. 生长迅速、代谢旺盛　青少年进入生长发育的第二个高峰期，身高、体重快速增长，身高每年可增加 5～8cm，有的可达 10～12cm；体重每年增加 2～5kg，有的可达 8～10kg。代谢旺盛，能量消耗大，蛋白质需求高。

2. 性发育成熟　青春期生殖系统发育，第二性征逐渐明显。

3. 体成分发生变化　在青春期以前，男、女体内脂肪和肌肉占体重的比例相似，分别为 15% 和 19%；进入青春期以后，男性不变，女性脂肪增加到 22%。

二、青少年的营养需要

1. 能量　青少年体格发育极为迅速，食欲旺盛，对能量的需求增高。2013 年中国营养学会推荐 EER 为：青少年男女能量供给（以中等身体活动水平为例）分别为 2850kcal/d、2300kcal//d。

2. 蛋白质　蛋白质是生长发育和体内激素、抗体、酶的合成的重要物质，脑和神经兴奋性的增加也需要大量的蛋白质参与，蛋白质供给不足，不仅会出现生长发育迟缓、抵抗力低下、消瘦等，严重者甚至还会出现智力障碍、性发育障碍等。因此应保证蛋白质的充足供应，并做到优质蛋白质占总蛋白质的一半以上。2013 年中国营养学会蛋白质的 RNI 建议：青少年男女蛋白质的摄入分别为 75g/d、60g/d。

3. 矿物质和维生素　矿物质特别是钙、铁、锌等对青少年的生长发育十分重要。2013 年中国营养学会推荐：钙的摄入为 1000mg/d，青少年男女铁的摄入分别为 16mg/d、18mg/d，青少年男女锌的摄入分别为 11.5mg/d、8.5mg/d。新鲜当季的蔬菜、水果富含各种维生素，应摄入足够的量，以满足生长发育和性器官的发育。

三、青少年的合理膳食原则

《中国居民膳食指南（2016）》中关于学龄儿童的膳食指南也适用于青少年，青少年的合理膳食原则包括：

1. 多吃谷类，供给充足的能量　每天需谷类 400～500g。

2. 保证鱼、肉、蛋、奶、豆类和蔬菜的摄入　青少年每天摄入的蛋白质应有一半以上是优质蛋白质。

3. 参加体力活动，避免盲目节食　青少年应适当参加体力活动，避免盲目节食。需要注意的是，青少年尤其是女孩子会受"凡美必瘦"的审美观影响，盲目减肥而节食，从而导致体内新陈代谢紊乱，这对健康极为有害。

第七节　老年人的营养与膳食

根据我国第七次人口普查数据公报，我国 60 岁及以上人口有 2.64 亿，占 18.7%，我国已进入老龄社会，老年人的合理营养对提高身体素质、促进健康、预防疾病、延缓衰老非常重要。

一、老年人的生理特点

随着年龄的增长，功能的退化，老年人的消化系统、神经系统、呼吸系统、心血管系统、内分泌系统等都会发生退行性变化。主要表现为：

1. 消化系统功能减退　老年人的消化系统功能随着衰老而逐渐减退，机体对营养成分的消化吸收能力下降。由于胃肠道蠕动减慢，易出现胃肠胀气、便秘等症状。

2. 基础代谢率降低　基础代谢率随年龄的增长而降低，对能量的需求减少，蛋白质合成减少，易发生超重或肥胖，患高血压、糖尿病、心脑血管病的风险显著增加。

3. 肾功能下降　老年人的肾小球数量逐步减少，滤过能力降低，肾血流量减少，肾小球的滤过率下降，体内代谢产物排泄缓慢。

4. 免疫功能下降　老年人的胸腺萎缩，T 淋巴细胞数量减少，免疫能力下降，易患各种疾病。

5. 身体成分变化　老年人代谢组织的总量逐步减少，细胞数量减少，脏器和肌肉萎缩；机体水分减少，脂肪比例增加，骨密度减少。

二、老年人的营养需要

1. 能量　老年人与中年人相比，能量的摄入应适当减少。50 岁以后，每增长 10 岁，能量需要减少 5%～10%。我国建议 65～79 岁老年人的能量摄入（中等身体活动水平），男、女分别为 2350kcal/d、1950kcal/d。同时老年人应注意自己的体重变化，以便及时调整能量的摄入，减少疾病的发生。

2. 蛋白质　老年人由于分解代谢大于合成代谢，加上消化吸收能力下降，因此易出现负氮平衡。老年人要补充足够的蛋白质，优质蛋白质至少占总蛋白质的一半以上，65～79 岁老年人的蛋白质摄入量，男、女分别为 60g/d、55g/d。

3. 脂肪　老年人消化能力差，不宜摄入过多的脂肪。老年人的脂肪摄入量一般占总能量的20%～30%，脂肪种类以富含不饱和脂肪酸的植物油为主，限制以饱和脂肪酸为主的动物油脂，避免高胆固醇的食物如动物脑、动物内脏、蟹黄及鱼子等。

4. 碳水化合物和膳食纤维　老年人内分泌功能减弱，糖耐量降低，易发生高血糖或餐前低血糖。如摄入过多的糖，不仅会增加胰岛负担，同时多余的糖会在体内转变为脂肪，引起代谢紊乱等疾病。因此，老年人要控制糖的摄入，尤其是精制糖、含精制糖的甜点。蔬菜水果富含膳食纤维，可溶性膳食纤维有平稳血糖、降低血压和胆固醇、促进肠道健康等作用，老年人应适当摄入。建议老年人糖类摄入为占总能量的 55%～65%。

5. 矿物质　对老年人而言比较重要的矿物质是钙和铁，中国营养学会推荐老年人膳食钙的RNI 为 1000mg/d。含钙丰富的食物主要有牛奶、豆类及豆制品、芝麻酱、虾皮等，特别是牛奶中的钙易吸收，老年人要保证每天 300mL 以上奶或相应奶制品的摄入。老年人对铁的吸收利用能力下降，易发生缺铁性贫血，应注意铁的摄入，含铁较丰富的食物有豆类及豆制品、龙眼、猪肝、动物血等，食用富含维生素 C 的水果、蔬菜及禽肉类食物以促进铁的吸收。推荐老年人铁的摄入为 12mg/d。老年人味觉降低，口味加重，盐中的钠是高血压的危险因素，因此，要注意控制钠的摄入，每日以小于 6g 为宜。

6. 维生素　维生素在调节代谢和延缓衰老的过程中具有十分重要的作用。维生素 A 能维护上皮组织的健康，增强抗病能力，有预防肿瘤的作用。维生素 D 可以促进钙吸收，延缓骨质疏松症，老年人因经常参加户外活动，接受阳光照射，可促使皮肤中 7 - 脱氢胆固醇转变为维生素 D，以促进钙吸收。维生素 E 是强氧化剂，具有抗衰老、延年益寿的作用，还可以降低血胆固醇浓度、抑制动脉粥样硬化发生，植物油富含维生素 E。维生素 C 是一种具有广泛生理作用的营养素，对于老年人保持身体健康和防治疾病是非常必要的，老年人应进食足量的新鲜蔬菜及水果。同时注意 B 族维生素的足量摄入。

三、老年人的合理膳食原则

《中国居民膳食指南（2016）》推荐老年人的膳食指南特别强调四条：①少量多餐细软，预防营养缺乏。②主动足量饮水，积极户外活动。③延缓肌肉衰减，维持适宜体重。④摄入充足食物，鼓励陪伴进餐。

老年人的合理膳食原则包括：

1. 食物多样，平衡膳食　食物多样，平衡膳食，合理搭配，粗细兼顾；不偏食不拒食，保证营养合理和全面。

2. 饮食制度科学合理　老年人需要做到进餐与生理状态及生活作息相适应，以保持机体内环境稳定。做到"早吃好，午吃饱，晚吃少"。可以适当地在餐间或睡前安排一些点心、牛奶等食物作为补充，每次数量不宜太多，每日总热量不超过需要量。

3. 科学烹调，合理加工　因为老年人有着食欲减少、味觉减退、消化腺分泌功能减退及胃肠运动减弱等生理特点，加工食物时，要做到质量好、数量少、软而烂，多用煮、炖、熬、蒸等烹调方法，尽量少用煎、炸。注意食物的色、香、味、形等感官性状，做到既适应老年人的咀嚼与吞咽功能，又能保持食物的风味。同时要考虑照顾老人的饮食习惯，以增加食欲。

4. 预防营养不良和体重不足　老年人要注意预防营养不良，特别是不要轻信各种不科学的广告宣传，更不能以各种保健食品替代膳食营养；同时坚持每月至少称一次体重，维持适宜的体重。

5. 多饮水　增加水的摄入，做到少量多次。一方面可以及时补充机体的水分；另一方面能促进体内代谢产物的排泄。

6. 参加适度的体力劳动或运动　根据自己的身体状况，可做一些家务，坚持锻炼，如走路、慢跑、打太极拳、练易筋经、练八段锦等，多做户外运动，同时加强肌肉锻炼，改善各种生理功能，以达到延缓衰老的目的。

第五章

特殊作业人群的营养与膳食

扫一扫，查阅本章数字资源，含PPT、音视频、图片等

特殊作业人群是指从事特殊工作或工作环境特殊的人群，如高温、低温、高原、高空、水下等工作环境，由于长期处于特殊环境中工作，可引起人体内代谢的改变，甚至干扰或者破坏机体正常的生理过程，适宜的膳食营养摄入或补充，可增加机体对特殊环境的适应能力或者增加机体对有害因素的抵抗能力，以减少疾病的发生。

第一节　高温环境下作业人群的营养与膳食

在生活和生产中经常遇到各种高温环境，包括夏天露天作业（如农业、环卫、建筑行业）、高温车间或场所作业（如炼焦、炼钢、陶瓷、印染、造纸）等。高温环境通常指35℃以上的生活环境或32℃以上的工作环境，如果相对湿度达80%以上，且环境温度达30℃以上的环境也可称为高温环境。高温环境下，人体出汗量随温度、湿度和劳动强度的增加而增加，大量水分、无机盐、水溶性维生素及可溶性含氮物质随汗液丢失，机体大量失水后，消化液分泌减少，摄水中枢的兴奋对摄食中枢产生抑制作用，两者共同作用导致机体消化功能减弱。另外，高温还可引起机体能量消耗的增加。

一、高温环境下作业人群的营养需要

1. 能量　高温环境作业可引起机体能量消耗的增加，当环境温度达30℃以上时，环境温度每增加1℃，能量推荐摄入量应增加0.5%。

2. 碳水化合物、蛋白质和脂肪　随着机体能量消耗的增加，应满足机体对产能营养素的需要，碳水化合物供能比例占总能量的58%~65%为宜，蛋白质供能比例占总能量的12%~15%为宜，适量增加优质蛋白质的摄入，如瘦肉、鱼、蛋、乳及其制品、大豆及其制品等，最好占总蛋白质的一半，脂肪供能比例不宜超过30%，占20%~25%为宜。

3. 水和矿物质　高温环境中机体大量排汗散热，汗液中除大量水和0.1%~0.5%氯化钠以外，还含有少量的钾、镁、钙、铁、锌、铜、锰等矿物质，若不及时补充水分，可引起工作效率下降，严重者导致脱水，矿物质的丢失则会引起水电解质紊乱，甚至是热痉挛、循环衰竭等。根据工作地点平均湿球黑球温度（wet black globe temperature，WBGT）和劳动强度，高温作业人群每小时推荐饮水量参见表5-1，宜少量多次，水温在10℃左右。

表5-1　不同WBGT指数与劳动强度的每小时饮水量（mL）

WBGT 指数/℃	劳动强度		
	轻度	中度	重度
25~30	310	380~530	380~560

续表

WBGT 指数/℃	劳动强度		
	轻度	中度	重度
31~35	330	560~680	600~740
36~40	380	710~830	780~930
41~45	480	860~970	970~1110

矿物质的补充以氯化钠为主，饮品中氯化钠浓度以 0.1%~0.2% 为宜。多摄入富含钾的食物，如蔬菜、水果及谷豆类，每日钙的补充量为 1000mg，钾的补充量为 3~6g，镁的补充量为 200~300mg，铁的补充量为 16~18mg，锌的补充量为 15mg 以上，以各种菜汤、鱼汤、肉汤作为交替选择饮品，补充水分和矿物质。

4. 维生素　高温环境下大量出汗和排尿也引起水溶性维生素的大量丢失，特别是维生素 C，每日出汗 5L，从汗液中损失的维生素 C 可达 50mg。除此之外，与能量代谢相关的 B 族维生素也需要增加；每日应补充维生素 C，推荐摄入量为 150~200mg，维生素 A 的推荐摄入量为 1400~1600μRE，维生素 B_1 的推荐摄入量为 2.5~3mg，维生素 B_2 的推荐摄入量为 2.5~3.5mg。

二、高温环境下作业人群的膳食原则

1. 供应营养适宜的食物　应选择富含碳水化合物而脂肪含量较少的食物，如谷薯类，注意优质蛋白的补充，可适量增加瘦肉、鱼、蛋、乳及其制品、大豆及其制品，其中乳、豆及其制品还可以补充钙，可多食富含维生素 C 的水果、蔬菜，适当在饮食中增加富含锌的贝壳类水产品、红色肉类和富含铁的动物血、豆制品。

2. 采取促进食欲的措施　高温作业的人群通常食欲不振，因此，可以选择舒适、阴凉的就餐环境；进餐前，可适量饮用凉水或者酸味的汤；增加每餐的食物种类，注意合理搭配；烹调时，注意食物的色、香、味，以提高食欲。

3. 以汤作为补充水及矿物质的重要措施　在高温环境中，应少量多次饮水，可选择白开水、淡盐水、淡茶水、柠檬水，或将山楂、陈皮、酸梅等调制成饮料饮用，也可以选择各种菜汤、鱼汤、肉汤作为交替饮品。

4. 可使用营养制剂　必要时，可选用复合盐制剂或葡萄糖电解质溶液来补充水分、矿物质及能量，市场上含氯化钠、钙、钾、镁、维生素等的功能性饮料众多，如 12.5% 氯化钙和 25% 氯化钾的电解质饮料，可根据具体情况选择饮用。

三、高温环境下作业人群的中医食疗方

党参粥　党参 10g，粳米 100g。党参水煎取汁，加入粳米煮粥。党参甘、平，益气补脾。粳米甘、平，强肌肉，益五脏。

第二节　低温环境下作业人群的营养与膳食

低温环境通常指环境温度在 10℃ 以下的室外或室内无采暖设施或有制冷设备的环境，常见于海拔较高或寒带地区的冬季及冷库作业等。低温环境下作业人群需要消耗更多的能量，此时机体消化液分泌增多、食欲提升、进食量增加，以维持体温的恒定。低温环境还会使身体的协调性、

灵活度、肌肉收缩力下降，易出现疲劳。因此，对低温环境下作业人群的营养与膳食应做一定的调整。

一、低温环境下作业人群的营养需要

1. 能量 低温环境中人体基础代谢率增高，出现寒战和其他不随意运动，引起人体能量消耗的增加，一般情况下，总能量需要增加 5% ~ 25%。

2. 脂肪、碳水化合物和蛋白质 低温环境下，机体脂肪利用增加，以提高耐寒能力，脂肪供能比例可提高至 35% ~ 40%。碳水化合物是主要的供能来源，也可增强机体短期内的耐寒能力，供能比例为 45% ~ 50%。蛋白质的供能比例为 13% ~ 15%，应注重必需氨基酸的构成比例，含蛋氨酸较多的动物蛋白应占总蛋白质的 45%，蛋氨酸可通过甲基转移作用提供甲基，甲基对提高耐寒能力极为重要。

3. 矿物质 低温刺激交感神经兴奋，从而导致血钙减少，尿钙排出增加，故易缺乏钙，每日应补充钙 800 ~ 1200mg。另外，低温环境下泌尿作用增强，随尿液排出的钠、氯、钾、钙等也随之增多，体内钠营养水平明显不足，应增加 1 ~ 1.5 倍的食盐摄入量。

4. 维生素 寒冷引起机体能量代谢加快，与能量相关的 B 族维生素消耗也增多，应增加维生素 B_1、维生素 B_2 和烟酸的供给量。给低温环境人群补充维生素 C 和维生素 A 可以增强机体对低温的耐受能力，维生素 C 每日应额外补充 70 ~ 120mg，维生素 A 的日补充量也应提升至 1500μgRE 为宜。寒冷地区日照时间短，维生素 D 合成不足，每日应补充 10μg 的维生素 D。维生素 E 可提高线粒体的能量生成能力，提高耐寒能力，也应注意补充。

二、低温环境下作业人群的膳食原则

1. 平衡膳食，增加能量摄入 供应充足的鱼类、禽肉类、蛋类、谷类、豆类及食用油。选择富含蛋氨酸的食物，如鸡肉、蛋类、核桃、大豆及其制品等。

2. 注意矿物质和维生素的供应 应注意摄入足量的新鲜蔬菜和水果，以及富含矿物质和各类维生素的蛋、瘦肉、鱼、肝脏等食物。

3. 减少食物营养素的损失 选择合适的烹饪方式，减少营养素的损失；供应热食、熟食，提升食物的消化吸收率。

4. 合理安排饮食 低温环境下作业劳动强度大，消耗能量多，进食量也更多，可采用一日四餐制，一天的能量分配为：早餐占 25%，加餐占 15%，午餐占 35%，晚餐占 25%。

三、低温环境下作业人群的中医食疗方

生姜当归羊肉煲 生姜 30g，当归 20g，胡萝卜 50g，羊肉 500g。将当归、生姜洗净切片，用料酒炒一下当归，羊肉洗净剁成小块，胡萝卜洗净切块。将生姜、当归、胡萝卜、羊肉一同放入炖锅内，加入适量清水，武火烧沸，文火炖煮 45 分钟，盐调味即可。

第三节　高原作业人员的营养与膳食

高原地区是指海拔 3000 米以上的地区，具有大气压和氧分压低、温湿度低和日照时间长等特点，高原低氧环境易导致组织缺氧，使组织细胞不能进行正常的生化代谢，可引发脑功能障碍、心肌收缩力下降、食欲减退和胃肠功能紊乱等，阻碍体内营养素的消化、吸收和代谢。因

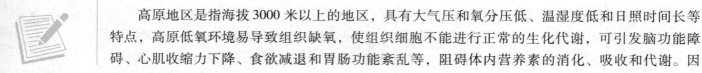

此，膳食中应增加摄取提高低氧耐受性和缓解急性高原反应症状的营养素，以加快高原习服过程。

一、高原作业人员的营养需要

1. 能量　高原环境下，机体基础代谢率增加，能量需要量增加，所以推荐摄入量在平原地区人群基础上增加10%，冬季时应高于20%。

2. 碳水化合物　机体低氧时，糖的有氧代谢受阻，糖酵解增强，糖异生受阻，易发生低血糖，糖原储备量减少，所以应适量增加碳水化合物的摄入量，推荐供能比例为55%～65%，高碳水化合物膳食有助于缺氧习服，维持中枢神经系统及心肌的正常功能，缓解急性高原反应症状。

3. 蛋白质和脂肪　低氧环境中，体内蛋白质和氨基酸分解代谢加强，尿氮增加，机体出现负氮平衡。色氨酸、赖氨酸、酪氨酸及谷氨酸等氨基酸能提高机体低氧耐受性，故应增加蛋白质的摄入，特别是优质蛋白质的摄入，对机体维持体力、提高心肌功能有意义，但蛋白质的氧化过程耗氧较多，建议习服后提高蛋白质的摄入，占总能量的10%，以优质蛋白质为主。由于脂肪的分解大于合成，大量酮体积聚，不利于缺氧习服，建议低脂饮食，脂肪推荐功能比例为25%～30%。

4. 维生素　维生素参与有氧代谢过程，补充维生素有利于提高机体对低氧的耐受力，且急性低氧时，尿维生素（B族维生素、维生素C）排出量增加，同时机体对维生素A、维生素E的需求量增加，应特别注意补充维生素A、B族维生素、维生素C和维生素E，其供给量应高于平原正常供给量。

5. 矿物质　刚进入高原环境的一段时间内，机体排尿量增多，尿钾的丢失及水钠潴留是引起急性高原反应的重要原因，可多摄入富含钾的食物，同时减少盐分。另外，多食用富含铁的食物，有助于血红蛋白、肌红蛋白、细胞色素及细胞色素氧化酶的合成，帮助人体适应低氧环境。铜、锰也可以改善低氧耐受性，也需注意补充。

6. 水　高原环境空气干燥，湿度低，且人体失水较多，每日补充4～5L饮用水，可维持体液平衡，促进食欲，但应注意预防脑水肿和肺水肿。

二、高原作业人员的膳食原则

1. 选择适宜的食物种类　建议主食以谷类为主，能抑制恶心、呕吐症状。选择高碳水化合物膳食，并选择易消化吸收的精细粮；可增加富含铁且脂肪含量低的食物，如瘦猪肉、鱼肉、乳类及新鲜蔬菜；高原由于运输困难，可充分利用本土的野果、蔬菜和动物。

2. 维持正常的食欲和消化功能　低氧会引起食欲下降或厌食，宜清淡少油腻，应选择合适的烹调方式，可适量添加葱、姜、蒜、辣椒等调味品以促进食欲，也可两餐之间摄入酸味水果或者饮品，建议少食多餐，避免摄入产气和纤维素多的食物。

3. 用高压锅蒸煮食物　在高原环境中，低气压导致水的沸点降低，食物不易煮熟，长时间烹调不仅影响食物口感，且导致不耐热营养素的损失，可选用高压锅烹调食物。

三、高原作业人员的中医食疗方

山药茯苓包　山药100g，茯苓100g，面粉200g，白糖150g，青红丝适量。山药、茯苓研磨成粉，加水浸泡成糊状，上蒸笼蒸半小时后，调入面粉，面粉发酵制成包子面坯。白糖、青红丝拌成馅，面坯包入馅心，上笼蒸熟。此膳食方益脾胃，补气阴，涩精气，茯苓可提高机体急性耐低氧能力。

第四节 潜水作业人员的营养与膳食

潜水作业是指在水下环境工作的特殊作业。主要见于海底探险、采矿、沉船及沉物的打捞、桥梁和港口码头的建造、水下营救、水中养殖等工作中。潜水作业人员能量消耗增加，精神高度紧张，食欲降低。因此，潜水作业人员的营养与膳食有其自身特点。

一、潜水作业人员的营养需要

1. 能量 潜水作业人员对能量的需要增加，与水下高压环境、水温及呼吸气体成分有关。水下的高压环境和潜水装备的负重，都加大了水下作业的阻力，使身体负累加重，能量消耗增加；同时，在不同水压与水温下，每分钟耗氧量不同，所需要的能量也不同。在水温较低且劳动强度较大时，可适量增加能量供给量。潜水作业人员每天的能量需要为 14.6 ~ 18.8MJ（3500 ~ 4500kcal）。

2. 蛋白质、脂肪和碳水化合物 潜水作业可观察到机体尿素氮排出量明显增加，潜水人员的血清总蛋白有下降趋势，可以摄取丰富的蛋白质，有助于高压应激的代偿，以每天 100 ~ 140g 为宜。由于潜水作业人员需要高热量饮食，脂肪是较好产热食物，可适当增加摄入量，但脂肪供能比例需控制在 25% ~ 30%，防止体脂过高干扰减压过程，避免增加减压病的发生风险。碳水化合物能够较快地供应能量，碳水化合物推荐供能比例为 55% ~ 65%。

3. 维生素 在高压环境中，机体内维生素消耗增多，应供应充足的维生素给潜水作业人员，维生素 C 和维生素 B_1 的需要量增加，维生素 B_2 和维生素 A 可提高水下的视觉暗适应能力，维生素 B_6 可抑制减压病对机体的损害。潜水人员每日应补充：维生素 A 为 1500μgRE，维生素 B_1 为 2.5mg，维生素 B_2 为 2.0 ~ 2.5mg，维生素 B_6 为 2.2 ~ 3.0mg，维生素 C 为 100mg。

4. 水和矿物质 潜水作业时，排尿量明显增多，应注意供水，每日约 2L，以无口渴感为宜。目前尚未见需额外补充矿物质的研究报告，维持每日正常摄入量即可。

二、潜水作业人员的膳食原则

1. 选择营养丰富的食物 潜水作业人员的膳食中除粮谷主食外，还要注意供应足够的能量、蛋白质和维生素，可以多食用肉类、蛋类、奶类、鱼类及新鲜蔬菜。若无法满足需求，可以适量补充维生素制剂或强化食品。

2. 注意改善食欲 潜水作业使消化腺分泌功能受到抑制，加上潜水作业人员的身体疲劳，常导致潜水作业人员食欲不振。应通过合理膳食搭配，提高烹调水平以供应可口的饭菜，改善食欲。

3. 潜水作业期间不要食用易产气食物 潜水作业时，潜水人员在上升减压过程中，易发生胃肠道气体膨胀，引发腹痛，且容易与减压病混淆。所以尽量不要在潜水作业前食用产气食物，如豆类、萝卜、韭菜、碳酸饮料等。

4. 禁止饮酒 酒精能麻醉中枢神经系统，使潜水作业人员发生判断力降低、反应迟钝、动作失调等；饮酒也可影响心血管系统，带来不良后果。因此，潜水作业前夕就应禁止饮酒。

5. 合理安排潜水前后的饮食

（1）潜水作业前的膳食 潜水作业前 2 小时严禁过分饱食，过饱会引起肠胃不适，同时，大量血液进入胃肠帮助消化，导致其他部位血流量减少，增加循环系统的负担。但也不能进食过少，能量不足或低血糖会影响作业。建议在潜水前摄入少量易消化的点心和热的含糖饮料，避免摄入产气食物和含酒精饮品。

（2）潜水作业后的膳食　潜水后，特别是深海潜水后，因为水下温度较低，潜水作业人员的身体处于低温状态，应先给予热的营养丰富的汤水或饮料，使体温复原。由于在水中加压、减压过程中会出现头晕、耳鸣、恶心及食欲减退等不适症状，所以正餐应安排在潜水后 1 ~ 1.5 小时进行，提供清淡可口、营养丰富，且色香味俱全的饭菜，使机体尽快恢复到正常状态。

三、潜水作业人员的中医食疗方

肉桂炖鸡肝　肉桂 2g，鸡肝 2 副，姜 3 片，绍酒少许。将肉桂、鸡肝洗净放入炖盅内，加入适量水，并放入姜片和适量绍酒，隔水炖 2 小时，调味后即可食用。湿、寒是影响潜水作业人员人体代谢的主要因素，该膳食方可补肝肾，温肾阳。

第五节　脑力劳动者的营养与膳食

脑力劳动者是指从事以脑力劳动为主的职业人群，是与体力活动为主的职业相对而言的。一般认为教学和科研工作者、企业技术和管理人员、行政工作者、部分医药卫生专业人员、部分文艺工作者等都属于脑力劳动者。脑力劳动者经常用脑分析、思维和记忆，如果脑组织的氧气和葡萄糖供给不足，就容易产生脑细胞疲劳，降低工作效率，甚至出现头晕、失眠以及神经衰弱等症状；脑力劳动者体力活动较低，长期静坐工作，能量消耗较少，容易出现脂肪代谢障碍；脑力劳动者经常用眼，会出现眼睛过度疲劳而影响视力。随着产业的机械化和办公的自动化，脑力劳动构成比例也逐渐增加，做好脑力劳动者的营养供给越来越重要。

一、脑力劳动者的营养需要

1. 能量　能量对于维持大脑神经元兴奋性和神经细胞突触功能起关键作用。日常饮食所提供的能量可满足机体需要，但要注意与能量消耗量保持平衡。长期过度进食导致的能量过剩会伴随脑组织活性氧增加，当其含量超过细胞耐受能力时，可抑制脑源性神经营养因子代谢相关的信号通路，抑制突触可塑性，导致认知功能损害。因此要保持能量平衡，避免过量活性氧引起细胞的氧化损伤。

2. 蛋白质、脂肪和碳水化合物　脑组织代谢需要大量蛋白质参与，足量的优质蛋白质有利于平衡大脑皮质的兴奋和抑制功能，提高工作效率。脑磷脂、卵磷脂和多不饱和脂肪酸是人脑所需要的脂类，特别是足量的多不饱和脂肪酸如花生四烯酸（AA）和二十二碳六烯酸（DHA）对于维持正常脑功能具有重要作用。大脑细胞代谢的主要能量提供者葡萄糖主要依靠血液中的葡萄糖（血糖）氧化供给能量，但大量葡萄糖进入神经元细胞，可能导致注意力不集中和记忆力衰退，因此要保证充足碳水化合物的摄入，同时要避免过量，以维持血糖浓度的稳态。

3. 维生素　大脑组织能量代谢旺盛，需要多种维生素参与，其中 B 族维生素中的维生素 B_1、维生素 B_2、烟酸、泛酸、生物素等均参与了能量代谢，其缺乏和不足可直接影响大脑能量利用的效率，导致记忆受损。包括维生素 C、维生素 E 和维生素 A 在内的抗氧化维生素能够防止脑细胞氧化损伤，并有助于保护视力。

4. 矿物质　矿物质在脑中含量的变化影响脑和神经系统的功能。磷作为脑磷脂和卵磷脂的重要组成部分，参与神经信号传导及细胞膜的生理活动，具有增强大脑记忆力和注意力的作用。

钙可调节神经递质的释放。钠、镁、钾可维持神经系统的兴奋性，对大脑记忆力和注意力有提高作用。锌能够影响神经干细胞的生长、分裂和分化，调节突触间隙中神经递质的传递，与大脑功能密切相关。

二、脑力劳动者的膳食原则

1. 注意能量摄入，防止过量 脑力劳动者长期静坐，能量消耗较低，应注意控制总能量摄入，防止能量过剩。能量摄入和能量消耗保持平衡，保持适宜的体重。

2. 保证充足碳水化合物 脑力劳动者应保证摄入足量的碳水化合物，要求供能占总能量的55%～60%。碳水化合物应以谷类（即米、面、杂粮等）为主，控制精制糖的摄入。

3. 摄入优质蛋白质，增加水产品摄入量 脑力劳动者应注意摄入足量的蛋白质，特别是蛋、奶、鱼肉及大豆类等含有优质蛋白质的食物。水产品特别是深海鱼除了能提供优质蛋白质，还含有较多的 ω-3 长链多不饱和脂肪酸，如 DHA、EPA。经常摄入鱼类特别是深海鱼有利于提高学习和记忆能力。

4. 控制脂肪摄入，增加磷脂食物的供给 脑力劳动者应少吃油腻食物，要求饮食清淡。此外应注意多摄入卵磷脂含量丰富的食物，如大豆、蛋黄、花生米、核桃仁、松子、葵花子、芝麻等。

5. 多吃蔬果，供应多种维生素和矿物质 蔬菜水果中含有丰富维生素和矿物质，对提高视力、促进碳水化合物代谢起重要作用。

第六节　运动员的营养与膳食

运动员在训练和比赛时，处于高度生理应激和负荷极限状态，机体发生一系列的生理生化变化，进而引起机体营养素代谢和需要量的变化。合理营养和平衡膳食，对促进运动员体力和耐力、发挥最佳竞技状态、消除疲劳以及加速体力恢复等起重要作用。

一、运动员的营养需要

1. 能量 运动员日常训练和比赛强度大、时间长，所以其能量代谢的显著特点是单位时间内消耗量高。运动员每日能量的消耗包括基础代谢、运动代谢、食物热效应及运动以外其他活动代谢等四部分。不同运动项目运动时能量代谢的规律和特点亦不同，运动员能量需要因项目不同而有较大差异，其能量消耗取决于运动的强度、频率及持续时间。我国不同运动项目运动员每日能量推荐量见表 5-2。

表 5-2　不同运动项目运动员每日能量推荐量

级别	运动项目	推荐量（kcal/d）	推荐量 [kcal·/（kg·d）]
1	棋牌类	2000～2800（平均值2400）	45±5
2	跳水，射击（女），射箭（女），体操（女），艺术体操，蹦床，垒球	2200～3200（平均值2700）	50±5
3	体操（男），武术散手（女），武术套路，乒乓球，羽毛球，短跑（女），跳远（女），跳高，举重（75kg 以下），网球，手球，花样游泳，击剑，射箭（男），速度滑冰，花样滑冰（女），柔道（女），皮划艇（女），跆拳道（女）	2700～4200（平均值3500）	55±5

级别	运动项目	推荐量(kcal/d)	推荐量 [kcal·/(kg·d)]
4	花样滑冰(男),中长跑,短跑(男),跳远(男),竞走,登山,射击(男),球类(篮球、排球、足球、冰球、水球、棒球、曲棍球),游泳(短距离),高山滑雪,赛艇(男),皮划艇(男),自行车(场地),摩托车,柔道(男),拳击,跆拳道(男),投掷(女),沙滩排球(女),现代五项,武术散手(男),越野滑雪,举重(75kg以上),马拉松,摔跤(女)	3700~4700(平均值4200)	60±5
5	游泳(长距离),摔跤(男),公路自行车,橄榄球,投掷(男),沙滩排球(男),铁人三项	>4700(平均值4700)	65±5

2. 蛋白质 合理摄入蛋白质在一定程度上可以改善运动能力。运动员在运动训练初期,强烈的应急反应会引起肌细胞损伤,同时需要更多氨基酸参与氧化供能;长时间剧烈耐力训练,会加强蛋白质的分解代谢;力量训练会增加蛋白质合成。运动员对蛋白质需要比普通人高,应该通过合理的高蛋白膳食,增加优质蛋白质摄入量,改善负氮平衡。我国建议运动员适宜蛋白质摄入量占总能量消耗的12%~15%,为1.2~2.0g/(kg·d),其中包括蛋白质或氨基酸补充剂额外增加的蛋白质。运动员蛋白质摄入不仅要满足量的要求,其质量也应满足,优质蛋白质应占总蛋白质的1/3以上。为了预防过多动物性食物摄入引起的脂肪过量,一方面选择脂肪含量比较低的动物性食物如牛肉、鱼虾类等,另一方面可采用谷类和豆类混合食用的方法获得优质蛋白质。

3. 脂肪 脂肪产生能量较高,是运动员较为理想的储能形式,是运动尤其是长时间持久运动的重要能源之一。但体脂含量过多或机体不能有效动员和利用脂肪,可对运动能力产生不利影响,因此不宜摄入过多脂肪。我国推荐运动员脂肪供能应占总能量的25%~30%,饱和脂肪酸、单不饱和脂肪酸和多不饱和脂肪酸的比值应为1:1:(1~1.5),必需脂肪酸摄入量建议参考正常人群推荐值,即亚油酸和α-亚麻酸的适宜摄入量分别占总能量的4%和0.6%。不同的运动项目脂肪供能比应适当调整,如登山运动员或高原训练,因处于缺氧状态应降低膳食脂肪量;长期高寒训练、游泳和冬季运动项目,为保证运动员有一定抗寒能力,可适当增加脂肪供能比,但建议不超过35%。

4. 碳水化合物 碳水化合物是运动员最理想、最重要的能量来源。通过饮食或营养补充剂增加运动前、中、后碳水化合物的摄入量,具有提高运动能力、推迟运动性疲劳发生的作用。运动前补充碳水化合物可以增加机体碳水化合物(肌糖原、肝糖原)的储备和血糖的来源;运动中补充可以节省肝糖原和肌糖原,维持血糖水平,减少蛋白质消耗,进而延长运动员的耐力运动能力;运动后补充可以促进肌糖原的恢复,进而尽快消除疲劳和促进体能恢复。我国推荐运动员中强度训练时每日碳水化合物适宜摄入量为总能量的50%~60%,高强度训练可适当增加至60%~65%,运动员进行耐力项目、缺氧性运动项目应增加至65%~70%。

5. 维生素 运动过程中物质代谢加强,能量需要量增加,参与机体各种代谢的维生素消耗量增多,此外运动可能造成维生素丢失增加和吸收减少,因而维生素的需要量也应增加。如果运动员不能通过膳食或营养补充剂及时补充,则可能引起维生素缺乏和不足,进而对运动能力产生不利影响。我国运动员推荐维生素适宜摄入量为:维生素A为1500μgRE,维生素B₁为3~5mg,维生素B₂为2~2.5mg,烟酸为20~30mg,维生素C为140mg,维生素D为10~12.5μg,维生素E为15~20mgα-TE。

6. 矿物质 钾、钠、镁等矿物质对维持神经信息的传导和肌肉的收缩具有重要作用,运动员因出汗较多，这些矿物质会随汗液大量丢失，故运动员对这些矿物质的需求量高于普通人。我国运动员每日矿物质适宜摄入量为：钠小于5000mg（高温环境训练小于8000mg）、钾为3000～4000mg，镁为400～500mg。体内钙平衡对保持体能非常重要，不同项目运动员对钙的需求不同，推荐运动员每日钙摄入量为1000～1200mg，高温环境训练或出汗较多时，可增加至1500mg。运动会加快铁和锌的代谢，降低其吸收率，促进排出，推荐运动员每日铁和锌适宜摄入量均为20～25mg，高温环境训练或出汗较多或比赛日推荐摄入量均为25mg。

二、运动员的膳食原则

1. 能量平衡，比例合适　运动员膳食提供能量和运动消耗能量平衡，能够保持适宜的体重和体脂。运动员膳食中蛋白质、脂肪和碳水化合物的比例应适合不同运动项目训练的需要。

2. 食物多样，平衡膳食　运动员食物应包括谷薯类（包括全谷物、杂豆类和薯类）、蔬菜水果类、畜禽水产、奶蛋类及大豆坚果类等。运动员应多选择主食、蔬菜和水果；常选择豆制品、奶制品、鱼虾、薯类和杂粮；适量选择畜肉、牛肉和羊肉，少选择猪肉；不宜选择油炸食品和动物内脏食品等。

3. 膳食制度合理　膳食制度包括餐次、进食时间和各餐分配。运动员应定时进餐，采用三餐两点制或三餐三点制，三餐和加餐的能量分配应符合运动训练或比赛任务需要。早餐要求较高能量，不低于25%，并富含优质蛋白质；午餐适当加强，注意避免胃肠道负担过重；晚餐能量不宜过多，不高于30%，以免影响睡眠；加餐能量可为总能量的5%，注意选择营养全面及能量密度高的食物。大量运动或比赛前的一餐一般应在3小时前完成；运动结束后至少休息40分钟后再摄入正餐。

4. 水分充足，少量多次　运动员应根据体质、运动训练或比赛的情况和环境因素以及经验，及时补充水分。运动前和运动中进行预防性补水，避免发生脱水；运动后通过补水促进机体恢复。补水应遵循少量多次的原则，避免一次性大量补水加重胃肠道和心血管的负担。

5. 忌刺激，忌烟酒　运动员应避免食用高脂肪、干豆、含纤维素较多的粗粮等容易产气或延缓胃肠排空的食物。忌挑食、偏食和零食，少食用或不食用辛辣刺激或过甜的食物，预防食物对胃肠道的刺激。合理选择饮料，忌烟酒，避免食源性违禁成分。

下篇
常见疾病的营养治疗

扫一扫，查阅本章数字资源，含PPT、音视频、图片等

第一节　营养风险筛查与营养评价

营养风险是指现存的或潜在的与营养因素相关的导致患者出现不良临床结局的风险。在临床实践中，建议对所有住院患者进行营养风险筛查，明确是否存在营养不良的风险。对部分患者还应进一步通过膳食调查、人体测量、临床检查和实验室检查及综合营养评价方法等手段，判定其营养不良的程度、营养治疗的效果等。

一、营养风险筛查

营养风险筛查是指临床医护人员、营养师等发现患者是否存在营养问题和是否需要进一步全面营养评估的过程，目的是发现个体是否存在营养不足和有营养不足的风险。常用的筛查工具是营养风险筛查2002（nutrition risk screening 2002，NRS2002）。NRS2002是以临床结局是否改善为目标的营养风险筛查工具，由第一步初步筛查和第二步最终筛查组成。

第一步初步筛查，简称初筛，包括四个判断性问题，具体见表6-1。如果四个问题中有任一问题回答"是"，则进入第二步最终筛查；如果所有问题回答"否"，说明患者目前没有营养风险，但需要一周后再次进行初步筛查。

表6-1　营养风险筛查2002初步筛查表

1	BMI是否小于18.5	是	否
2	在最近的三个月内患者体重是否下降？	是	否
3	在最近一周内患者饮食量是否减少	是	否
4	患者是否病情严重	是	否

第二步最终筛查，简称终筛，包括疾病严重程度评分、营养状态受损评分和年龄评分三部分，具体见表6-2。NRS2002总评分为三项评分之和，总分为0~7分。总分值≥3分表明患者存在营养风险，应制订营养支持计划；总分值<3分时，表明患者不存在营养风险，暂时不需要进行营养支持，但需每周复评。

表6-2　营养风险筛查2002最终筛查表

营养状况受损评估			疾病严重程度评分
无	0分	营养状况正常	正常营养需要量

续表

营养状况受损评估			疾病严重程度评分
轻度	1 分	3 个月内体重丢失 >5% 或食物摄入比正常需要量低 25% ~50%	需要量轻度提高：髋关节骨折，慢性疾病有急性并发症者（如肝硬化，慢性阻塞性肺疾病，血液透析，糖尿病，一般肿瘤患者）
中度	2 分	一般情况差或 2 个月内体重丢失 >5%，或食物摄入比正常需要量低 50% ~75%	需要量中度增加：腹部大手术，脑卒中，重度肺炎，血液恶性肿瘤
严重	3 分	BMI <18.5 且一般情况差，或 1 个月内体重丢失 >5%（或 3 个月体重下降15%），或前 1 周食物摄入比正常需要量低 75% ~100%	需要量明显增加：颅脑损伤，骨髓移植，急性生理学及慢性健康状况评分（APACHE 评分）>10 分的重症监护室（ICU）患者
年龄		如果年龄≥70 岁在总分基础上再加一分	
总分 = 营养状况受损评估 + 疾病严重程度评分 + 年龄评分			

二、膳食调查

膳食调查是指通过各种方法对不同人群或个体的膳食摄入量进行评估，了解其在一定时间内膳食摄入状况及膳食模式、饮食习惯等，以此来评定营养需要得到满足的程度。膳食调查的结果可以成为对被调查人群或个体进行营养改善、营养咨询、营养指导及营养治疗的工作依据。

（一）调查方法

膳食调查的方法有称重法、记账法、回顾法、食物频数法和化学分析法。

1. 称重法 称重法指对个人、家庭或集体单位每餐各种食物的生重、熟重以及剩余重量进行称重，根据实际就餐人数和生熟比值计算每人每日食物的消耗情况，再计算每人每日各种营养素的平均摄入量，其调查时间为 3 ~7 天。称重法准确性高，可作为膳食调查的"金标准"，用以衡量其他方法的准确性，但工作量大，费人力物力，不适合大规模调查。

2. 记账法 记账法指根据账目调查记录一定时期内的食物消耗总量和就餐人数，计算每人每日各种营养素的平均摄入量，调查时间较长，可一个月或更长。该方法主要适用于有详细账目的集体单位，操作简单，节省人力物力。其缺点是调查结果只反映人均的摄入量，难以分析个体膳食摄入情况。

3. 回顾法 回顾法又称询问法，即要求调查对象回顾和描述在调查时刻以前 24 小时内摄入的所有食物（包括饮料、零食等）的种类和数量。一般选用连续三天，通常是两个工作日和一个休息日。该方法简便易行，应答率高，但误差较大，依赖于应答者的短期记忆。

4. 食物频数法 食物频数法又称食物频率法，指通过问卷形式调查个体经常性的食物摄入种类，根据每日、每周、每月甚至每年所食各种食物的次数或食物的种类来评价膳食营养状况。食物频数法能够反映长期营养素摄入方式，可以作为研究既往膳食习惯和某些慢性病的关系的依据。其缺点是膳食摄入量的漏报和低估，受调查对象的主观因素影响。

5. 化学分析法 化学分析法是指收集被调查者一日摄入的所有主副食品，在实验室测定其营养素量。根据收集样品方法不同分为双份饭菜法和双份原料法两种。该方法能够可靠获得各种营养素摄入量，但是操作烦琐，费时费力费钱。

（二）膳食调查结果的分析评价

1. 膳食结构评价 膳食结构的评价参考中国居民膳食宝塔。中国居民膳食宝塔中食物分为谷薯类、蔬菜水果类、畜禽鱼蛋类、奶类大豆及坚果类、烹调用油盐五大类，同时标注了能量在1600～2400kcal 时，成人每人每日各类食物摄入量的平均范围。膳食中应包括上述五大类食物，平均每天摄入 12 种以上食物，每周 25 种以上食物。在进行各类食物换算时应注意乳类和豆类食物，按照蛋白含量进行换算后再相加。

2. 能量和营养素摄入量评价　根据中国居民膳食营养素参考摄入量（DRIs）对调查个人和人群的能量和营养素摄入量进行比较。一般认为，能量和营养素摄入量应占参考摄入量的 90% 以上，低于参考摄入量的 80% 为供给不足，低于 60% 则认为缺乏。

3. 三大产能营养素供能比评价　能量由蛋白质、脂肪和碳水化合物来提供，三大产能营养素应注意平衡。根据 DRIs，膳食中碳水化合物提供的能量应占总能量的 50%～65%，脂肪应占总能量的 20%～30%，蛋白质应占总能量的 10%～15%。

4. 蛋白质和脂肪来源评价　合理膳食在蛋白质数量满足的基础上，还应保证优质蛋白质（动物性蛋白及大豆蛋白）占总蛋白的 1/3 以上。脂肪主要来自动物性脂肪和植物性脂肪，要求植物性脂肪占 1/2 以上，注意饱和脂肪酸、单不饱和脂肪酸和多不饱和脂肪酸间的比例。

5. 各餐能量分配评价　一般人群就餐定时定量，三餐能量分配的适宜比例为早餐 30%，中餐 40%，晚餐 30%，儿童和老人可以在三餐之外适当加餐。

6. 烹调方法评价　膳食评价还应注意烹调方法，尽量选用蒸煮，少用煎炸等烹调方法。

三、人体测量

人体测量的数据可用于评价个体或群体的营养指标，常用指标包括身高、体重、身体围度（包括头围、腰围、胸围、臀围、上臂围等）、皮褶厚度等。不同年龄应该选择不同指标进行测定和评价。

（一）身高和体重

身高和体重能够反映蛋白质和能量以及其他一些营养素的摄入、利用和储备情况，同时也反映了机体、肌肉、内脏的发育和潜在能力。

1. 身高　身高是评定生长发育和营养状况的基本指标之一，主要应用于儿童，反映较长时间的营养状况。临床住院患者，可通过身高等指标的测量，间接计算体表面积，估算基础代谢率。

身高的测量方法包括直接测量法和间接测量法。直接测量法采用身高计、身高坐高计或利用墙壁及软尺进行测量，要求被测者三点靠立（足跟、骶骨部和两肩胛间与立柱相接触），两点水平（耳屏上缘与两眼眶下缘最低点呈水平位）。三岁以下儿童采用卧式量板（或量床）进行测量身长，婴儿要求平卧，头部接触头板，移动足板使之紧贴足跟，进行读数记录。间接测量法适用于不能站立者，如临床上危重患者，通常通过采用测量上臂距，身体各部分累积长度之和以及膝高转换身高公式计算而获得。

2. 体重　体重采用体重计进行测量，是进行营养评价中最简单、最直接和最常用的指标。为减少测量误差，应注意测量条件的一致性，通常选择晨起空腹，排空大小便，穿着固定衣裤进行测定。通常采用理想体重（又称标准体重）衡量成人体重是否在适宜范围内，理想体重可用 Broca 改良公式或平田公式进行计算。

Broca 改良公式：理想体重（kg）＝身高（cm）－105

平田公式：理想体重（kg）＝［身高（cm）－100］×0.9

我国多采用 Broca 改良公式。实际体重位于理想体重的 ±10% 为正常范围，±（10%～20%）为超重或瘦弱，±20% 以上为肥胖或极瘦弱，超过 20%～30% 为轻度肥胖，超过 30%～

50% 为中度肥胖，超过 50% 以上为重度肥胖。

3. 根据身高和体重计算评价指数

（1）身体质量指数（BMI）　BMI 是目前评价肥胖和消瘦最常用、最重要的指标。BMI = 体重（kg）/［身高（m）]^2。我国成人 BMI 评价标准：BMI < 18.5 为消瘦，18.5 ~ 23.9 为正常，24.0 ~ 27.9 为超重，≥28.0 为肥胖。此标准不适用于儿童、发育中的青少年、孕妇、乳母、老人及身形健硕的运动员。

（2）Kaup 指数　该指数用于评价学龄前儿童的体格发育情况。Kaup 指数 = ［体重（kg）］/［身高（cm)^2］ ×10^4，指数小于 10 为消耗性疾病，10 ~ 13 为营养不良，13 ~ 15 为消瘦，15 ~ 19 为正常，19 ~ 22 为良好，大于 22 为肥胖。

（3）Rohrer 指数　该指数用于评价儿童和青少年的体格发育情况。Rohrer 指数 = ［体重（kg）/身高（cm)^3］ ×10^7，指数小于 92 为过度消瘦，92 ~ 109 为消瘦，110 ~ 139 为中等，140 ~ 156 为肥胖，大于 156 为过度肥胖。

（二）皮褶厚度

通过测量一定部位的皮褶厚度，可以表示或估算体内的脂肪含量。测量皮褶厚度采用皮褶厚度计，连续测定三次，取平均值。常见的测量部位为肱三头肌、肩胛下和脐旁。皮褶厚度一般不单独作为肥胖的标准，通常与身高、标准体重结合进行判定。

（三）身体围度

身体围度包括头围、腰围、胸围、臀围和上臂围等。头围是反映婴幼儿脑、颅骨发育状况的指标；腰围反映腹部脂肪分布的情况；臀围反映人体体型特点；胸围反映身体形态和呼吸器官的发育状况，也是评价幼儿身体发育状况的重要指标。

1. 腰围　测量腰围时受检者应空腹直立，双臂自然下垂，双脚分开 25 ~ 30cm，测量时平稳呼吸，不要收腹或屏气，在肚脐以上 1cm，以腋中线肋弓下缘和髂嵴连线中点的水平位置为测量点。腰围可以用于肥胖的最初诊断，也可以用于判断减重效果的优良。我国提出男性腰围 ≥90cm，女性腰围 ≥85cm，即为成人中心性肥胖。

2. 臀围　臀围是耻骨联合和背后臀大肌最凸处的水平周径，反映髋部骨骼和肌肉的发育情况，通常采用腰臀比进行判定肥胖，即腰臀比 = 腰围（cm）/臀围（cm）。正常成人腰臀比：男性 <0.9，女性 <0.8。超过此值为中心性肥胖，又称为腹型肥胖或内脏型肥胖。

3. 上臂围和上臂肌围　上臂围一般测量左上臂肩峰至鹰嘴连线中点的臂围长。上臂围能够反映营养状况，并且与体重密切相关。上臂肌围反映人体肌肉蛋白营养状况，可根据上臂围和肱三头肌皮褶厚度计算。计算公式为：上臂肌围 = 上臂围（cm） - 肱三头肌皮褶厚度（cm） × 3.14。男女参考值分别为 25.3cm 和 23.2cm。测量值 > 参考值的 90% 为营养正常；80% ~ 90% 为轻度肌蛋白消耗，60% ~ 80% 为中度肌蛋白消耗，<60% 为重度肌蛋白消耗。

四、临床检查

临床检查的目的是根据被检查者症状和体征判断是否存在营养不足或过剩所致营养相关疾病，明确其严重程度。某种营养素缺乏或过剩引起的营养相关疾病，在不同的疾病发展阶段呈现相应的特征性症状和体征，这部分内容在相关章节已详细描述。此处列出常见临床体征与可能缺乏的营养素关系（表 6 - 3）。值得注意的是，个体可能同时存在多种营养素摄入不足或过剩，表现出的症状和体征可能并不典型。

表6-3　常见临床体征与可能缺乏的营养素关系

部位	体征	可能缺乏的营养素
全身	消瘦或浮肿,发育不良	能量、蛋白质、锌
	贫血	蛋白质、铁、叶酸、维生素 B_{12}、维生素 B_6、维生素 B_2、维生素 C
皮肤	干燥,毛囊角化病	维生素 A
	毛囊四周出血点	维生素 C
	糙皮病皮炎	烟酸
	阴囊炎,脂溢性皮炎	维生素 B_2
头发	稀少,失去光泽	蛋白质、维生素 A
眼睛	毕脱斑,角膜干燥,夜盲	维生素 A
唇	口角炎,唇炎	维生素 B_2
口腔	齿龈炎,齿龈出血,齿龈松肿	维生素 C
	舌炎,舌猩红,舌肉红	维生素 B_2、烟酸
	地图舌	维生素 B_2、烟酸、锌
指甲	舟状甲	铁
骨骼	颅骨软化,方颅,鸡胸,串珠肋,O 型腿,X 型腿	维生素 D
	骨膜下出血	维生素 C
神经	肌肉无力,四肢末端蚁行感,下肢肌肉疼痛	维生素 B_1

五、实验室检查

实验室检查就是采用生理、生化的实验手段,测定被检查者体液或排泄物中所含有的营养素、营养素代谢产物或相关的化学成分,以便早期发现亚临床症状、营养储备水平低或营养过剩等征兆,从而采取有效的防治措施。常用检测指标见表6-4。

表6-4　人体营养状况的实验室检查常用指标

营养素	检测指标
蛋白质	血清总蛋白、血清白蛋白(A)、血清球蛋白(G)、血清白蛋白/血清球蛋白(A/G)、空腹血中氨基酸总量/必需氨基酸、尿羟脯氨酸系数、游离氨基酸、必要的氮损失等
血脂	总脂、甘油三酯、α 脂蛋白、β 脂蛋白、胆固醇(包括胆固醇酯)、游离脂肪酸、血酮等
钙、磷及维生素 D	血清钙(包括游离钙)、血清无机磷、血清钙磷乘积、血清碱性磷酸酶、血浆 25 - OH - D_3、血浆 1,25 - $(OH)_2 - D_3$ 等
锌	发锌、血浆锌、红细胞锌、血清碱性磷酸酶活性
铁	全血血红蛋白浓度、血清运铁蛋白饱和度、血清铁、血清铁蛋白、血细胞比容(HCT 或 PCV)、红细胞游离原卟啉、平均红细胞体积(MCV)、平均红细胞血红蛋白量(MCH)、平均红细胞血红蛋白浓度(MCHC)等
维生素类	维生素 A:血清视黄醇、血清胡萝卜素 维生素 B_1:红细胞转酮醇酶活性系数、5mg 负荷试验 维生素 B_2:红细胞谷胱甘肽还原酶活性系数、5mg 负荷试验 烟酸:50mg 负荷试验 维生素 C:血浆维生素 C 含量、500mg 负荷试验 叶酸:血浆叶酸、红细胞叶酸等
其他	尿糖、尿蛋白、尿肌酐、尿肌酐系数、全血丙酮酸等

六、综合评定

营养评价应该是一个综合性的评价，任何单一指标评价营养状况时都存在局限性。目前，多数学者主张采用综合性的营养评定方法，以提高营养评价的灵敏性和特异性，以下为常用的综合评价工具。

（一）身体组成评价

身体组成评价（body composition assessment，BCA）是美国营养学家 Blackburn 提出的根据身体组成来评价营养状况的评价方法，是目前较公认的住院患者常用的评价方法。BCA 法指标包括近三个月体重变化情况、肱三头肌皮褶厚度、肌酐 – 身高指数、血清白蛋白、前白蛋白、淋巴细胞计数、上臂肌围共 7 项指标。每项指标分为正常、轻度营养不良、中度营养不良和重度营养不良，至少 5 个指标达到同一级别即判定为该级别。

（二）主观全面评定

主观全面评定（subjective global assessment，SGA）是一种以详细的病史和临床检查为基础，省略人体测量和生化检查的综合营养评价方法。此方法简便易行，适于在临床中推广。SGA 的主要内容分为病史询问和体征。病史询问的主要内容包括：体重改变、进食改变、现存消化道症状、活动能力改变、患者疾病状态下代谢需求。体征的评估包括皮下肌肉消耗、脂肪丢失和水肿程度。SGA 作为主观评定的方法，体征的评估并非通过测量获得，而是通过调查者的主观评定进行分级。具体内容及评定标准见表 6 – 5，8 项中至少有 5 项属于 B 级或 C 级，可评定为中度或重度营养不良。

表 6 – 5　SGA 的主要内容及评定标准

指标	A 级	B 级	C 级
近期（2 周）体重改变	无/升高	减少 <5%	减少 >5%
饮食改变	无	减少	不进食/低热量流食
胃肠道症状（持续 2 周）	无/食欲不减	轻微恶心、呕吐	严重恶心、呕吐
活动能力改变	无/减退	能下床走动	卧床
应激反应	无/低度	中度	高度
肌肉消耗	无	轻度	重度
肱三头肌皮褶厚度	正常	轻度减少	重度减少
踝部水肿	无	轻度	重度

（三）微型营养评定

微型营养评定（mini nutritional assessment，MNA）是一种简单快速评价老年人营养状况的评定方法。MNA 包括四部分共 18 项内容：①人体测量，包括身高、体重及体重丧失；②整体评价，包括生活类型、医疗和疾病状况（如消化功能状况等）；③膳食评价：餐次、营养素摄入量、食物数量、食欲及是否摄食障碍等；④主观评价：对健康及营养状况的自我监测等。具体见表 6 – 6。根据上述各项评分标准计分并相加，若 MNA ≥24，表示营养状况良好；若 17 ≤ MNA ≤ 23.5，表示存在发生营养不良的危险；若 MNA <17，表示有确定的营养不良。

表6-6　MNA评价表

姓名_____　性别_____　年龄_____　体重_____kg　身高_____cm

人体测量指标	膳食评价
1. 体质指数(kg/m²)　[　]	11. 每天几餐　[　]
0 = BMI < 19	0 = 1 餐
1 = BMI19~21	1 = 2 餐
2 = BMI21~23	2 = 3 餐
3 = BMI≥23	12. 蛋白质摄入的指标　[　]
2. 上臂肌围(cm)　[　]	是否每天至少一次摄入牛奶、奶酪或酸奶?
0.0 = MAC < 21	是否每周2次或以上摄入豆类或蛋类食品?
0.5 = MAC21~22	是否每天摄入肉、鱼或禽类?
1.0 = MAC≥23	0.0 = 0~1 个　是
3. 小腿周径(cm)　[　]	0.5 = 2 个　是
0 = CC < 31	1.0 = 3 个　是
1 = CC≥31	13. 每天2次或以上食用蔬菜或水果　[　]
4. 近3个月来体重减少　[　]	0 = 否　1 = 是
0 = 体重减少 > 3kg	14. 近3个月来是否因厌食、消化、咀嚼或吞咽
1 = 不知道	困难致摄入减少[　]
2 = 体重减少1~3kg	0 = 严重食欲不振
3 = 体重无减少	1 = 中度食欲不振
整体评价	2 = 轻度食欲不振
5. 生活自理　[　]	15. 每天饮水量(杯)　[　]
0 = 否　1 = 是	0.0 = < 3 杯
6. 每天服用三种以上的处方药　[　]	0.5 = 3~5 杯
0 = 是　1 = 否	1.0 > 5 杯
7. 近3个月来是否患有心理疾患或急性疾病[　]	16. 进食情况　[　]
0 = 是　1 = 否	0 = 进食需要别人帮助
8. 活动能力　[　]	1 = 进食不需帮助但较困难
0 = 卧床或坐椅子	2 = 进食无困难
1 = 能离床或离椅子但不能出门	**主观评价**
2 = 能出门	17. 是否自认为有营养问题　[　]
9. 神经心理问题　[　]	0 = 严重营养不良
0 = 严重痴呆或抑郁	1 = 中度营养不良或不知道
1 = 轻度痴呆	2 = 轻度营养不良
2 = 无心理问题	18. 与同龄人相比较自身的营养状况　[　]
10. 皮肤溃疡　[　]	0.0 = 不很好 0.5 = 不知道
0 = 是　1 = 否	1.0 = 一样好 2.0 = 更好

总分(满分30分)_____

第二节　肠外营养

一、概述

肠外营养（parenteral nutrition，PN）指通过胃肠道以外途径（静脉途径）提供营养支持的方式，以达到维持机体正常代谢和生理功能的目的。进行肠外营养需要较为严格的技术和物质条件，否则有可能发生较为严重的并发症。

临床医生为需要给肠外营养治疗的住院患者开具医嘱为肠外营养治疗（锁骨静脉、颈内静脉、颈外静脉、股静脉、经外周静脉穿刺中心静脉置管、输液港）。

二、常用肠外营养制剂的分类

（一）葡萄糖制剂

葡萄糖最符合人体生理需要，能被所有器官利用，特别是大脑、神经组织、肾髓质、红细胞只能以其作为能量物质。人体对葡萄糖的代谢利用率以 300～400g/d 为宜，因为超量后易致高血糖和糖尿，长期过量输入会转化成脂肪沉积在肝等内脏和组织。葡萄糖在体内充分利用必须依赖适量胰岛素。正常人体分泌胰岛素功能良好，通常无须补充外源性胰岛素。但在严重创伤、感染等应激状态时，机体出现一系列内分泌变化和代谢紊乱，结果机体对输入葡萄糖的耐受性和利用率下降，故对处于应激状态者和糖尿病患者，输注葡萄糖液时必须加用外源性胰岛素。全合一肠外营养中目前唯一使用葡萄糖作为碳水化合物来源。常用葡萄糖制剂浓度有 5%、10%、25%、50%。

（二）脂肪制剂

脂肪的营养价值主要是提供能量、生物合成碳原子及必需脂肪酸。肠外营养使用的脂肪乳剂是将植物油，如大豆油、红花油、芝麻油等，加入乳化剂如卵黄磷脂、大豆磷脂等，等渗剂如甘油、山梨醇等，加水后经高压匀化器乳化成白色均匀乳状液体，与体内乳糜微粒相似，分布均匀，脂肪微粒平均直径约 0.3μm，性质稳定，输注后无明显毒性反应。脂肪直接输入静脉会产生脂肪栓塞，甚至导致死亡，故必须将其制成直径小于 0.6μm 微细颗粒乳剂，才能供静脉输注。

1. 脂肪乳剂特点

（1）能量密度高　每1g脂肪代谢后可供能 38～39kJ（9.1～9.3kcal），可用较小量输液提供较多能量，对限制液体摄入量的患者尤为适用。

（2）渗透效应小　10%、20% 及 30% 脂肪乳剂的渗透压分别为 300mOsm/L、350mOsm/L、310mOsm/L，故可经外周静脉输注，极少发生血栓性静脉炎，并减少肠外营养患者必须做中心静脉置管的问题。

（3）供给必需脂肪酸　供给人体自身不能合成的必需脂肪酸，如亚油酸和亚麻酸，用于防治单用碳水化合物供能时所致的必需脂肪酸缺乏症。

（4）无利尿作用　静脉输入后不会从尿和粪中排出，全部为机体所利用。

（5）含有胆碱　有足够的胆碱，可满足机体日常代谢需要。

（6）改善氮平衡 与氨基酸联合应用，可提高后者的利用率，减少机体蛋白质消耗，改善负氮平衡。

（7）疾病时利用率增高 在创伤、手术后等应激状况下，脂肪的水解增加，利用率增高，而葡萄糖的利用率下降。

（8）呼吸商低 脂肪代谢后呼吸商为 0.7，低于碳水化合物的 1.0 和蛋白质的 0.8。故与后两者相比，脂肪乳剂氧化后产生 CO_2 较少，可减轻呼吸负担。脂肪乳剂中的磷脂成分还是肺泡表面活性物质合成底物，故有利于呼吸衰竭患者的肺功能改善。

脂肪乳剂安全、无毒，但应注意用法。单独输注时不宜太快。除复方脂溶性维生素外，不要将其他药物直接加入脂肪乳剂中，特别是高浓度电解质溶液，以免影响脂肪微粒的稳定性。

2. 脂肪乳剂的分类

根据脂肪乳剂中脂肪酸的种类及含量进行分类。

（1）长链脂肪乳剂 含 12～18 个碳原子的长链三酰甘油（LCT），提供能量和必需脂肪酸。

（2）中/长链脂肪乳剂 由 50% 的长链脂肪乳和 50% 的中链脂肪乳通过物理混合而成，可以快速提供能量，能快速从血中被清除，具有良好的肝脏耐受性。含 6～8 个碳原子的中链三酰甘油（MCT）无须碱参与即可进入线粒体内代谢，故与 LCT 相比其代谢率快，静脉输入后能快速从血中廓清，几乎不沉积于器官组织中，可被充分地氧化利用。但 MCT 不含必需脂肪酸，且大量输注 MCT 后因很快分解，可产生毒性，故目前临床制剂是 MCT 和 LCT 各占 50% 的混合物。

（3）橄榄油脂肪乳剂 由 80% 富含单不饱和脂肪酸的橄榄油和 20% 大豆油组成。可选择性调节免疫应答，维护机体免疫功能，减少炎症反应的发生。

（4）鱼油脂肪乳剂 在脂肪乳剂中添加鱼油，可保护组织循环及机体免疫功能，减少炎症反应和血栓形成。

（5）结构中/长链脂肪乳剂 这种脂肪乳剂的均一性优于物理混合的中/长链脂肪乳剂。

（6）新型脂肪乳剂（SMOF） 由大豆油、中链三酰甘油、橄榄油、鱼油及维生素 E 物理混合而成。目前认为，这种配方具有最佳的调节机体免疫功能的作用。

（三）氨基酸制剂

合成蛋白质需要 20 种氨基酸，只有氨基酸混合液才能提供理想的肠外营养氮源。氨基酸的营养价值在于供给机体合成蛋白质及其生物活性物质的氮源，而不是作为机体功能之用。

1. 氨基酸制剂的种类

（1）平衡氨基酸制剂 按照人乳或鸡蛋全蛋白的氨基酸组成模式配制。常用的有 18AA－Ⅰ、18AA－Ⅱ、18AA－Ⅲ、18AA－Ⅳ、18AA－Ⅴ、18AA－Ⅵ、20AA。

（2）疾病适用型氨基酸制剂

①肝病氨基酸制剂：严重肝功能不全患者普遍存在氨基酸代谢紊乱，如输入普通制剂易诱发肝昏迷。这种含多种氨基酸高的支链氨基酸（BCAA）制剂，既对肝性脑病有效，又可补充其他氨基酸以维持血氨基酸平衡，且血芳香族氨基酸（AAA）未见升高。

②肾病氨基酸制剂：这类制剂是 8 种必需氨基酸加上组氨酸的特殊复合氨基酸溶液，可减少氮终末代谢产物生成，能纠正钙磷代谢紊乱，改善营养状况，对治疗肾功能衰竭有肯定疗效。

③严重创伤用氨基酸制剂：严重创伤后，体内分解代谢激素增加，加上众多体液因子作用，代谢出现严重紊乱。肌肉蛋白质分解代谢加速，血浆氨基酸总量下降，其中支链氨基酸浓度下降

最为明显。许多研究结果显示，输注富含 BCAA 的营养液对创伤患者治疗有益，因其能提高血 BCAA 浓度，促进氮潴留，减少蛋白质分解，增加肝蛋白质合成，纠正创伤后负氮平衡，其中以含 45% BCAA 的氨基酸混合液效果最佳。

（3）特殊氨基酸制剂

①谷氨酰胺（Gln）制剂：近年来已证明谷氨酰胺是肠黏膜细胞和各种快速生长、分化细胞（如淋巴细胞）的主要能量来源，能促进肌肉蛋白质合成。谷氨酰胺对保护肠黏膜屏障功能、防止黏膜萎缩和由此所致的肠内细菌和毒素移位有重要作用。谷氨酰胺在水溶液中很不稳定，易分解出氨和焦谷氨酸，故普通氨基酸制剂中均不含谷氨酰胺。研究发现，谷氨酰胺二肽水溶液很稳定，常用甘氨－谷氨酰胺和丙氨－谷氨酰胺，进入体内后即迅速分解产生谷氨酰胺。谷氨酰胺制剂因渗透压较高，单独输注需经中心静脉给药。

②精氨酸制剂：精氨酸具有免疫调节等多种生理与药理作用，精氨酸是半必需氨基酸，在创伤、感染等应激情况下，具有调节内分泌腺活性的作用，在药理剂量作用下，可促进胰岛素、生长激素、胰高血糖素、催乳素、生长抑素、胰多肽等的分泌。

2. 选择氨基酸制剂的注意事项

（1）补充氨基酸必须注意氨基酸的成分与总含氮量。

（2）在配比上，8 种必需氨基酸、2 种半必需氨基酸及各种非必需氨基酸之间的量应符合国际公认模式。

（3）选用氨基酸制剂应以输入人体后对人体正常的氨基酸干扰少，尿中丢失量少为原则。

（4）混合液中的碱性氨基酸以游离基或醋酸盐为宜，或氯钠离子浓度平衡，防止代谢性酸中毒。

（四）电解质、维生素制剂

1. 电解质制剂　电解质（钠、钾、钙、镁、磷、氯）是体液和组织的重要组成部分，对维持机体水电解质和酸碱平衡，保持人体内环境稳定，维护各种酶活性和神经、肌肉的应激性及营养代谢的正常进行均有重要作用。因为患者病情在不断改变，对电解质需要量变化较大，每日补给量需根据临床综合分析后确定。对危重患者除补给每天正常需要量外，尚应估计其以往丢失量和治疗当日还可能出现的额外丢失量，必要时测定 24 小时尿中丢失量，并参考定期测定的血浆电解质浓度，估算并随时调整电解质补给量。

现有电解质制剂均为单一制剂。主要是各种浓度的氯化钠、氯化钾、碳酸氢钠溶液、葡萄糖酸钙、氯化钙、硫酸镁、乳酸钠溶液等。

2. 维生素制剂　人体所需维生素可分为脂溶性和水溶性两大类。水溶性维生素可从尿中排出。脂溶性维生素在体内有贮存，代谢时间较长，故输液补给量不应超过日常参考摄入量，过多给予脂溶性维生素可致中毒。

专供静脉用复合维生素制剂不能直接静脉注射，需用时加入 500 ~ 1000mL 输液或全合一营养液中稀释后再行静脉滴注。有含 9 种水溶性维生素（维生素 B_1、维生素 B_2、维生素 B_6、维生素 B_{12}、维生素 H、维生素 PP、维生素 C、叶酸、泛酸）的复合制剂，还有含脂溶性维生素 A、维生素 D、维生素 E、维生素 K 的复合制剂，可加入脂肪乳剂使用。

3. 微量元素制剂　供成人使用的复方微量元素制剂内含 9 种微量元素（铬、铜、锰、钼、硒、锌、氟、铁、碘），每支含量为成人每天的正常需要量。

三、肠外营养的输注途径

（一）中心静脉途径

中心静脉指上腔静脉和下腔静脉。通过不同部位周围静脉均可插入合适长度的导管至中心静脉部位。目前临床上常用的中心静脉置管途径有：锁骨下静脉置管、颈内静脉置管、股静脉置管、经外周静脉穿刺中心静脉置管（PICC）、输液港。

（二）外周静脉途径

经外周静脉行肠外营养时，为使患者免受频繁穿刺静脉的痛苦和减少机械刺激所致静脉炎和静脉血栓形成，可用塑套式静脉留置套管针。

四、肠外营养的应用

（一）肠外营养的适应证

1. 重症胰腺炎　重症胰腺炎可发生一系列代谢紊乱、胃肠功能障碍及全身多脏器功能损害。重症胰腺炎早期常需禁食和胃肠减压。此时，肠外营养除维持机体营养状况外，还可使肠管得到休息，以改善肠功能，减少胰腺外分泌和胃肠液分泌量，有助于病变胰腺恢复。肠外营养尽管不能改变重症胰腺炎的自然病程，但能支持患者渡过危险时期，已被公认为是重症胰腺炎时的重要治疗措施。

2. 肠外瘘　肠外瘘是主要术后并发症，也可由腹部外伤所致，少数是炎性肠管病变、肿瘤及放射性肠炎的并发症。肠外营养是治疗肠外瘘的重要措施之一，具有以下优点：

（1）水、电解质补充较方便，易于纠正机体内环境失衡。

（2）营养素经肠外营养补充，可减少胃肠液分泌和瘘漏出的流量，有利于控制感染，促进瘘口自愈。

（3）能有效地维持机体营养状况，患者不必为改善营养状态而急于手术。

（4）能改善患者的营养状况，提高手术耐受性和手术成功率，降低手术并发症和死亡率。

3. 炎症性肠病　克罗恩病、溃疡性结肠炎、肠结核等炎症性肠病常因厌食、恶心、呕吐和腹泻而导致营养素摄入不足，还可因肠黏膜病变、肠内细菌过度繁殖，或脓肿、瘘、瘢痕狭窄而手术切除肠襻等，引发不同程度的短肠综合征，并导致维生素、矿物质等各种营养素吸收不良。

营养治疗是治疗炎症性肠病的重要手段。肠外营养主要能够减少肠蠕动和分泌，使肠道得到充分的休息，有利于肠黏膜的修复、增生。

4. 大手术创伤围手术期的营养治疗　术前营养治疗的目的在于改善患者的营养状况，提高其对手术创伤的承受能力，减少或避免术后并发症和降低死亡率。严重营养不良者，需大手术的营养不良患者，是术前肠外营养治疗的主要适应证。术后估计超过 7 日不能进食者、术后出现严重并发症患者，使营养需要量增加或禁食时间延长，需进行肠外营养治疗。

5. 严重营养不良的肿瘤患者　癌症患者营养不良发生率高，部分晚期癌症常有恶病质。合理有效的营养治疗，对大部分营养不良的肿瘤患者有积极意义。营养治疗应根据患者的具体病情和营养状况而定。

（二）肠外营养禁忌证

1. 胃肠功能正常，能获得足够营养者　当胃肠功能正常时，应充分加以利用。此时肠外营养较肠内营养无明显益处；相反，可能会导致某些并发症。

2. 估计肠外营养少于 5 日者 肠外营养通常需持续 7 ~ 10 日以上才能发挥其营养治疗作用，更短时间的肠外营养无明显益处，估计需肠外营养少于 5 日时，则不需要用肠外营养。

3. 急症手术术前不宜强求肠外营养 某些原发病需急症手术，如急性化脓性胆管炎、严重创伤等，即使营养状况较差，也不宜强求术前肠外营养，以免延误对原发病的治疗时机。

4. 临终患者或不可逆昏迷患者 对于某些临终患者或不可逆昏迷患者，无须进行肠外营养。因为不能改变患者的预后，也无法改善患者的生活质量。应避免医药资源不必要的浪费。

（三）肠外营养并发症

1. 机械性并发症 气胸、血胸、动脉损伤、神经损伤、胸导管损伤、空气栓塞等，这些并发症均与放置中心静脉导管有关，大多数发生在放置导管时。此外，与导管护理不当也有关。

2. 感染性并发症 主要指导管性败血症，是肠外营养最常见、最严重的并发症。穿刺时没严格按无菌技术、导管护理不当、营养液配制过程或输注过程受污染致细菌快速繁殖、导管放置时间过长、本身异物反应作用、患者存在有感染病灶等，都是导管性败血症的发生原因。肠外营养时若出现寒战、高热，又无其他感染病灶时，应高度怀疑导管性败血症。

3. 代谢并发症

（1）糖代谢紊乱

①高血糖、高渗透压、非酮性昏迷：进行肠外营养时输入大量葡萄糖，机体不能及时利用，使血糖骤增。应在输注 4 小时后密切监测血糖，以及时发现早期变化。

②低血糖：进行肠外营养时体内胰岛素分泌相应增加。若突然中止肠外营养输入，此时体内胰岛素水平仍较高，极易发生低血糖。当病情好转或因其他原因拟停用肠外营养时，对某些糖代谢异常者，可用等渗葡萄糖液 500mL 作为过渡，然后再完全停用肠外营养。

（2）电解质缺乏 危重患者机体电解质的消耗及丢失增加，可致电解质缺乏。实施肠外营养时，对电解质需要量又相应增加。如补充不足，极易发生缺乏。低钾、低磷、低钙和低镁血症均可见，其中钾、磷与蛋白质合成及能量代谢密切相关，应及时补充。

（3）微量元素缺乏 禁食超过 1 个月者，可有微量元素缺乏，锌缺乏最常见，其次为铜和铬缺乏等。因此，凡长期肠外营养者，应每天补充微量元素。

（4）酸碱平衡紊乱 早期氨基酸注射液产品中，含较多盐酸盐，如盐酸精氨酸、盐酸组氨酸等。输入这些溶液，可致高氯性酸中毒。

（5）肝损害 成人肝脏损害以肝脂肪变性为主，若肠外营养液中的糖和氮类比例失衡，使脂蛋白的合成下降，肝脏内三酰甘油输出减少，而大量在肝内堆积，从而导致肝脂肪变性。

五、肠外营养的监测

肠外营养在临床治疗过程中起重要作用，为减少并发症的出现，及时监测非常关键，监测指标如下：

1. 生命体征 体温、脉搏、呼吸变化，及时发现有无不良反应和感染并发症。

2. 每日出入量 了解患者液体平衡，以指导调整每日静脉液量。危重患者应详细记录 24 小时尿量、消化液量、出汗情况、气管切开不显性丢失液量。

3. 体重 体重是评估营养状态的重要指标和常用指标，可每周测量体重 1 ~ 2 次。水代谢异常除外（脱水、水肿）。

4. 上臂肌围和肱三头肌皮褶厚度　反映全身骨骼肌量的变化，每周测定 1 次。

5. 血糖和尿糖　糖尿病及严重应激状态患者，应及时调整供能营养素和胰岛素用量。

6. 电解质　钾、钠、氯、钙、镁、磷的浓度，当病情稳定时，可每周测 1 次。

7. 血液常规检查　白细胞计数、分类，红细胞计数，血红蛋白浓度，血小板计数。

8. 肝肾功能　包括血清总胆红素、直接胆红素、天冬氨酸转氨酶、丙氨酸转氨酶、碱性磷酸酶、谷氨酰转肽酶、尿素氮、肌酐等。

9. 血脂分析　包括血清总胆固醇、三酰甘油、低密度脂蛋白胆固醇、高密度脂蛋白胆固醇、载脂蛋白等，每周或每 2 周测 1 次。

10. 氮平衡测定　氮平衡为每天摄入氮量和排出氮量之差，可每天测算，并能算出连续时间内的变化。

11. 血清蛋白质　蛋白质特别是内脏蛋白代谢情况，可经血清有关蛋白质尤其是半衰期短的蛋白质变化得到反映，可测定血清白蛋白、转铁蛋白、前白蛋白、视黄醇结合蛋白及纤维连接蛋白等。

12. 血气分析　了解体内酸碱平衡及紊乱情况，应加以严密监测。

六、肠外营养液的配制

肠外营养液在临床上的输入方式常见于单瓶输注、多瓶输注、工业化肠外营养液、个体化全合一营养液。传统多瓶输注时出现在某段时间中某种营养剂输入较多，而其他营养剂输入较少，甚至未输入的不均匀现象，并且输注时需更换输液瓶和反复插入进气针。工业化生产的肠外营养袋，节省了配制所需的设备，简化了步骤，常温下保存时间较长，但其配方固定，不适用于疾病复杂多变的患者应用。为使输入的营养物质在体内获得更好的代谢、利用，能减少被污染和发生并发症的机会，应将各种营养制剂混合配制后输注，即全合一营养液（AIO），其优点如下：

1. 全部营养素经混合后同时均匀地输入，有利于机体更好地代谢和利用。

2. 避免采用传统多瓶输注时出现在某段时间中某种营养剂输入较多，而其他营养剂输入较少，甚至未输入的不均匀现象。因高渗葡萄糖和脂肪乳剂在全合一营养液中均被稀释，会减少甚至避免单独输注时可能发生的不良反应或并发症。

3. 3L 塑料袋壁薄质软，在大气挤压下随着液体排空逐渐闭合，不需要用进气针，成为全封闭输液系统，减少被污染和发生气栓的机会。

4. 基本上是"1 天 1 袋式"的输液方法，无须传统多瓶输注时需更换输液瓶和反复插入进气针，故使用方便，可减轻监护工作量，并避免营养液被污染。

5. 各种溶质在肠外营养液中互相稀释，渗透压降低，通常可经体表静脉输注，增加经外周静脉行肠外营养的机会。

肠外营养液所需的配制环境、无菌操作技术、配制顺序均有严格的要求。为确保混合营养液的安全性和有效性，目前认为不在肠外营养液中添加其他药物。

（一）肠外营养液的配制步骤

肠外营养液的配制是将每一张处方中所需的营养素（氨基酸、葡萄糖、脂肪乳、电解质、微量元素、维生素）在无菌条件下混合。

配制的混合顺序：

1. 先将胰岛素加入葡萄糖或氨基酸溶液中。

2. 将微量元素制剂加入氨基酸溶液中。

3. 将磷酸盐加入另一瓶氨基酸溶液中。

4. 将电解质（钙、钠、钾等）分别加入葡萄糖液中。

5. 将高渗葡萄糖或高渗盐水分别加入葡萄糖液中。

6. 用脂溶性维生素溶解水溶性维生素（粉剂）后加入脂肪乳剂中。

7. 取容量适宜的一次性静脉营养输液袋，检查无菌状态。

8. 将上述配制好的药液经过滤管道滤至静脉营养输液袋内，过滤顺序依次为氨基酸、葡萄糖、脂肪乳。在氨基酸、葡萄糖滤入混合过程中轻轻摇动，并肉眼检查袋中有无沉淀、变色等现象，确认无误后，最后将脂肪乳混入静脉营养输液袋。过滤完毕后，排净静脉营养输液袋中的空气，关闭过滤管道开关，拔出过滤管道，盖上安全帽。

9. 贴标签，注明科别、病区、床号、姓名、液体量、配制时间、配制人员、特殊说明等，由传递窗口传出，分发至各病区。

（二）影响肠外营养液稳定性因素

1. pH 值和葡萄糖液　脂肪乳剂 pH 值为 8 左右，当肠外营养液液 pH 值下降时，脂肪颗粒表面磷脂分子亲水端发生电离改变、负电位下降，以致脂粒间排斥力减弱。pH 值降至 2.5 时，负电位完全消失，脂粒间排斥力为零，能量屏障消失，脂粒逐渐靠拢，磷脂膜变薄，机械屏障也解体，最终导致脂粒聚集和融合。当 pH 值降至 5.0 以下时，脂肪乳剂即丧失其稳定性。葡萄糖液为酸性液体，pH 值为 3.5～5.5，不能直接与脂肪乳剂混合，否则会因 pH 值急速下降而破坏脂肪乳剂稳定性。

2. 氨基酸液　氨基酸分子因其结构特点能接受或释放 H^+，形成正分子或负分子，因而具缓冲和调节 pH 值的作用。氨基酸量越多，缓冲能力越强，故肠外营养液中应有较高浓度氨基酸，通常其液量不应低于葡萄糖液量。精氨酸和组氨酸为带正电荷氨基酸分子，虽可降低脂粒表面负电位，但因其在氨基酸液中浓度均很低，故不致影响脂肪微粒的稳定性。

3. 电解质　肠外营养液液中的阳离子达一定浓度时，可中和脂粒表面的负电荷，降低其相互间的排斥力，促使脂粒凝聚。当一价阳离子钠为 100mmol/L，一价阳离子钾为 50mmol/L 时，脂肪乳剂的稳定性丧失；二价阳离子钙为 1.7mmol/L，二价阳离子镁为 3.4mmol/L 时，则会立即沉淀，故为保持肠外营养液的稳定性，电解质含量应有所限制。

4. 放置的温度和时间　随着温度升高，脂粒运动增加，相互碰冲机会增多，易发生凝聚。配好的肠外营养液在室温条件下，24 小时内使用安全有效。

5. 磷和钙制剂的配制　为供给机体钙和磷，常在营养液中加入磷酸钾盐或钠盐，以及葡萄糖酸钙或氯化钙，但磷酸盐的磷酸根可与 Ca^{2+} 结合，形成不溶于水的磷酸钙而沉淀，从而可阻塞导管或终端过滤器滤膜，同时也减少供给机体的钙和磷的量。因此，加磷制剂和钙制剂需先经充分稀释之后才能混合。

6. 胰岛素　胰岛素在混合营养液中性质稳定，可与各种静脉营养制剂配伍混合。

第三节　肠内营养

肠内营养（enteral nutrition，EN）是指经胃肠道用口服或管饲来提供可满足或补充代谢需要的营养基质及其他各种营养素的支持方式。肠内营养包括肠内制剂、特殊医学用途配方食品（人工合成）、匀浆膳（天然食物配置）、治疗膳食（称重膳食、基本膳食）。

肠内营养的作用更符合人体生理需要，可提供安全、平衡、全面的各种营养素；当有食物通过肠道时，有助于改善门静脉系统循环，改进腹腔内有关器官尤其是肠道的血液灌注与氧的供给；能维持消化系统的正常生理功能，有利于蛋白质合成和代谢调节，避免从体循环释放含氮废气而刺激肠黏膜细胞增殖，能促进胃肠功能恢复；能促进肠道激素与免疫球蛋白的释放；有利于肠黏膜细胞的生长，可改善肠黏膜的渗透性，维护肠黏膜屏障功能，减少肠道细菌移位；预防肠外营养、长期禁食所引起的淤胆、肝脏损害、肠道黏膜萎缩、各种代谢紊乱、导管败血症等。从整体治疗效果来看，肠内营养对促进危重症患者营养状态的改善是有重要意义的。

临床医生为需要给肠内营养治疗的住院患者开具医嘱为肠内营养治疗（鼻胃管、鼻十二指肠管、鼻空肠管、胃造瘘、空肠造瘘、口服强化）。

一、肠内营养制剂的分类

肠内营养制剂目前成为国内关注的一个热门话题，我国在 2013 年由原国家卫生和计划生育委员会发布了《食品安全国家标准：特殊医学用途配方食品通则》，特殊医学用途配方食品就是我们常说的"肠内营养制剂"，肠内营养制剂在我国已有 40 多年的使用历史，本章节仍按肠内营养制剂进行介绍。

肠内营养制剂可根据组成分为非要素制剂、要素制剂、组件制剂和特殊治疗用要素制剂等四类。

1. 非要素制剂　是以整蛋白或整蛋白游离物为氮源的肠内制剂，渗透压接近等渗，口感较好，适用于口服，亦可管饲，使用方便，耐受性强，适用于胃肠道功能较好的患者。

（1）匀浆制剂　是采用天然食物经匀浆机加工后制成，需经肠道消化后才能被人体吸收利用，适用于肠道功能正常的患者。包括商品匀浆制剂和自制匀浆制剂两类。前者系无菌、即用性均质液体，其成分明确，可通过细孔径鼻饲管喂养，使用较为方便，缺点在于营养素不易调整，价格较高。后者是选择多种食物混合配制而成，包括主食、肉、乳、蛋、豆、菜、糖、油、盐等，含有动植物蛋白、脂肪、碳水化合物、矿物质和维生素，可根据实际情况调整营养成分，价格较低，制备方便灵活，但维生素和矿物质的含量不明确或差异较大，固体成分易沉降，浓度较高，不易通过细孔径鼻饲管，使用时应注意匀浆温度不宜过热、过冷，还要注意配制时的卫生及配置后的保存。

（2）整蛋白为氮源的非要素制剂

①含牛奶配方：该制剂的氮源为全奶、脱脂奶或酪蛋白，蛋白质生物学价值高，口感较以分离大豆蛋白为氮源者要好。但含有乳糖，不宜用于乳糖不耐受症患者和重症患者。

②不含乳糖配方：对于乳糖不耐受症患者，可考虑采用不含乳糖的肠内营养制剂。其氮源为可溶酪蛋白盐、大豆蛋白分离物或鸡蛋清固体。

③含膳食纤维配方：此类制剂包括添加水果、蔬菜的匀浆制剂和以大豆多糖纤维的形式添加膳食纤维的非要素制剂。此类制剂适用于葡萄糖不耐受、肾功能衰竭、结肠疾患、便秘或腹泻等患者。使用时应采用口径较大的输注管。

2. 要素制剂　以水解蛋白或氨基酸为氮源的肠内制剂。其特点是营养全面，无须消化或略消化即可直接吸收，成分明确，不含纤维，不含乳糖，但适口性差，适用于消化吸收功能差的患者。

3. 组件制剂　组件制剂也称不完全营养制剂，是以某种或某类营养素为主的肠内营养制剂。

可对完全制剂进行补充或强化，以弥补完全制剂在适应个体差异方面的不足；亦可采用 2 种或 2 种以上组件制剂构成组件配方，以适合患者的特殊需要。组件制剂主要包括蛋白质、脂肪、糖类、维生素和矿物质组件。

（1）蛋白质组件　蛋白质组件选用高生物价蛋白为原料，如牛奶、酪蛋白、乳清蛋白、大豆分解蛋白，但也有用蛋白质水解物或氨基酸混合物。整蛋白相比氨基酸混合物、蛋白质混合物及蛋白质酶解物，其口味好，渗透压低，患者易接受，但组件膳黏度较高，管饲时须选择孔径较大的硅胶管。蛋白质组件可配制成适用于肝性脑病或肾功能衰竭的饮食，也可配制成高蛋白质饮食用于超高代谢，或添加在流质中。

（2）脂肪组件　脂肪组件常用中链三酰甘油（MCT）及长链三酰甘油 C6 ~ C11（LCT）2 种。若患者有明显消化吸收功能障碍，宜选用 MCT 配方较有利，因其吸收不依赖胆盐或胰酶，可直接经过肠上皮进入门静脉系统，而不通过淋巴循环，如可可油，应用超过 3 周时，需补充 LCT，使所含的亚油酸提供的总能量达 3%；LCT 可选用红花油、大豆磷脂、玉米油等。

（3）糖类组件　糖类组件有多种，如葡萄糖、液体玉米糖浆、固体玉米糖浆、麦芽糊精等。宜选用麦芽糊精及葡萄糖多聚体，其优点是味道不是很甜，渗透压不高，升高血糖和刺激胰岛素分泌的反应均较葡萄糖或蔗糖低。

（4）其他营养素组件　组件饮食所含的营养素不齐全，尤其是矿物质及维生素基本不含或含量很低，故使用组件膳食时应注意添加这些微量营养素。

4. 特殊治疗用要素制剂

（1）肝功能衰竭用要素制剂　目的是维持适当营养，有利于肝细胞再生和肝功能恢复，减轻或防止肝性脑病。

（2）肾功能衰竭用要素制剂　用于急性或慢性肾功能衰竭患者，供给 8 种必需氨基酸，可重新利用体内分解的尿素氮合成非必需氨基酸，这样既可减轻氮质血症，也可合成蛋白质。

（3）创伤用要素制剂　蛋白质及支链氨基酸（BCAA）含量均较高，用于手术后、烧伤、多发性骨折、脓毒血症等高代谢患者。

（4）肺疾病专用要素制剂　脂肪含量较高，产热比例达到 41% ~ 55%；糖类含量低，产热比例降至 27% ~ 39%，以降低 CO_2 产生；蛋白质含量足以维持瘦体组织，并满足合成代谢需要；热量密度达到 1.5kcal/mL，用以限制液体量。

二、肠内营养的输注途径

对于营养不良或可能发生营养不良而不能进食或不愿进食的患者，以及对于暂时或长期消化吸收功能障碍者，只要胃肠有一定功能，并能摄入食物，就可以用肠内营养的方式以补充营养。肠内营养按照供给方式可分为口服和管饲两类。

（一）口服

口服肠内营养是指经口摄入肠内营养制剂，可用于意识清醒，无口腔、咽喉疾病，但有一定程度消化吸收障碍，或因疾病造成营养素缺乏，需进行营养治疗者。口服肠内营养液可为非等渗液。口服剂量应能满足疾病状态下机体对营养素的需要，或纠正营养素的缺乏。口服是最经济、最安全、最简便的提供全面营养的方法，且符合正常生理过程。

口服肠内营养的前提是患者意识清楚，咀嚼、吞咽功能正常，消化功能正常或仅有轻微障碍者。即使进食量很少，对胃肠功能也有促进作用。如患者食欲不佳，在经口膳食的基础上，必要时可补充增进消化、促进合成代谢的药物；术后何时进食，采用何种饮食为宜，都应根据患者的具体情况而定，一般原则是非腹部手术可以根据手术大小、麻醉方法以及患者对麻醉的反应决定进食时间和数量。

（二）管饲

管饲肠内营养，又称为管饲喂养，是指经鼻 - 胃、鼻 - 十二指肠、鼻 - 空肠置管，或经胃、空肠造口置管。输注肠内营养制剂的方法是临床提供营养极为重要的方法。适用于各种原因导致的不能经口进食，或摄食不足，或消化吸收功能严重受损者。管饲营养治疗时应注意数量由少到多，浓度由低到高，速度由慢到快，以减少胃肠反应。管喂饮食包括非要素饮食的流质饮食、匀浆饮食和要素饮食。进行管饲肠内营养时需根据不同病情、性别、年龄及对管饲饮食耐受情况进行单独配制。应及时了解病情变化，修订饮食配方和营养治疗计划。管饲肠内营养可长期使用，应注意饮食中营养素的平衡。

管饲分为一次性输注、间歇性输注和连续滴注三种方法，采用何种方法决定于饮食性质、喂养管类型与大小、管端位置及营养素需要量。质地软、管径小的喂养管不适用于黏度大或混有研碎药品的饮食。肠内营养以连续滴注的效果最好，营养素吸收较好，大便次数及数量显著少于间歇输注，达到营养治疗目标量的时间较快，胃肠不良反应较少。

1. 一次性输注　适用于已由其他途径供给大部分营养素的患者，如由肠外营养向肠内营养过渡者，或需补充特定营养素者。用此法进行营养治疗时，输注剂量不宜过多，通常为 100～250mL/次，浓度也不宜过高。

2. 间歇性输注　间歇性输注是将每天所需营养制剂分成若干次，每次限量输注的管饲方法。对于尚有大部分消化吸收功能的患者，每天可输注 4～6 次，类似于经口进食时的餐次，每次 250～300mL。对于消化系统受损的患者，每天宜输注 6～8 次，先以每次 50～75mL 的剂量输注，8小时后增至每次 100～125mL，后增至每次 150～175mL，24 小时后可增至每次 200～250mL。初次输注时浓度不宜过高，剂量不宜过大，否则患者易出现胃潴留、腹胀等症状。递增速度也不宜过快。待患者适应后可逐渐增加营养液浓度和输注剂量，减少管饲次数，可达 5～6 次/日。

3. 连续滴注　指将营养制剂持续 12～24 小时输注入患者体内。适用于危重急症患者及十二指肠或空肠近端喂养的患者。输注速度可根据病情调整，初期宜缓慢，以使患者适应，多由50mL/h 开始，以 25mL/h 递增，浓度由 5% 递增至 25%。

三、肠内营养的应用

（一）肠内营养的适应证

1. 摄食困难

（1）经口进食困难　因口腔、咽喉炎症，或食管肿瘤手术后、烧伤、化学性损伤等造成咀嚼困难或吞咽困难者。

（2）经口摄食不足　因疾病导致营养素需要量增加而摄食不足，如大面积烧伤、创伤、脓毒血症、甲亢、艾滋病、厌食、蛋白质能量营养不良、癌症化疗及放疗等患者。

（3）无法经口摄食　因脑血管意外或吞咽反射丧失而不能吞咽者，或脑部外伤导致中枢神经系统紊乱、知觉丧失而不能吞咽者。

2. 胃肠道疾病

（1）短肠综合征　术后适当阶段应采用或兼用肠内营养，以更有利于肠道的代偿性增生与适应。由肠外营养过渡到肠内营养需根据胃肠功能恢复的程度，采用逐渐增加肠内营养剂量的方式，能够完全满足机体营养素需要量时，方可停止肠内营养。

（2）胃肠道瘘　适用于所提供营养素不从瘘孔中流出的患者。高位的胃十二指肠瘘可由空肠造口，直接由空肠给予要素制剂使瘘孔肠道完全休息，有利于瘘口愈合。对于近端有 10cm 以上功能良好的小肠的小肠瘘，可由胃内喂养。必要时可与肠外营养结合应用。

（3）炎性肠道疾病　溃疡性结肠炎在病情严重时应采用肠外营养，待病情逐渐缓解，小肠功能适当恢复且可以耐受要素制剂时，可通过缓慢、连续输注等渗的要素制剂，提供所需能量与蛋白质。肠内营养有利于防止肠管黏膜萎缩，能改善肠黏膜屏障功能，防止菌群移位。

（4）吸收不良综合征　小肠憩室炎及各种疾病导致的顽固性腹泻，适当的肠内营养有助于疾病的恢复和营养状况的改善。

（5）胰腺疾病　对于急性胰腺炎的患者应首选肠外营养，病情不严重的胰腺炎患者在麻痹性肠梗阻消退后，以及急性胰腺炎恢复期，采用适当的空肠喂养，可以有效减少胰腺外分泌并补充营养素。

（6）结肠手术与诊断准备　进行结肠手术前的肠道准备或进行结肠镜检查寄放射性检查时，应用无渣肠内营养制剂可降低菌群失调和感染，从而降低手术的危险性，使检查结果更准确，术后护理更方便。

（7）其他疾患　神经性厌食或胃轻瘫综合征患者，肠内营养制剂有利于短期内营养不良状况的改善和胃轻瘫的恢复。

3. 其他疾病

（1）手术前后营养治疗　择期手术的患者在术前 2 周进行肠内营养支持，其代谢状况可得到改善，恢复适当的体重，增加血清白蛋白含量及补充体内的能量储备，以降低术后的并发症与死亡率，改善营养状况和免疫功能，提高手术耐受力，减少术后并发症。

（2）肿瘤化疗、放疗的辅助治疗　肿瘤的化疗和放疗均可产生多种不良反应，包括厌食、黏膜溃疡、恶心、呕吐、腹泻、味觉改变或肝损伤等导致营养摄入或利用不足而发生的营养不良，加重毒性反应。适当的肠内营养有助于改善症状，提高患者耐受力。

（3）超高代谢　如严重烧伤、创伤、化脓感染、多发性骨折等急性期内代谢率增高，蛋白质大量丢失者，均可应用。

（4）肝功能衰竭　采用特殊肝功能衰竭营养制剂，能纠正血浆氨基酸谱紊乱及补充蛋白质，改善营养状态。

（5）慢性营养不良　肿瘤或慢性消耗性疾病可引起营养不良，多伴有食欲差，进食极少，补充要素饮食可增加机体抵抗力，尤其是肿瘤患者可增加对化疗或放疗耐受力。

（6）肾衰竭　采用特殊肾衰竭营养制剂，可减轻氮质血症，又有助于合成体蛋白。

（7）心血管疾病　心脏病引起的恶病质时，如经口摄入的能量不足 1000kcal/d，应肠内营养补充；如低于 500kcal/d，则应采用肠外营养以维持代谢需要。

（二）肠内营养的禁忌证

1. 急、慢性胰腺炎急性发作期。

2. 严重应激状态、麻痹性肠梗阻、上消化道出血、顽固性呕吐、严重腹泻或腹膜炎。

3. 小肠广泛切除 4～6 周以内。

4. 严重吸收不良综合征。

5. 缺乏足够小肠吸收面积的空肠瘘的患者，无论在瘘的上端还是下端喂养，均有困难，故不能贸然进行管饲，以免加重病情。

6. 3 个月以内的婴儿。

7. 完全性肠梗阻及胃肠蠕动严重减慢的患者。

8. 胃大部分切除后的患者不能耐受高渗肠内营养，易产生倾倒综合征。

（三）肠内营养的并发症及预防

1. 胃肠道并发症　肠内营养多采用鼻饲或胃、空肠造口管输入肠内营养制剂，因此最常见的并发症是腹泻、恶心、呕吐、便秘。

（1）腹泻

①营养制剂选择不当：营养制剂中脂肪含量相差较大，低脂肪营养液脂肪提供能量仅占 0.9%～2%，高脂肪营养液脂肪提供能量达 9%～31%，前者仅供给必需脂肪酸，而后者除提供必需脂肪酸外，尚提供能量。对于脂肪吸收不良的患者，高脂肪较易致腹泻，因此，在选用肠内营养制剂时应熟悉各种产品的营养素的质和量及渗透压。

②营养液高渗或滴速过快：高渗营养液进入肠腔后，肠黏膜吸收水分障碍，反向肠腔内分泌水分而致腹泻。预防办法为稀释后少量、缓慢输注，速度控制在 40～50mL/h，24 小时后再逐渐增量达到需要量。不要同时增加输液速度和营养液浓度，可先增加输注速度，然后逐渐增加浓度，这样可以减少腹痛、腹泻，避免水电解质失衡。通常情况下，肠内营养制剂能量密度应控制在 4.18kJ/mL（1kcal/mL）左右，不宜过高。

③营养液温度过低：营养液温度应维持在 40℃左右，当低于室温时，则易发生腹泻，尤其是体弱的老年人。通常应在体外复温到室温后再输注入肠。

④严重营养不良、低蛋白血症：尤其白蛋白低于 30g/L 时，因肠黏膜萎缩可导致腹泻。此种情况应低浓度、小剂量开始逐渐使患者适应，有的需 1～2 周才可达到完全肠内营养的需要。

⑤医源性感染：危重患者长期应用抗生素致肠炎、腹泻，在此种情况下应用肠内营养则会加重腹泻，应针对病因进行处理。

（2）恶心、呕吐　要素制剂因氨基酸和短肽多有异味，即使增加调味剂仍有 10%～20% 患者会出现恶心或呕吐。胃排空延迟是导致恶心、呕吐最常见的原因。胃排空受损的危险因素包括：慢性疾病（如糖尿病、迷走神经切断术、腹水或肌肉疾病）、急性疾病（如大范围创伤、腹部手术、胰腺炎、脊髓损伤）。

对恶心、呕吐的肠内营养患者的预防方法有：①如怀疑胃排空延迟，应减慢输注速度和给予胃肠动力药；②对症处理，如给予止吐剂等；③排除肠梗阻。

（3）便秘　便秘是由卧床不活动、肠道动力降低、水摄入减少、粪便阻塞、缺乏膳食纤维等引起。肠道动力降低和脱水可导致粪便阻塞和腹胀。充分饮水和应用含不溶性纤维的配方可解决便秘问题。持续便秘需要使用软化剂或肠道蠕动刺激剂。便秘应注意与肠梗阻相鉴别。

2. 代谢并发症

营养液配方很难适应所有个体，危重、年老、意识障碍的患者有可能出现代谢并发症。常见的是脱水和高血糖症，但发病率明显低于肠外营养，预防及处理的关键是认真监测，及时纠正。

（1）水和电解质平衡紊乱

①脱水：水补充不足可出现高渗性脱水。应查明脱水原因，增加水分摄入。

②高钾血症：营养液含钾过高，患者肾功能障碍，钾排出减少，出现高钾血症。应更换营养液配方。

③低钾血症：应用利尿药，胃肠液丢失未额外补钾而发生低钾血症。应及时纠正钾缺乏，并寻找原因。

④低钠血症：营养液选择低钠，长期未补充钠盐，大量出汗，可发生低钠血症。应更换配方，并限制液体。

⑤矿物质缺乏：多由长期应用肠内营养或营养液选择不当，或补充不及时，可引起铜、镁、钙等矿物质缺乏。

（2）高血糖　营养液渗透压高致高血糖，发生率达 10% ~30%。应减慢营养液输注速度或降低浓度，并应用胰岛素使血糖接近正常。

（3）维生素缺乏　配方中维生素 K 含量较低或缺乏，肠内营养时间长则易发生缺乏，可致凝血酶原时间延长。

3. 感染并发症

（1）营养液被污染　营养液配制时未严格执行无菌操作可造成污染，配置后室温放置时间过长也可致细菌繁殖，导致在输注时带入细菌。通常配好后在室温下可保持 12 小时，若时间过长，营养液易受污染，应低温保存。

（2）滴入容器或管道污染　要求配制用容器严格进行灭菌处理，输液管道应保持无菌，每天更换，并定期进行细菌培养监测。

（3）吸入性肺炎　主要是幼儿、老人、呼吸困难者、吞咽反应迟钝者及昏迷患者。对这些患者行肠内营养时应严格监护，预防吸入性肺炎。基本原因是胃排空不良、胃潴留导致胃液连同输入营养液呃逆反流，致误吸所致。防止胃内容物潴留及反流是预防的基础，可采取以下措施：

①滴注营养液时始终使床头抬高 30 ~45°。

②高渗营养液易在胃内潴留，开始时应稀释营养液，逐渐加至全量；输注速度从 40mL/h 逐渐增加到足量（80 ~100mL/h）以满足机体需要。不要同时增加滴速和浓度，应逐步调整。

③及时检查及调整鼻饲管管端位置，鼻胃管有时因咳嗽、呃逆而卷曲，管端可返入食管，易致呕吐。应确保鼻胃管在幽门上端，或采用鼻肠管，高危患者应采取空肠造口置管，以减少营养液潴留，降低吸入性肺炎的发生率。

④经常检查胃潴留情况，一旦潴留液超过 100mL 应暂停输入 2 ~8 小时，证实胃潴留小于 100mL 后以低浓度、较慢速度重新开始滴注，然后逐步调整。

4. 置管并发症

（1）经鼻胃管　经鼻胃管长期放置后可致接触性的咽、食管、胃和十二指肠的黏膜坏死、溃疡及脓肿，如果预计需长期肠内营养，应选择胃造口以替代鼻胃管。

（2）胃、空肠造瘘　主要为造瘘口周围渗漏，提示导管失去功能或孔径不合适。失去功能的导管应予更换，如果发生感染需用药物治疗，甚至需要拔出导管。

5. 并发症的预防

（1）思想工作：在置管前使患者和家属了解这种方法是促进康复的暂时性有效措施，使其配合并乐于接受。

（2）保证营养液的新鲜卫生。

（3）能量密度不宜过高，一般情况下在 4.18kJ/mL（1kcal/mL）左右。

（4）营养液渗透压不宜过高。

（5）逐渐增加输注速度和营养液浓度，可先增加输注速度，待患者耐受，再增加营养液的浓度。

（6）控制营养液的温度为 38~40℃。

（7）多不饱和脂肪酸提供能量 <2% 时，可发生脂肪酸缺乏，应增加脂肪。

（8）输注黏稠营养液或者碾粉药物，通过鼻饲管时易堵塞，可每 2 小时注入 20mL 液体（水、胰酶液、可乐），冲去黏稠物，保持管道畅通。

（9）间歇性推注时，适宜的输注速度是 20~30 分钟内输入 400~600mL，每次管饲前应检查胃潴留，如抽吸液达 100mL 应停止管饲，抽出的潴留液应缓慢注入胃内，以减少胃液内的有效成分和电解质丢失。

（10）十二指肠和空肠对输注的营养液容量和渗透压敏感性比胃高，营养液中能量密度应逐渐增加。

（11）胃肠消化吸收功能极差时，可用单体成分明确的配方制剂，或使用多聚体营养配方。

（12）注意口腔卫生及护理。

四、肠内营养的监测

肠内营养在临床治疗过程中起着重要作用，为减少并发症的出现，及时监测非常关键，监测指标如下：

1. 生命体征 体温、脉搏、呼吸变化，及时发现有无不良反应和感染并发症。

2. 每日出入量 了解患者液体平衡，以指导调整每日静脉摄入液体量。危重患者应详细记录 24 小时尿量、消化液量、出汗情况、气管切开不显性丢失液量。记录每日要素膳中所含蛋白质、脂肪、糖类及总能量，计算氮平衡。

3. 体重 体重是评估营养状态的重要指标和常用指标，可每周测量体重 1~2 次。水代谢异常除外（脱水、水肿）。

4. 上臂肌围和肱三头肌皮褶厚度 反映全身骨骼肌量变化，每周测定 1 次。

5. 血糖和尿糖 糖尿病及严重应激状态患者，应及时调整供能营养素和胰岛素用量。

6. 电解质 钾、钠、氯、钙、镁、磷的浓度，当病情稳定时，可每周测 1 次。

7. 血液常规检查 白细胞计数、分类，红细胞计数，血红蛋白浓度，血小板计数。

8. 肝肾功能 包括血清总胆红素、直接胆红素、天冬氨酸转氨酶、丙氨酸转氨酶、碱性磷酸酶、谷氨酰转肽酶、尿素氮、肌酐等。

9. 血脂分析 包括血清总胆固醇、三酰甘油、低密度脂蛋白胆固醇、高密度脂蛋白胆固醇、载脂蛋白等，每周或每 2 周测 1 次。

10. 监测 监测肠内营养制剂的浓度和滴注速度。监测鼻饲管位置。

11. 血清蛋白质 蛋白质特别是内脏蛋白代谢情况，可经血清有关蛋白质尤其是半衰期短的蛋白质变化得到反映，可测定血清白蛋白、转铁蛋白、前白蛋白、视黄醇结合蛋白及纤维连接蛋白等。

12. 血气分析 了解体内酸碱平衡及紊乱情况，应加以严密监测。

五、肠内营养液的配制

肠内营养液应在肠内营养配制室完成，为保证肠内营养液配制过程安全可靠，肠内营养配制室需保证足够的面积、合理布局、设备齐全、物品摆放规范、环境洁净。

　　肠内营养液配制包括口服营养补充、空肠营养液、匀浆膳的配制。在审核处方时，主要审查处方中各种营养制剂或食物的种类、剂量，以及它们之间的配比是否符合基本要求。肠内营养液的配制步骤如下：

　　1. 口服营养补充剂（粉剂）的配制　按照处方，分次精确称重各种肠内营养制剂，装入包装袋中，封订袋口，贴上标签分发。

　　2. 空肠营养液的配制　在百级净化台中配制。准备营养制剂、量杯、搅拌棒等物品；按照处方称量所用营养制剂，用量杯量取温开水，充分搅拌、混匀，制成所需体积的混悬液；过滤分装，核对后贴上标签分发。

　　3. 匀浆膳的配制　首先准备物品，包括食物原料出库及初加工，胶体磨、用具的清洗消毒。按照从食物、营养制剂的顺序称量，依次添加至胶体磨中，用量杯加水研磨，分装瓶中加热制熟，核对贴上标签后分发。

　　为保证肠内营养液的质量，应定期对环境、用具、营养液进行细菌培养。

第四节　医院膳食

　　疾病的治疗是医疗、护理和营养方面的综合治疗。医院膳食是医疗的一部分，直接或间接影响医院的医疗水平和服务质量。

　　临床医生为住院患者开具膳食医嘱包括基本膳食（普通膳食、软饭、半流质、流质）、治疗膳食（糖尿病膳食、高蛋白膳食、低蛋白膳食、低嘌呤膳食、低脂膳食、低胆固醇膳食、低盐膳食、无盐膳食、低钠膳食、低盐低脂膳食、高钾膳食、低钾膳食、低膳食纤维或少渣膳食、高纤维膳食、低铜膳食、低碘膳食）、试验膳食（潜血膳食、钠钾代谢膳食、钙磷代谢膳食）。

一、医院膳食分类

　　医院膳食是为住院患者配制符合人体基本营养需要和各种疾病治疗需要的膳食，其种类很多，为了便于管理，概括起来分为基本膳食、治疗膳食（称重膳食）和试验膳食。

　　1. 基本膳食

　　根据膳食的质地、形态及烹饪原则，基本膳食分为普通膳食、软饭、半流质、流质。这几种膳食的区别在于食物质地不同，能够满足不同疾病患者的需要。这四种常规膳食是可以相互转化的。无论哪一种质地的基本膳食，营养都应该是"均衡合理"的，即营养素种类齐全、营养量充足。

　　（1）普通膳食　普通膳食是医院膳食的基础，在综合医院中有70%～80%以上的住院患者采用此类膳食。

　　①特点：本膳食接近正常人饮食。每日供应早、午、晚三餐，每餐之间间隔4～6小时。

　　②适用对象：体温正常、咀嚼和吞咽功能正常、消化功能正常的患者；恢复期患者；在治疗上对膳食无特殊要求的患者；内、外、妇产、五官等科患者均可使用。

　　③膳食原则：膳食配制应以均衡营养和接近正常膳食为原则，每日热能为7.53～8.37MJ（1800～2000kcal），蛋白质为60～75g。供给的食物中应包括谷类、蔬菜、鱼肉、蛋类、奶类、肉禽类、豆类、适量的脂肪及少量的调味品。每日的蔬菜不应少于300g，其中黄绿色蔬菜＞50%。

（2）软饭　软饭是一种平衡膳食。

①特点：软饭是一种质软、容易咀嚼、易消化的膳食，常作为从半流质到普通膳食的过渡膳食，每日供应 3～5 餐。软饭较易消化吸收，对保护消化道有益处。

②适用对象：咀嚼或吞咽不利者；小儿、老年人；低热、食欲下降、胃肠功能减弱者；手术恢复期者。

③膳食原则：食物加工和烹制要细、软、烂，不选含粗纤维多的蔬菜，清淡、少盐。一般采用清蒸、汆、烩、炖、清炒等烹调方式。每日热能为 7.53～8.37MJ（1800～2000kcal），蛋白质为 60～75g。主食以发酵类面食为主。长期采用软饭的患者因蔬菜切碎、煮软过程中水溶性维生素和矿物质损失较多，应注意适当补充。

（3）半流质　半流质是介于软食和流食之间的膳食。

①特点：比较稀软，呈半流质状态，易于咀嚼和消化。虽然食物质地更为稀软，但半流质也应提供充足的能量和各种营养素。为此，必须多次进食。

②适用对象：发热、消化道疾病患者，或需膳食过渡者。

③膳食原则：采用无刺激的半固体食物，忌用粗纤维、粗粮、咀嚼吞咽不便的食物。少量多餐，每日进食 5～6 餐，每餐食物的总容量为 300mL 左右。每日热能为 6.28～7.53MJ（1500～1800kcal），蛋白质为 55～90g。根据病情和消化能力可吃些软荤菜、软素菜及去皮软水果等；少渣半流质膳食：比较严格地限制膳食中的纤维，除过滤的菜汤、果汤、果汁外，不用其他果菜。常用食物：面条、面片、馄饨、粥类、肉末、鱼肉、鸡蛋羹等。

（4）流质　流质是流体状态食物。

①特点：由液体食物组成，不需要咀嚼，易于吞咽。

②适用对象：高热、吞咽困难、口腔疾患、术后、急性消化道疾患等患者。

③膳食原则：用液状食物，如米汁、稀藕粉、菜汁、果汁等。因所含热量及营养素不足，故只能短期使用。肠内营养制剂或特殊医学用途配方食品的应用可避免因长期使用流质而造成的营养素缺乏。用法：每日 6～8 次，每 2～3 小时一次，每次 200～300mL。每日热能为 6.28～7.53MJ（1500～1800kcal），蛋白质为 55～90g。

2. 治疗膳食

（1）高能量膳食

①适用对象：甲亢、高热、烧伤、产妇、需增加体重者及恢复期患者。

②膳食原则：在基本膳食的基础上加餐两次，如普通膳食者三餐之间可加牛奶、酸奶、鸡蛋、藕粉、蛋糕等，如半流质或流质饮食者，可加肠内营养制剂或特殊医学用途配方食品等。每日供给总热量为 12.55MJ（3000kcal）左右。

（2）低能量膳食

①适用对象：需要减轻体重者，如单纯性肥胖者；为控制病情减少机体代谢负担的患者，如糖尿病、高血压、高脂血症、冠心病等患者。

②膳食原则：根据病情限制能量供给，平衡膳食，饮食多样化，定时、定量、限油，增加新鲜蔬菜尤其是深绿叶蔬菜的摄入，每日盐的摄入量应控制在 6g 以下。每日热能不低于 5.02MJ（1200kcal），能量减少应逐渐进行，以利于机体动用、消耗储存的脂肪，防止出现不良反应。

（3）高蛋白膳食

①适用对象：营养不良、严重贫血、烧伤、肾病综合征、大手术后及癌症晚期等患者。

②膳食原则：在基本膳食基础上增加含蛋白质丰富的食物，如肉类、鱼类、蛋类、乳类、豆

类等。蛋白质供给每日为 1.5~2g/kg，但总量不超过 120g，总热量为 10.46~12.55MJ（2500~3000kcal）。

（4）低蛋白膳食

①适用对象：急性肾炎、急慢性肾功能不全、肝性昏迷等患者。

②膳食原则：维持正常能量，每日蛋白质摄入量为 0.6~0.8g/kg，优质蛋白质占一半。减少植物蛋白质高的食物摄入，如菇类、鲜豆等，每天摄入一定量的麦淀粉，既可以满足能量，又不增加植物蛋白质的摄入。

（5）低脂肪膳食

①适用对象：急慢性胰腺炎、胆囊炎、胆结石、胆道阻塞、高脂血症、动脉硬化、肥胖症、腹泻等患者。

②膳食原则：每日脂肪摄入量在 50g 以下。采用蒸、煮、焖、炖、汆、拌等烹调方法，不用油煎、炸等烹调方法。可以选择含脂肪少的低脂或脱脂牛奶、豆腐、豆浆、去皮去油的肉禽鱼类、新鲜蔬菜、水果。

（6）低盐膳食

①适用对象：缺血性心脏病、肾脏病、肝硬化（有腹水）、高血压、妊娠高血压等患者，以及使用肾上腺皮质激素治疗的患者。

②膳食原则：每日食盐不超过 2g，禁食腌制品和酱制品。

（7）低嘌呤膳食

①适用对象：高尿酸血症、急慢性痛风、尿酸性结石等患者。

②膳食原则：痛风患者在关节炎急性发作时，每日嘌呤摄入不超过 150mg，经治疗血尿酸长期保持在正常水平者可以适当增加，但高嘌呤食物也属于禁忌。合理选择含钠、钾、钙、镁较多的食物，如蔬菜、马铃薯、红薯、奶类等，可以增加尿酸的排泄。蔬菜除豆类（豌豆、扁豆）、蘑菇、海藻不可大量食用外，其他均可食用。如心肾功能正常，应多饮水，每日饮水量应保持 2000~3000mL，以促进尿酸排泄及避免结石形成，应以天然苏打水、天然矿泉水、淡茶水、白开水为宜。蛋白质每日摄入量以 0.8~1.0g/kg 为宜，以牛奶和鸡蛋为主，可适量食用瘦畜肉、禽肉、河鱼，将肉切成片或块煮沸，去汤再吃。每日盐不超过 6g 为宜，一般控制在 2~5g。烹调方法多用烩、煮、熬、蒸、汆等，少用煎、炸方法。禁用动物内脏（肝、肾、脑）、蛤蜊、蟹、鱼、肉汤、鸡汤等含嘌呤高的食物。各种刺激性的调味品（如芥末、辣椒、花椒、咖喱等）、酒、浓茶、咖啡等能兴奋神经，诱发痛风急性发作。还须禁酒，尤其是啤酒。

3. 试验膳食

（1）潜血试验膳食

①适用对象：该膳食用于配合大便潜血试验，以了解消化道出血情况。

②膳食原则：试验前 3 天禁食肉类、动物血、蛋黄、含铁剂药物及大量绿色蔬菜。可食蛋白、豆制品、花椰菜、面条、马铃薯等。

（2）内生肌酐清除率试验膳食

①适用对象：测定肾小球滤过功能的患者。

②膳食原则：检查前 3 天均用素食，禁食肉类、鱼类、鸡类等食物，试验期间不要饮茶和咖啡。

二、医院膳食管理

医院膳食又称医疗膳食，是临床营养的重要组成部分，是临床营养治疗的手段之一。营养科管理的对象主要是人、财、物三个方面，只有制度健全，人员组织结构合理，分工明确，责任落实，才能更好地发挥治疗作用。

1. 医院膳食管理原则

（1）医院膳食的管理模式　医院膳食是医疗的一部分，为了切实可行地落实临床营养治疗，医院膳食的管理应隶属营养科全面管理。

（2）医院膳食的执行程序　医院膳食的执行程序同医嘱相同，由医疗膳食配制室（患者食堂）制作。由临床医生开具膳食医嘱，同时做营养风险筛查；护士通知营养科；营养医生查房，通过化验、检查及患者的症状，做出营养评价、营养诊断，制订营养治疗方案；编制食谱；医疗膳食配制室采购食品，按处方称重制作；由膳食护士送至患者床前。这是一项十分复杂而又细致的工作。

2. 医院膳食管理制度

医院膳食管理制度包括住院患者膳食管理制度、行政财务管理制度、膳食护士预约分发送餐工作制度、原料采购制度、库房管理制度、餐前检查制度、卫生制度、食品留样制度、值班交接班制度、医院感染监督制度、设备维护维修制度、考核制度等。

3. 医疗膳食配制室的基本设备

（1）食品加工、配制　准备间、各配制间的设备、容器用具；治疗膳食配制间应配备天平、量杯、专用治疗盘等器具。

（2）冷藏冷冻储存　库房及配制间的冰箱、冰柜、货架、货柜。

（3）刷洗消毒设备　刷洗池、蒸汽锅等消毒设备。

（4）运送、冬季保温　送餐车等车辆，自保温餐车或充气管道。

（5）膳食质量检测　食品留样柜和膳食质量检测设备。

4. 医疗膳食人员配备及职责

（1）医疗膳食配制室主管　营养或烹饪相关专业大学专科以上学历。

（2）营养烹调师　烹饪院校大学专科以上毕业，取得相应技术等级证书。人数与医院床位比例为 1∶25～1∶30。

（3）膳食护士　护理及营养相关专业中专以上学历，人数与医院床位比例为 1∶35～1∶40。

（4）其他人员　财务人员、库管人员、采购人员。

三、营养病历的书写

营养病历是危重患者营养治疗过程中重要的医疗文书。反映患者临床治疗中全过程的病情变化及营养治疗的疗效。完整的营养病历应该包括以下内容。

1. 病历首页　病历首页是营养治疗有关内容的简要小结。填写是在患者停止使用饮食后进行，应包括肠外营养、肠内营养和经口膳食营养的治疗效果，简明扼要。

2. 病历内容

（1）概况　病史摘要、主诉、现病史、过去史、膳食营养史、临床诊断。

（2）营养体格检查　临床各种阳性体征，初步的营养诊断，营养与膳食评价，包括测量指标等。

（3）营养诊疗原则　不同阶段热能及产热营养素供给量及分配比，维生素、矿物质、微量元素、某种特殊营养素的需要补给和限制；营养治疗方式的选择，预测病情发展，营养治疗过程中可能发生的问题，每日标准的营养需要量及膳食内容。

（4）营养素计算　详细计算摄入的营养素，包括肠外营养、肠内营养和经口膳食等，必要时计算氮平衡，预后营养指数评价等，每次更改饮食配方均需要重新计算营养素，一式两份，分别存留在临床病历与营养病历中，如肠外营养医嘱单、肠内营养医嘱单。

（5）病程记录　疾病与营养，营养与有关药物的应用，称重饮食者每天的实际摄入量，营养治疗后的疗效观察，食欲变化，消化吸收情况，机体代谢及症状变化，修改配方的意见，三级人员查房意见等均应认真详细记录。

（6）营养监测指标记录　包括身高、体重变化，肱三头肌皮褶厚度、臂围、臂肌围，生化检验指标，目前的应激状态，相关营养与疾病检查的项目等应有详细的记录。

（7）营养治疗小结　扼要的总结营养治疗疗效，出院或停止营养治疗后患者的饮食指导，个体营养方案及注意事项。

3. 注意事项

书写营养病历应注意科学性、真实性、可靠性，使用准确规范的医学用语，文字简洁，字迹端正，按序排列，真实反映营养治疗中的有关数据，可作为营养与代谢研究的资料。

第七章

心血管系统疾病的营养治疗

扫一扫，查阅本章数字资源，含PPT、音视频、图片等

心血管系统疾病是危害人们身心健康的重大疾病。据《中国心血管健康与疾病报告2019概要》报告，心血管病现患人数达3.3亿，心血管病死亡占城乡居民总死亡原因的首位。近年来，随着我国工业化、城镇化、老龄化进程加快，心血管病患病率呈现持续增高趋势。研究表明，心血管系统疾病的发病与人们不良的生活方式、饮食习惯和膳食营养素的不均衡摄取均有密切关系。因此，应在对心血管疾病患者进行药物治疗的同时，加强其饮食与营养治疗，倡导积极健康的生活方式，促进合理营养，提高与巩固治疗效果。

第一节　冠状动脉粥样硬化性心脏病

冠状动脉粥样硬化性心脏病简称冠心病，是冠状动脉粥样硬化导致血管腔狭窄或阻塞，造成心肌缺血、缺氧或坏死而引起的心脏病。冠心病是中老年人的常见病、多发病，男性多于女性。其危险因素包括膳食不均衡、肥胖、血脂异常、高血压、糖尿病、精神紧张和吸烟等。

一、临床表现

冠心病根据发病特点和治疗原则不同可分为慢性冠脉疾病和急性冠状动脉综合征两大类。慢性冠脉疾病又称为慢性心肌缺血综合征，其临床表现为阵发性的心前区或胸骨后压榨性疼痛或憋闷感，可向心前区或左上肢尺侧放射。急性冠状动脉综合征是一组由急性心肌缺血引起的临床综合征，临床表现多较慢性冠脉疾病的心痛发生频率高、程度重和持续时间延长。

二、营养治疗原则

营养治疗是冠心病的基础治疗之一，是通过搭配合理的能量、调整饮食中各种营养素的摄入比例，以延缓动脉粥样硬化的发生、发展，促进冠心病患者的早期康复，减少病情反复发作的次数，减少家庭和社会的医疗负担，最大可能地保证患者的生活质量。

1. 合理控制总能量　超重、肥胖是冠心病的危险因素，因此患者应注意保持理想体重［标准体重（kg）=身高（cm）-105］。冠心病患者的能量供给要根据具体的日常消耗来调整，每天为25~35kcal/kg，控制体内能量平衡，维持标准体重。随着年龄的增加，人体基础代谢率逐渐下降，导致机体总能量的消耗减少，此时，应注意调整产能营养素如蛋白质、脂肪和碳水化合物的摄入比例，控制总能量摄入。

2. 适量的碳水化合物　碳水化合物是人体能量的重要来源，占饮食总能量的60%左右。如果碳水化合物摄入过多，最终会转变为脂肪，导致血中的甘油三酯升高，增加冠心病的危险性。

冠心病患者应以复合碳水化合物的主食为主，如全谷物，注意粗粮细粮搭配食用，减少含单糖和双糖高的食品摄入，如各类甜点、糖果、蜂蜜等。

3. 适量的蛋白质　冠心病患者对蛋白质的选取要注意动物性蛋白和植物性蛋白相结合，同时优质蛋白的摄入占总蛋白摄入量的 1/3 以上。蛋白质供给量每天为 1～1.2g/kg，大豆及豆制品有助于降低患者血胆固醇水平和预防动脉粥样硬化，可适量增加食用。

4. 控制脂肪的摄入　首先，脂肪摄入量与动脉粥样硬化呈正相关，冠心病患者应控制脂肪的总摄入量，一般来说，膳食脂肪占总能量的 20%～30%。其次，要注意脂肪的来源，动物来源和植物来源的脂肪应合理搭配。适量减少动物来源的饱和脂肪酸的摄入量，如肥肉、动物肝脏等；花生油、大豆油等植物油中富含多不饱和脂肪酸，可以适量选用。多不饱和脂肪酸、单不饱和脂肪酸、饱和脂肪酸之间的比例为 1∶1∶1。大豆及其制品中含有的植物固醇，可以竞争性地抑制胆固醇的吸收，故提倡适量增加摄入。冠心病合并血脂异常的患者，需要限制含高胆固醇的食物，如动物肝肾、鱼子等。

5. 足量的微量营养素　足量的 B 族维生素、维生素 C 和维生素 E 等均对冠心病具有一定的防治作用。维生素 C 可降低患者血中胆固醇水平，增强血管壁弹性；维生素 E 具有较强的抗氧化作用，可预防脂质过氧化，帮助维持细胞膜的完整性，预防动脉硬化，改善心肌代谢，降低心肌耗氧量。

6. 适量的矿物质　膳食中应注意补充含钾、镁、锌、钙、铬等矿物元素的食物。镁、铬、钙等矿物元素具有干扰脂质代谢，减少动脉粥样硬化风险，保护心血管的作用。

7. 低盐饮食　减少盐的摄入，特别是伴有高血压的冠心病患者，更需要控制好盐的摄入，每日饮食中含盐量不超过 5g。可适量采用高钾低钠盐（肾功能不全者慎用），忌食咸菜、酱菜、腌制类肉制品等食物。

8. 充足的膳食纤维　水溶性的膳食纤维具有减少胆固醇吸收和促进胆酸排泄的作用，有利于降低血中胆固醇水平。冠心病患者可以适量多食富含水溶性纤维的食物，如燕麦、荚豆类、蔬菜类等。但要注意膳食纤维过量摄入可能会影响机体对某些矿物质和微量元素的吸收。

冠心病患者可适当选用富含膳食纤维、维生素等种类的食物，如全谷类、大豆及其制品、芹菜、香菇等。限用的食物包括富含动物脂肪、高胆固醇、高热量的食物，以及刺激性强的食物等，如肥肉、动物内脏、油炸食品、甜点等。提倡患者戒烟、禁饮高度酒。食物多样，少量多餐，忌食过饱，以减轻心脏负担。

三、参考食谱举例

冠心病患者的参考食谱

食谱组成

早餐：二米粥（小米 10g，大米 15g），花卷（面粉 50g），鸡蛋 1 个（50g），拌黄瓜（黄瓜 100g）。

午餐：米饭（大米 100g），清蒸鲈鱼（鱼 100g），香菇油菜（香菇 50g，油菜 200g）。

加餐：橘子 200g。

晚餐：包子（瘦猪肉 50g，面粉 75g，茴香 150g），青菜豆腐汤（青菜 100g，豆腐 50g）。

全天食用盐 5g，植物油 20g。

四、中医食疗方举例

冠心病属于中医学"胸痹""心痛"等范畴。

冠心病的食疗方参考桃仁粥（《中医饮食与健康》）。

原料：桃仁 10～15g，粳米 50g。

制作及用法：桃仁煮熟去皮，取汁和粳米同煮粥食用，每日 1 次。亦可用桃仁捣烂如泥，加水研汁去渣，加粳米煮粥。

功效：活血化瘀，润肠通便。桃仁味苦、甘平，有活血祛瘀、润肠通便、止咳平喘等功效；粳米性味甘平，有补中益气、健脾和胃等功效。二者合用，具有通血脉、健脾胃、润肠通便等功效。

第二节 高脂血症

血脂是指血浆中的中性脂肪（胆固醇、甘油三酯）和类脂的总称，高脂血症通常指血浆中胆固醇和（或）甘油三酯升高，按血脂增高的成分可分为单纯高胆固醇血症、单纯高甘油三酯血症和混合型高脂血症。近年来随着我国经济社会发展，人民生活水平稳步提高，生活方式也随之改变，我国成人血脂异常患病率也呈现明显增高趋势。

高血脂是心脑血管疾病的重要危险因素之一，饮食治疗是其基础治疗，在药物疗法的同时应重视患者的饮食和生活方式管理。

一、临床表现

高脂血症可见于不同年龄、不同性别人群，有原发性和继发性两种，原发性多于继发性，两者可同时存在。临床上，多数高脂血症患者通常没有自觉症状和典型体征，大多在做血液生化检查时发现。由于脂质局部的沉积会引起异常的局限性皮肤隆起，颜色可为黄色、橘黄色或棕红色，多呈结节、斑块或丘疹状，质地一般柔软，被称为黄色瘤，最常见于眼睑周围。由于脂质在血管内皮下沉积会引起动脉粥样硬化，出现心脑血管和周围血管病变。此外，也可出现早发性角膜环和高脂血症眼底病变。

二、营养治疗原则

营养治疗是高脂血症首要、基本的治疗措施，目的在于尽可能地降低缺血性心血管疾病的患病率和死亡率，应长期坚持，但饮食治疗不能替代药物治疗。继发性血脂异常应先以治疗原发病为主，在原发病得到控制之后，血脂有可能会恢复正常。但要注意辨别原发性和继发性血脂异常同时存在的情况。不论哪种类型的高脂血症患者，都应根据其血脂异常的程度、分型，以及性别、年龄和劳动强度等来设计个体化食谱。应戒烟限酒、清淡饮食，并适量增加体力活动，保持适宜体重，使 BMI 达到或接近正常范围。

1. 单纯高甘油三酯血症 注意产能营养素如碳水化合物、脂肪等食物的摄入，以控制总热量，防止超重或肥胖。注意补充蛋白质，特别是优质蛋白，尽量选取含油脂少的种类，如鱼、虾、禽类、大豆及其制品等。碳水化合物选择应以复合碳水化合物如全谷类食物为宜，减少精制糖、甜点类食品及含糖量多的水果。新鲜蔬菜因富含膳食纤维，可适量增加摄入，在补充维生素、矿物质的同时，增加饱腹感。

2. 单纯高胆固醇血症 首先，避免或减少外源性高胆固醇食物的摄入，同时增加高纤维饮食，促进胆固醇的代谢，降低血清胆固醇水平。若合并肥胖或超重者，还应限制总热能，保持理想体重。可适量降低脂肪在总热量中的比例至20%，保证蛋白质的摄入。患者可多吃如粗杂粮、蔬菜、脱脂奶、瘦肉、鱼虾、洋葱、香菇等食物，以增加膳食纤维含量，减少能量摄入的同时，兼顾满足患者的饱腹感。

3. 混合型高脂血症　首先是控制总热能，使体重尽可能维持在标准范围；同时严格控制胆固醇的摄入，禁食猪脑、鱼子、蟹黄、动物内脏等含高胆固醇的食物；减少高糖高能量食物的摄入，如蔗糖、冰糖、冰激凌、蛋糕、甜点等。适当增加蛋白质的摄入，选取蛋白质含量高、油脂含量低的种类，如大豆蛋白、鱼虾、禽类等，以占总能量的15%~20%为宜；多吃新鲜蔬菜及瓜果类等富含纤维的食物。

积极进行健康宣教，倡导健康生活理念，养成科学的生活习惯，均衡饮食，增加运动，预防超重或肥胖，并与肥胖症、心脑血管疾病等慢性病防治宣教相结合。改变烹调方式，高脂血症患者尽量选用蒸、煮、炖、凉拌等方法为主，低油少盐，清淡饮食，减少调味品和高油、高脂、高能量食物的摄入。适量选用有降脂作用的食物，如香菇、木耳、海带、山楂、魔芋等。

三、参考食谱举例

高脂血症患者的参考食谱参见冠心病。

四、中医食疗方举例

高脂血症属于中医学"痰湿""痰瘀"等范畴。

高脂血症的食疗方参考荷叶减肥茶（《华夏药膳保健顾问》）

原料：荷叶60g，生山楂10g，生薏苡仁10g，橘皮5g。

制作及用法：将鲜嫩荷叶洗净晒干，其余各药亦晒干，研为细末，混合均匀。以上药末放入开水瓶，冲入沸水，加塞，泡约30分钟后即可饮用。以此代茶饮，每日1剂，饮完后可再加开水浸泡。连服3~4个月。

功效：理气行水，化食导滞，降脂减肥。方中荷叶具有利水湿、升清阳、清热解暑等作用。茯苓、薏苡仁长于健脾利湿，为脾虚湿停者常用之药，可与荷叶共奏健脾利湿、降脂减肥之功。山楂消食积，长于消肉食积滞，用之佐荷叶，助其化湿降脂。橘皮能开脾气，助运化。诸药合用，共奏理气利水、化食导滞、降脂减肥之效。对痰气交阻、脾不健运所致的高血脂症、高血压、冠心病，有较好疗效。

第三节　高血压

高血压是以动脉血压持续升高为主要特征的临床综合征，在未使用降压药情况下，非同日3次测量，收缩压≥140mmHg和（或）舒张压≥90mmHg，可诊断为高血压。高血压是心脑血管疾病最主要的危险因素，可导致冠心病、心力衰竭及慢性肾脏病等并发症，严重影响患者的身心健康和生存质量。近年来，高血压的患病率呈现出随年龄增长而上升的特点，且有越来越年轻化的趋势，儿童和中青年高血压的患病人数不断增加。

高血压分为原发性高血压和继发性高血压两大类。原发性高血压的病因不明，可能是遗传因素和后天环境因素交互作用的结果，并有一定的家族聚集性。肥胖是儿童、青少年原发性高血压的首要危险因素。继发性高血压是由某些确定疾病引起的血压升高。

一、临床表现

高血压大多数起病缓慢，患者早期常无自觉症状，偶于测量血压或发生心、脑、肾等并发症时发现。常见临床表现有头痛、头晕、心悸、疲劳等，严重可出现视物模糊、鼻出血等症状，典型的高血压头痛在血压下降后可自行消失。患病日久，高血压患者还可能出现受累器官症状，如胸闷、气短、心绞痛、多尿等。

二、营养治疗原则

高血压的营养治疗是综合治疗中的基础治疗，各种类型的高血压患者都应该重视营养治疗。积极的营养治疗，可以降低和稳定血压，预防或延迟高血压并发症的发生、发展，降低心血管风险。合理营养和生活方式干预，可以减少降压药物的用量，以减轻药物的不良反应。

1. 合理控制总热能　高血压与肥胖密切相关，合并有肥胖或超重的高血压患者均应控制总热量的摄入，以每天 20 ~ 25kcal/kg 为宜，并进行合理运动，使体重逐渐下降，最终达到或接近标准体重范围内。肥胖患者可以选择低能量饮食，避免高碳水化合物与高脂肪食品的过量摄入。体重在正常范围内的患者，每日摄入的能量应以标准体重计算，并按照平衡膳食的原则合理搭配，增加新鲜蔬菜、水果和含钙膳食的摄入。

2. 减少钠盐摄入，适量选用钾盐　钠盐可显著升高血压，增加高血压的发病风险，钾能减少人体内部分钠的吸收，具有对抗钠盐升高血压的作用。因此，高血压患者可采用低钠高钾膳食，减少钠盐及含钠高的食物的摄入，如味精、酱油、豆瓣酱、火腿、腊肉、酱牛肉等；适当选用钾盐及含钾丰富的食品，如香菇、紫菜、柑橘、香蕉等。但对于高血压合并肾脏系统并发症的患者，应慎重采用高钾膳食。

3. 适量摄入蛋白质　高血压患者一般不必严格限制蛋白质的摄入量，每天蛋白质的摄入量以 1g/kg 为宜，食用鱼肉蛋白、大豆蛋白。如高血压合并肾功能不全时，应对蛋白质的种类和摄入量进行限制。

4. 适量的碳水化合物　高血压患者碳水化合物的能量宜占总能量的 50% ~ 60%，宜以多糖类的复合碳水化合物为主，适量选用粗杂粮、豆类，减少单糖类、双糖类、甜点等食物。

5. 脂肪　脂肪供给应少于总能量的 25%，适量选用花生油、豆油、芝麻油等植物油脂，减少动物油脂的比例。

6. 维生素和矿物质　足量补充维生素，特别是维生素 C、维生素 E 等具有抗氧化作用，应予补充。适量补充含钾高的蔬菜、水果、奶及奶制品，以补充膳食中钾、钙的摄入。

通过健康宣教使患者了解高血压的危害性及合理控制饮食、改变生活方式的重要性。患者可选择含膳食纤维较多的食物、富含钾的食物、新鲜蔬菜和水果等，如全麦粉、玉米、芹菜、香菇、香蕉、山楂等。患者要减少含钠高的食物、高油高脂类和纯能量的食物，如咸菜、味精、香肠、油炸食品、精制糖及制品等。

三、参考食谱举例

高血压患者的参考食谱

食谱组成
早餐：豆浆 250mL，馒头（面粉 50g），煮鸡蛋（鸡蛋 50g），拌秋葵（秋葵 100g）。

加餐：苹果 150g。

午餐：米饭（大米 100g），芹菜炒肉丝（瘦肉 50g，芹菜 200g）。

加餐：香蕉 100g。

晚餐：荠菜饺子（面粉 100g，荠菜 200g，猪瘦肉 50g）。

加餐：酸奶 200g。

全天食用盐 3g，植物油 20g。

四、中医食疗方举例

高血压属于中医学"头痛""眩晕"等范畴。

高血压的食疗方参考菊花绿茶饮（《药膳食谱集锦》）。

原料：菊花 3g，槐花 3g，绿茶 3g。

制作及用法：将以上三者放入瓷杯中，用沸水冲泡，密闭浸泡 5～10 分钟即可。代茶饮，每日数次。

功效：平肝清热，明目止痛。方中菊花清肝火、息内风。槐花为泻火凉血之佳品，槐花与菊花配伍能清肝息风明目。绿茶上可清头目，中能消食滞，下则利二便。三味合用能增强平肝潜阳之力，又便于长期服用。

第四节　心力衰竭

心力衰竭简称心衰，是指由于心脏结构或功能异常引起心室充盈和（或）射血能力受损，心排出量不能满足机体组织代谢需要的一种临床综合征。按心衰发生的部位可分为左心衰竭、右心衰竭和全心衰竭，按心衰发生的时间、速度可分为急性和慢性心力衰竭，慢性心力衰竭是心血管疾病的终末期表现和最主要的死亡原因。心力衰竭的病因主要包括心肌损害和长期的心脏负荷过重两大类，其中心肌损害又常见于心肌缺血、心肌梗死等，心脏负荷过重常见于高血压、肺动脉高压和心脏瓣膜关闭不全等疾病。心力衰竭的诱因包括感染、血容量短期内增加过快、妊娠和分娩、心律失常等。

一、临床表现

慢性心力衰竭以左心衰竭在临床上最为常见，主要是肺循环淤血及心排血量降低的表现，如劳力性呼吸困难、端坐呼吸、夜间阵发性呼吸困难、急性肺水肿等不同程度的呼吸困难，伴有乏力疲倦、头晕心慌、咳嗽、咳痰、咯血等，严重时可累及肾而出现少尿及肾功能损害症状。右心衰竭主要是体循环淤血的表现，如有因胃肠道及肝淤血而引起的腹胀、食欲不振、恶心、呕吐等消化道症状，以及劳力性呼吸困难，水肿，颈静脉波动增强、充盈、怒张，肝脏肿大等。

急性心力衰竭表现为新发生的急性心力衰竭或慢性心力衰竭急性失代偿，可见突发呼吸困难、强迫坐位、面色灰白、发绀、大汗烦躁、频繁咳嗽、咳吐粉红色泡沫状痰等表现，极其严重者可出现神志不清。

二、营养治疗原则

心力衰竭患者营养治疗的目的是通过科学合理地调节和控制饮食，减轻心脏负荷，缓解症状，延缓心脏功能下降速度，进而提高患者的运动耐量和生活质量。本节重点介绍慢性心力衰竭的营养治疗。

1. 适量控制总热量　急性期或病情不稳定者一般需限制其体力活动，以卧床休息为主，此时应根据患者的性别、年龄、体力活动情况，适宜降低总能量，以每日 1000～1500kcal 为宜，以降低心脏负荷，有利于心功能的恢复。对于肥胖或超重的心衰患者，可考虑采用低热能饮食，减轻心脏负荷；心衰伴营养不良风险的患者应考虑给予一定营养支持。

2. 蛋白质　心力衰竭患者的蛋白质摄入不用严格限制，以每天 1g/kg 为宜。但当病情严重时，可以适当减少蛋白质至每天 25～30g，待病情稳定后再逐渐恢复至正常供给。

3. 适量的碳水化合物和脂肪　碳水化合物每天供给可达 300～350g，控制脂肪的总入量，每天以 40～60g 为宜。应采用清淡、低脂、细软、易消化的饮食，少量多餐，忌食过饱，以减轻胃肠道的消化负担，减轻心脏的负荷。

4. 限制钠盐的摄入　体液潴留是心衰患者常见的临床表现，因此，应根据患者水钠潴留的程度，选用低盐、无盐或低钠饮食。一般来说，轻度心衰无水肿患者，可选用低盐饮食；重度心衰伴水肿和肺淤血控制不良者，可选用低钠饮食，同时限制含钠量高的食品和调味品的使用。当患者大量使用利尿剂时，应适当增加钠盐的摄入量，以预防低钠综合征。

5. 适量饮水　水分摄入过多会增加心血管系统的负担。一般患者液体的摄入量可控制在每天 1000～1500mL 为宜，夏季可适当增加到 2000～3000mL，并考虑患者的具体病情和生活习惯。对于严重心衰伴有肾功能减退者，因其排水能力降低，必须适当控制水分的摄入，以降低稀释性低钠血症的风险。

6. 注意钾的平衡　缺钾是心衰患者较为常见的电解质紊乱之一，常见于患者摄入不足、丢失过多、大量使用利尿剂或透析等情形。因此，应密切监测患者血钾水平。注意补充富含钾的食物，如香蕉、橘子、蘑菇、紫菜等。

7. 补充维生素　心力衰竭患者应补充富含维生素的食物，维生素 C 和 B 族维生素等具有一定的心肌保护作用。新鲜的蔬菜水果可以补充维生素 C，并增加患者的食欲。

三、参考食谱举例

心力衰竭患者的参考食谱

食谱组成

早餐：小米粥（小米 25g），煮鸡蛋（鸡蛋 50g），面包片（面粉 50g）。

加餐：香蕉 1 个。

午餐：软米饭（大米 100g），肉末烧豆腐（肉末 50g，嫩豆腐 100g），拌菠菜（菠菜 150g）。

加餐：酸奶 200g。

晚餐：软米饭（大米 100g），红烧带鱼（带鱼 75g），生菜沙拉（生菜 150g）。

全天食用盐 3g，植物油 20g。

四、中医食疗方举例

心力衰竭属于中医学"喘"或"水肿"范畴。

心力衰竭的食疗方参考酸枣仁粥（《太平圣惠方》）。

原料：酸枣仁 10g，熟地黄 10g，粳米 100g。

制作及用法：将酸枣仁放入锅内，用文火炒至外皮鼓起并呈微黄色，取出放凉，捣碎，与熟地黄共煎煮，去渣，取汁待用；将粳米淘洗干净，加水适量，煮至粥稠时，加入药汁，再煮3～5分钟即可。温热服，每日2次。

功效：健脾和胃，养血安神。方中酸枣仁味酸甘性平，入心、肝经，能养心安神。熟地黄甘温，能补血滋阴；粳米甘平，能补中益气，健脾和胃，利小便，除烦渴。三药配伍，共奏健脾和胃、养血安神之功。

第八章

内分泌系统与代谢性疾病的营养治疗

扫一扫，查阅本章数字资源，含PPT、音视频、图片等

内分泌系统是由内分泌腺及存在于某些脏器中的内分泌组织和细胞所组成的一个体液调节系统。其主要功能是在神经系统的支配下和物质代谢反馈的基础上释放激素，调节人体的生长、发育、生殖、营养物质代谢等，以维持人体内环境的相对稳定。如果神经、激素等调节失常，可引发各种代谢性疾病，临床上常见的有糖尿病、肥胖症、痛风等。因这些疾病的发生均与饮食因素密切相关，故饮食营养治疗作为这些疾病综合治疗体系中最基本的一项措施，越来越受到重视。

第一节　糖尿病

糖尿病是由于胰岛素分泌不足或胰岛素抵抗所致的一组代谢性疾病，以慢性高血糖伴有碳水化合物、脂肪和蛋白质代谢紊乱为特征。早期症状常不明显，病程发展后期可造成多个器官的慢性损伤、功能障碍，甚至衰竭，严重影响患者的生存质量。随着人民生活水平的提高、饮食结构的改变、人口老龄化及肥胖发生率的增加，我国糖尿病的患病率呈逐年攀升趋势，糖尿病的防控形势异常严峻。

糖尿病依据发病原因和机制不同可分为 4 种类型：1 型糖尿病、2 型糖尿病、妊娠期糖尿病和其他类型糖尿病。其中 1 型糖尿病是在易感基因和环境因素的共同作用下诱发胰岛 β 细胞自身免疫引起胰岛 β 细胞损伤所致，好发于儿童和青少年时期，初期症状明显，需依赖胰岛素维持生存，若控制不良易出现酮症酸中毒以及肾、眼底等的微血管病变。2 型糖尿病发病机制的两个基本环节和特征是胰岛素抵抗和胰岛素分泌缺陷，好发于中老年人，初期症状不明显，不依赖胰岛素，但在饮食和口服降糖药治疗效果欠佳时或因并发症和伴发症的存在，有时亦需要用胰岛素控制。妊娠时发现葡萄糖耐量降低或明确的糖尿病，均可诊断为妊娠期糖尿病。其他类型糖尿病多继发于其他疾病，也包括 β 细胞功能遗传性缺陷或胰岛素作用遗传性缺陷所致。

一、临床表现

糖尿病的典型表现为"三多一少"，即多饮、多食、多尿和体重减轻。1 型糖尿病患者的三多一少症状明显。2 型糖尿病患者起病缓慢，症状相对较轻，有的仅表现为乏力，有的可表现为视物模糊、牙周炎、皮肤感染等。糖尿病的并发症主要分急性与慢性两大类。急性并发症包括感染、酮症酸中毒、非酮症高渗性昏迷、乳酸性酸中毒等。慢性并发症主要为微血管病变，主要包括视网膜、肾脏、肢端微循环、皮肤及心肌病变等。

二、营养治疗原则

营养治疗、健康教育、运动、药物和血糖监测被视为糖尿病综合治疗的"五驾马车"，其中

规范化的医学营养治疗是糖尿病预防和治疗的重要基石。医学营养治疗的目标是维持适宜体重，供给营养均衡的膳食，满足患者对微量营养素的需求，达到并维持理想的血糖水平，控制血脂异常和高血压以降低心血管病的风险。

1. 控制能量摄入　能量平衡是糖尿病营养治疗的核心。能量供给量取决于治疗开始时患者的营养状况、体重、年龄、性别、体力活动情况及有无并发症等，以维持正常体重或略低于正常体重为宜。肥胖者应减少能量摄入，同时增加体力活动，降低体重；消瘦者则应适量增加能量供给。

2. 控制碳水化合物摄入　控制碳水化合物是控制血糖的关键。碳水化合物摄入的总量与类型都很重要。建议摄入量占总能量的 50% ~ 65%，但最少不宜低于 130g/d。提倡多吃复合糖类，尤其是糙米、糙面、荞麦、燕麦等粗杂粮。严格控制单糖、双糖及其制品，如各种糖果、巧克力、糕点、饼干、冰激凌、蜂蜜、含糖饮料等。水果可以在减去部分主食后放在两餐之间少量食用。喜食甜食者可选用无糖食品，即以适量安赛蜜、阿斯巴甜、木糖醇等甜味剂代替蔗糖。建议参考血糖生成指数和血糖负荷这两个指标指导碳水化合物的选择，更有助于血糖控制。

血糖生成指数（glycaemic index，GI）是衡量食物引起餐后血糖反应的一项有效指标，它是含 50g 碳水化合物的食物与相当量的葡萄糖在一定时间内（一般为 2 小时）体内血糖反应水平的百分比值，反映食物与葡萄糖相比升高血糖的速度和能力。通常把葡萄糖的血糖生成指数定为 100。含碳水化合物的食物可根据 GI 值进行分类。一般认为，GI 值小于 55 为低 GI 食物，如大麦、黑麦、荞麦、玉米渣、高纤维面包、方便面、绿豆、蚕豆及其他杂豆、所有乳类、生薯、苹果、桃、杏干、李子、樱桃、猕猴桃、葡萄、柑、柚子等；GI 值为 55 ~ 70 为中 GI 食物，如粗麦粉、全麦粉面包、甜玉米、玉米面、荞麦粉、二合面窝头、炸马铃薯片、烤马铃薯、甘薯、山药、葡萄干、芒果、菠萝等；GI 值大于 70 为高 GI 食物，如各种精制谷类食物及制品、精白粉面包、蜂蜜、麦芽糖、马铃薯泥、煮甘薯、南瓜、胡萝卜、西瓜等。糖尿病患者宜选用血糖生成指数偏低的品种。常见食物血糖生成指数表见附录 2。

考虑到单纯以食物血糖指数值的高低来衡量食物血糖效应具有片面性，在糖尿病饮食治疗领域又引入了血糖负荷（glucose load，GL）的概念。血糖负荷是指某种食物的碳水化合物数量与其 GI 的乘积，再除以 100，即 GL =（食物中碳水化合物克数 × GI）/100。GL 将机体摄入的碳水化合物的数量与质量相结合，能够更全面的评估膳食总的血糖效应。一般认为，GL 值高于 20 为高血糖负荷食物，11 ~ 19 为中等血糖负荷食物，小于 10 为低血糖负荷食物。食物 GL 值越高，食用相同重量的食物对餐后血糖的影响程度越大。所以糖尿病患者宜选用 GL 偏低的食物品种，更有利于血糖的控制。

3. 适量蛋白质　糖尿病患者由于体内糖异生旺盛，蛋白质消耗量大，易发生负氮平衡，故蛋白质的供应量要充足。肾功能正常的糖尿病患者，蛋白质摄入量以占总能量的 15% ~ 20% 为宜。成年患者约为 0.8g/（kg·d），孕妇、乳母为 1.5g/（kg·d），儿童为 2 ~ 3g/（kg·d）。优先增加优质蛋白质的食物如鱼、禽、蛋、奶及大豆制品的摄入，优质蛋白质超过总蛋白质的 1/3。特别是糖尿病肾病早期患者，为预防肾功能进一步降低，应选用优质蛋白质饮食以降低尿蛋白和保护肾功能。但应避免矫枉过正，蛋白质过多对糖尿病无益。肝肾功能衰竭者须根据病情限制蛋白质的摄入。

4. 减少脂肪　为防止糖尿病伴发血脂异常及心脑血管疾病，须限制脂肪的摄入，脂肪所供能量以占总能量的 20% ~ 30% 为宜。尤其要减少饱和脂肪酸的摄入，饱和脂肪酸的摄入量不应超过总摄入能量的7%，少吃猪油、牛油、羊油、鸡皮、奶油等。适当增加不饱和脂肪酸的摄入，如植物油、鱼类等。单不饱和脂肪酸宜占总摄入能量的10%～20%，多不饱和脂肪酸不宜超过10%，适当增加 n–3 脂肪酸的摄入比例。尽量减少反式脂肪酸摄入。控制胆固醇的过多摄入。

5. 增加膳食纤维　膳食纤维具有降低血糖、改善糖耐量的作用，还能调节血脂、产生饱腹感、减少能量的摄入，建议糖尿病患者增加摄入。膳食纤维每日推荐摄入量为 10～14g/1000kcal。全谷物、豆类、蔬菜、水果是膳食纤维的良好食物来源，但用量也不宜过多，以免影响蛋白质、无机盐和维生素的吸收。

6. 补充维生素　糖尿病的发生、发展和并发症的出现与 B 族维生素、维生素 C、维生素 A、维生素 D 等关系密切。B 族维生素主要作为各种辅酶或辅基参与各种代谢活动，是糖、脂肪和蛋白质代谢过程中所必不可少的。维生素 B_6 不足可伴发葡萄糖耐量下降，使胰岛素和胰高血糖素分泌受损；维生素 B_1、维生素 B_{12} 缺乏与糖尿病神经病变发生有关。另外，长期服用二甲双胍者应预防维生素 B_{12} 的缺乏。维生素 C 缺乏与糖尿病合并神经和血管病变有关；维生素 A 缺乏可能导致 1 型糖尿病的发生和胰岛细胞凋亡；维生素 D 缺乏可能导致胰岛素分泌减少；血浆维生素 E 水平降低时，可加重糖代谢紊乱，促使或加重糖尿病血管并发症的发生。因此，糖尿病患者应保证每日摄入足量的维生素。B 族维生素主要存在于谷类外皮及胚芽、酵母、豆类等食物中；维生素 C 以绿色蔬菜、新鲜水果，特别是番茄、柑橘、鲜枣中含量较高；维生素 A、维生素 D 含量丰富的食物有动物肝脏、鱼肝油、奶油、蛋黄等；植物油及高油脂坚果是维生素 E 的良好食物来源。糖尿病患者应每日摄入一定量的上述食物，以保证体内维生素的需要量。一般情况下，食物即可保证足量维生素的供给，无须药物补充。没有确切证据表明，不缺乏维生素的糖尿病患者，补充这些营养物质会使患者得益。因为缺乏有效性和有关长期安全性的证据，不主张常规服用抗氧化剂维生素 E、维生素 C 和胡萝卜素的增补剂。

7. 补充矿物质　矿物质能影响胰腺的分泌功能或组织对胰岛素的敏感性，从而导致糖尿病的发生；糖尿病患者由于体内代谢障碍，可造成多种矿物质的异常。影响胰岛素活性和糖脂代谢的矿物质主要有镁、铬、锌、铁、硒、铜等，这些矿物质在糖尿病发病、病程演化和并发症的发生过程中起重要作用。人体内镁含量的减少会造成机体对胰岛素的敏感性下降，产生胰岛素抵抗，而补镁可提高 β 细胞的反应能力。铬能改善糖耐量，降低胰岛素抵抗，在糖脂代谢中能增强胰岛素的作用。锌是体内多种酶的组成成分，能影响胰岛素合成、贮存、分泌及胰岛素结构的完整性，降低并发视网膜和周围神经病变的概率。铁能减少自由基，减少糖尿病及其并发的血管病变。硒具有类胰岛素样作用，能降低血糖，抗动脉粥样硬化。铜能降低血糖，缺乏可以使胰岛细胞内超氧化物歧化酶的活性下降，更易受自由基的损伤。糖尿病患者应注意在膳食中补充上述矿物质。镁主要存在于全谷物、豆类、坚果、蘑菇、紫菜等食物中。啤酒酵母、糙米、乳酪、肉类、全谷物中含有丰富的铬。牡蛎、动物肝脏、鱼、蛋、奶、肉是锌的良好来源。动物血液、动物内脏、肉类、鱼类等是补铁的良好来源。动物内脏、海产品、肉类含硒丰富。贝类等海产品及坚果类是铜的良好来源。

8. 限盐　食盐摄入量限制在每天 6g 以内，合并高血压的糖尿病患者更应严格控制。少摄入味精、酱油、调味酱、熟肉制品等含盐量高的食品。

9. 限酒　不推荐糖尿病患者饮酒。若饮酒，女性一天的酒精量不超过 15g，男性不超过 25g（15g 酒精相当于啤酒 350mL 或葡萄酒 150mL，或蒸馏酒 45mL），每周不超过 2 次。

10. 餐次分配比例　总的原则是少食多餐，定时定量，防止一次进食过多，加重胰岛负担，或一次进食过少，发生低血糖或酮症酸中毒。通常结合饮食习惯、血糖和尿糖升高的时间、服用降糖药尤其是注射胰岛素的时间及病情是否稳定，来确定其分配比例。若病情稳定，可按每日三餐分配为1/5、2/5、2/5，或1/3、1/3、1/3，也可按四餐分为1/7、2/7、2/7、2/7。

三、饮食计算与计划

1. 能量及产能营养素供给量的计算　确定每日饮食的总能量和宏量营养素的供能比之后，将能量换算为营养素的量。这里以病情较轻者为例，说明采用单纯饮食治疗的饮食计算与计划。

例如：2型糖尿病患者赵某，男，66岁，身高170cm，体重80kg，退休后以轻体力劳动为主，采用单纯饮食治疗。

（1）能量供给量　可以按标准体重及体力活动水平进行计算。标准体重（kg）＝身高（cm）－105，成年糖尿病患者每日每千克标准体重能量供给量标准见表8-1。

表8-1　成年糖尿病患者能量供给量标准［kJ（kcal）/kg］

体型	极轻体力劳动	轻度体力劳动	中度体力劳动	重度体力劳动
消瘦	105~126(25~30)	146(35)	167(40)	188~209(45~50)
正常	84~105(20~25)	126(30)	146(35)	167(40)
肥胖	63~84(15~20)	84~105(20~25)	126(30)	146(35)

标准体重＝170－105＝65（kg），目前体重为80kg，超过标准体重23.1%，属于肥胖体型。能量供给量＝65×（20~25）＝1300~1625（kcal/d）。根据患者年龄，将能量供给量定为1500kcal。

（2）碳水化合物供给量　碳水化合物按占总能量的55%计算，碳水化合物供给量＝1500×55%÷4≈206（g/d）。

（3）脂肪供给量　因患者体型肥胖，脂肪摄入量不宜太多，按总能量的25%计算，脂肪供给量＝1500×25%÷9≈42（g/d）。

（4）蛋白质供给量　蛋白质供给量＝1500×20%÷4＝75（g/d）。

（5）餐次　因采用单纯饮食治疗，按一日三餐的供给方法，早餐占1/5，午餐、晚餐各占2/5的饮食分配原则供给。

早餐能量＝1500kcal×1/5＝300kcal，早餐碳水化合物＝206g×1/5＝41.2g，早餐脂肪＝42g×1/5＝8.4g，早餐蛋白质＝75g×1/5＝15.0g。依次可得午餐和晚餐的能量、碳水化合物、脂肪、蛋白质分别为600kcal、82.4g、16.8g、30.0g。

2. 食谱计算与计划

（1）食物成分表计算法　按食物成分表的营养素含量计算食谱中各类食物的用量。此法所得的数值较准确，但计算较烦琐，糖尿病患者在家不易掌握使用。

（2）主食固定法　根据患者的情况确定主食摄入量。此法简单易行，但如副食不定量亦可能造成能量超标，故建议主食固定的同时确定副食用量，以保证能量摄入的恒定。

（3）食品交换份法　是将日常食品按营养成分的特点分成四大类、八小类，每一类食品按常用量计算出能量和产能营养素的量，同类的其他食品按等值营养成分算出使用量，详见北京协和医院的食品交换份表（表8-2~表8-10）。此法简单易行，是目前常用的糖尿病食谱计算方法。

表8-2　每一交换份食品的产能营养素含量表

组别	食品类别	每份重量(g)	能量(kcal)	蛋白质(g)	脂肪(g)	碳水化合物(g)
谷薯组	谷薯类	25	90	2.0	—	20.0
蔬果组	蔬菜类	500	90	5.0	—	17.0
	水果类	200	90	1.0	—	21.0
肉蛋奶豆组	大豆类	25	90	9.0	4.0	4.0
	奶类	160	90	5.0	5.0	6.0
	肉蛋类	50	90	9.0	6.0	—
油脂坚果组	油脂类	10	90	—	10.0	—
	坚果类	15	90	4.0	7.0	2.0

表8-3　谷薯类食品的能量等值交换份表

食品名称	重量(g)	食品名称	重量(g)
大米、小米、糯米、薏苡仁	25	干粉条、干莲子	25
高粱米、玉米糁	25	油条、油饼、苏打饼干	25
面粉、米粉、玉米面	25	烧饼、烙饼、馒头	35
混合面	25	咸面包、窝窝头	35
燕麦片、莜麦面	25	生面条、魔芋生面条	35
荞麦面、苦荞面	25	马铃薯	100
各种挂面、龙须面	25	湿粉皮	150
通心粉	25	鲜玉米(1个,带棒心)	200
绿豆、红豆、芸豆、干豌豆	25		

注：每份谷薯类食品提供蛋白质2g，碳水化合物20g，能量376kJ（90kcal）。根茎类以可食部重量计算。

表8-4　蔬菜类食品的能量等值交换份表

食品名称	重量(g)	食品名称	重量(g)
大白菜、圆白菜、菠菜、油菜	500	白萝卜、青椒、茭白、冬笋	400
韭菜、茴香、茼蒿	500	南瓜、花椰菜	350
芹菜、苤蓝、莴笋、油菜薹	500	鲜豇豆、扁豆、洋葱、蒜苗	250
西葫芦、番茄、冬瓜、苦瓜	500	胡萝卜	200
黄瓜、茄子、丝瓜	500	山药、荸荠、藕、凉薯	150
芥蓝、瓢儿菜、塌棵菜	500	慈菇、芋头	100
蕹菜(空心菜)、苋菜、龙须菜	500	毛豆、鲜豌豆	70
鲜豆芽、鲜蘑、水浸海带	500	鲜百合	50

注：每份蔬菜类食品提供蛋白质5g，碳水化合物17g，能量376kJ（90kcal）。蔬菜以可食部重量计算。

表8-5　水果类食品能量等值交换份表

食品名称	市品重量(g)	食品名称	市品重量(g)
柿子、香蕉、鲜荔枝	150	李子、杏	200
梨、桃、苹果	200	葡萄	200
橘子、橙子、柚子	200	草莓	300
猕猴桃	200	西瓜	500

注：每份水果提供蛋白质1g，碳水化合物21g，能量376kJ（90kcal）。水果以市品重量计算。

表 8-6 大豆类食品能量等值交换份表

食品名称	重量(g)	食品名称	重量(g)
腐竹	20	北豆腐	100
大豆	25	南豆腐(嫩豆腐)	150
大豆粉	25	豆浆(黄豆重量1份加水重量8份磨浆)	400
油豆腐	30		
豆腐丝、豆腐干	50		

注：每份大豆及其制品提供蛋白质9g，脂肪4g，碳水化合物4g，能量376kJ（90kcal）。

表 8-7 奶类食品能量等值交换份表

食品名称	重量(g)	食品名称	重量(g)
奶粉	20	牛奶	160
脱脂奶粉	25	羊奶	160
乳酪	25	无糖酸奶	130

注：每份奶类食品提供蛋白质5g，碳水化合物6g，能量376kJ（90kcal）。

表 8-8 肉、蛋类食品能量等值交换份表

食品名称	重量(g)	食品名称	重量(g)
熟火腿、香肠	20	鸡蛋(1大个带壳)	60
肥瘦猪肉	25	鸭蛋、松花蛋(1大个带壳)	60
熟叉烧肉(无糖)、午餐肉	35	鹌鹑蛋(6个带壳)	60
熟酱牛肉、熟酱鸭、大肉肠	35	鸡蛋清	150
瘦猪肉、牛肉、羊肉	50	带鱼	80
带骨排骨	50	草鱼、鲤鱼、甲鱼、比目鱼	80
鸭肉、鸡肉	50	大黄鱼、黑鲢、鲫鱼	80
鹅肉	50	对虾、青虾、鲜贝	80
兔肉	100	蟹肉、水浸鱿鱼	100
鸡蛋粉	15	水浸海参	350

注：每份肉类食品提供蛋白质9g，脂肪6g，能量376kJ（90kcal）。除蛋类为市品重量，其余均以可食部重量计算。

表 8-9 油脂、坚果类食品能量等值交换份表

食品名称	重量(g)	食品名称	重量(g)
花生油、香油(1汤匙)	10	猪油	10
玉米油、菜油(1汤匙)	10	牛油	10
豆油(1汤匙)	10	羊油	10
红花油(1汤匙)	10	黄油	10
核桃	15	葵花籽(带壳)	25
杏仁	15	西瓜籽(带壳)	40
花生米	15		

注：每份油脂类食品提供脂肪10g，能量376kJ（90kcal）。

表 8-10　不同能量所需的各类食品交换份数

能量（Kcal）	交换单位（份）	谷薯类		蔬果类		肉蛋类		豆乳类			油脂类	
		重量(g)	单位(份)	重量(g)	单位(份)	重量(g)	单位(份)	豆浆(g)	牛奶(g)	单位(份)	重量(g)	单位(份)
1200(1287)	14	150	6	500	1	150	3	200	250	2	2汤匙	2
1400(1463)	16	200	8	500	1	150	3	200	250	2	2汤匙	2
1600(1639)	18	250	10	500	1	150	3	200	250	2	2汤匙	2
1800(1815)	20	300	12	500	1	150	3	200	250	2	2汤匙	2
2000(1991)	22	350	14	500	1	150	3	200	250	2	2汤匙	2

注：表中括号中的数字为计算所得值，所列的数据取整数，以便于计算；本表所列饮食并非固定模式，可根据就餐的饮食习惯，参考各类食物能量等值交换表加以调整。

四、参考食谱举例

成人糖尿病的参考食谱

食谱组成

早餐：玉米发糕（小麦粉 30g，玉米面 20g），香干拌笋丝（豆腐干 25g，竹笋 100g），蒸鸡蛋（鸡蛋 50g），牛奶燕麦粥（牛奶 200g，燕麦 20g）。

加餐：苹果 100g。

午餐：杂粮饭（粳米 30g，黑米 20g，红小豆 15g，绿豆 15g），地三鲜（茄子 50g，土豆 50g，柿子椒 50g），清蒸鲳鱼（鲳鱼 50g），青菜菌菇汤（油菜 50g，番茄 50g，蘑菇 30g，鸡蛋 20g）。

加餐：柚子 100g。

晚餐：全麦馒头（全麦粉 50g），白菜炖豆腐（大白菜 100g，豆腐 50g，黑木耳 5g），芹菜炒肉丝（芹菜 100g，瘦肉 50g），小米南瓜粥（小米 30g，南瓜 30g）。

全天食用盐 5g，植物油 20g。

五、中医食疗方举例

糖尿病属于中医学"消渴病"范畴，按照临床表现可分为上、中、下三消。

中消的食疗方可参考葛根粉粥（《太平圣惠方》）。

原料：葛根粉 30g，粳米 100g。

制作及用法：粳米洗净，与葛根粉同入砂锅内，加水适量，用文火煮至粥稠即可。每日早晚随餐服食。

功效：清热生津。方中葛根味甘，性凉，归肺、胃经，具有解肌退热、生津止渴之功，《本草经疏》谓其"主消渴"；粳米功擅养胃生津。两味合用，共奏清胃泻热、益胃生津之功。

第二节　肥胖症

肥胖症是一种由多因素引起的慢性代谢性疾病，其特点为体内脂肪细胞的体积和数目增加，占体重的百分比过高，并在某些局部过多沉积。如果脂肪主要在腹壁和腹腔内蓄积过多，称为"中心性"或"向心性"肥胖，是多种慢性病的重要危险因素之一。目前普遍认为，肥胖的发生受遗传、社会环境、个人行为及心理因素的综合影响。近年来，由于经济收入和生活水平的提高，居民膳食结构的变化和体力活动的减少，我国超重和肥胖人群明显增加，慢性病的发病率和死亡率迅速上升。预防超重和肥胖，已成为关系中华民族健康素质的重大公共卫生问题。

肥胖可分为单纯性肥胖和继发性肥胖。其中无明显病因可寻者称为单纯性肥胖，此型占肥胖症总人数的95%以上。继发性肥胖则是以某种疾病为原发病的症状性肥胖，临床上较少见。

肥胖症一般以标准体重或身体质量指数为测量指标。如体重超过标准体重的20%或身体质量指数（BMI）≥28.0，排除水肿或瘦体重增加，即可诊断为肥胖症。中心性肥胖多以腰围为评测指标，如果男性腰围≥85cm，女性腰围≥80cm，则被认为腹部脂肪堆积。

一、临床表现

除继发性肥胖症患者的原发病症状外，肥胖症患者最常见的临床表现就是体重增加，活动能力下降，活动时气促，睡眠时打鼾，重度肥胖症患者常常会出现乏力、气短、关节疼痛、全身或局部水肿及活动困难等症状。肥胖症患者罹患糖尿病、高血压、冠心病、高脂血症、静脉曲张、痛风、关节炎及某些癌症的危险性明显高于正常人，病死率也随之增加。另外，肥胖不仅会影响人体的身体健康，还会对人的心理产生潜在的危害，患者常出现自卑、退缩、依赖、抑郁、焦虑等心理障碍。

二、营养治疗原则

肥胖症是能量的摄入超过消耗，以致体内脂肪过多蓄积的结果。因此，减少由膳食摄入的能量，加强体力活动以增加能量消耗是肥胖症治疗的最基本措施。减重膳食构成的基本原则为低能量、低脂肪、适量优质蛋白质、适量复合糖类、增加新鲜蔬菜和水果在膳食中的比重。

1. 减少能量摄入　合理的减重膳食应在平衡膳食的基础上减少每日摄入的总能量，既要满足人体对营养素的需要，又要使能量摄入低于能量消耗，让身体中的一部分脂肪氧化以供机体能量消耗所需。一般以理想体重决定适宜的能量摄入量，能量摄入量（kcal/d）＝理想体重（kg）×（20～25）。为了保证人体需要的营养素供给，男性每日能量摄入量不应低于1500kcal，女性不应低于1200kcal。体重以每周降低0.5kg为宜。

2. 减少脂肪摄入　减少能量摄入应以减少脂肪摄入为主。脂肪摄入的总量要控制，以占总能量的20%～25%为宜。严格限制饱和脂肪酸、反式脂肪酸和胆固醇的摄入。肥肉、动物内脏、蛋黄、奶油等均需严格控制。减少每餐的烹调用油，少吃油煎炸食品。

3. 适量复合碳水化合物摄入　适当减少碳水化合物摄入的总量，碳水化合物供能以占总能量的40%～55%为宜。严格控制单糖类，各种糕点、蜜饯类食品、含糖软饮料、冰激凌、巧克力等应少吃或不吃。提倡进食复合碳水化合物，粮谷类、薯类和杂豆类可以适量摄入。

4. 适量优质蛋白质摄入　在能量负平衡时，摄入足够蛋白质可以减少人体肌肉等瘦组织中的蛋白质被动员作为能量被消耗。蛋白质提供的能量应占总能量的15%～20%。为维持正常的氮平衡，应优先保证膳食中有足够的优质蛋白质，如鱼类、瘦肉、脱脂奶、豆制品等。

5. 增加膳食纤维摄入　膳食纤维体积大，能量低，易产生饱腹感，还能正向调节血糖和血脂，有利于控制体重，防治慢性病。建议肥胖者增加含膳食纤维丰富的食物的摄入，如粗杂粮、蔬菜、水果等，达到25～30g/d。

6. 补充维生素和矿物质　肥胖与某些微量营养素的代谢异常相关，尤其是钙、铁、锌、维生素A、维生素D及叶酸的缺乏。肥胖和膳食减重也可引起骨量丢失。应注意增加新鲜蔬菜和水果、豆类及脱脂牛奶的摄入以补充维生素和矿物质，或者在医师指导下适量服用含维生素 A、维生素 B_2、维生素 B_6、维生素 C、锌、铁、钙等的微量营养素增补剂。

7. 限制酒精摄入　1g 酒精在体内能产生 7kcal 能量，不利于肥胖者减重。另外，长期饮酒会影响糖脂代谢，诱发脂肪肝、痛风及心脑血管疾病。故肥胖者最好不饮酒，如饮酒应限量。

8. 纠正不良饮食习惯　肥胖者常见的不良饮食习惯有不吃早餐，晚餐过饱，常吃快餐，爱吃夜宵、零食、甜食，进餐速度过快等。肥胖者应做到规律进餐，不暴饮暴食，不要一餐过饱，也不要漏餐。

9. 加强体力活动和锻炼　体力活动能增加能量消耗，是减重最有效的措施之一。应循序渐进，持之以恒。运动的种类、强度和时间因人而异，提倡采用中等强度或低强度的有氧运动，如走路、骑车、爬山、打球、慢跑、游泳、划船、滑冰、滑雪及舞蹈等，每天坚持 30～60 分钟。

三、参考食谱举例

肥胖症患者的参考食谱

食谱组成

早餐：花卷（小麦粉 50g），拌什锦菜（芹菜 30g，绿豆芽 30g，胡萝卜 30g，金针菇 30g），煮鸡蛋（鸡蛋 50g），牛奶燕麦粥（脱脂牛奶 200g，燕麦片 20g）。

加餐：橘子 200g。

午餐：杂豆饭（粳米 50g，小米 30g，红小豆 20g），萝卜炖羊肉（萝卜 100g，羊肉 50g），洋葱拌木耳（洋葱 50g，青椒 25g，红椒 25g，黑木耳 5g）。

加餐：雪梨 200g。

晚餐：紫米馒头（小麦粉 80g，紫米粉 20g），鲤鱼烧豆腐（鲤鱼 50g，豆腐 50g），爆炒双花（白菜花 75g，西蓝花 75g，胡萝卜 50g）。

全天食用盐 5g，植物油 20g。

四、中医食疗方举例

肥胖症属于中医学"痰饮"范畴。

肥胖症的食疗方参考荷叶冬瓜汤（《饮食疗法》）。

原料：鲜荷叶 1 张，冬瓜 500g。

制作及用法：荷叶、冬瓜共入锅内，加水适量，开锅后转文火煮至瓜熟即可。每日早晚随餐服食，饮汤食冬瓜，淡食为佳。

功效：祛湿清热。方中荷叶味苦，性平，功善利湿解暑，升发清阳；冬瓜味甘淡，性凉，具有利尿消肿、化痰止渴、清热祛暑、解毒排脓之功效。两味合用，共奏清湿热、化痰饮之功效。

第三节　痛风

痛风是人体内嘌呤代谢障碍，导致血尿酸增高伴组织损伤的一组代谢性疾病。血液中尿酸长期增高是痛风发生的关键原因。血尿酸浓度过高时，尿酸以尿酸盐的形式沉积在关节、皮下组织及肾脏等部位，引起关节炎、痛风石、肾脏结石或痛风性肾病等一系列临床表现。

痛风是一种世界流行的代谢病，可发生于不同国家及不同种族人群，其发病与遗传、性别、年龄、生活方式、饮食习惯、治疗药物、其他疾病等诸多因素有关。近年来由于我国人民生活水平的提高，特别是饮食结构及生活方式的变化，高尿酸血症及痛风的患病率不断增加。痛风好发于高蛋白膳食、营养过剩、酗酒、体型肥胖的中老年男性和绝经期以后的女性，常被称为"富贵病"。

一、临床表现

1. 急性痛风性关节炎 为痛风最常见的首发症状，60%～70%首发于第一跖趾关节，反复发作逐渐影响踝、跟、膝、腕、指/趾、肘等多个关节。通常出现在夜间或清晨，起病急骤，常在几小时内达到顶峰，受累关节红肿热痛、功能障碍。痛风发作通常会持续数天，可自行缓解。缓解期可为数月、数年乃至终生。但多数在一年内再次发作，诱因常为受寒、劳累、剧烈运动、酗酒、高蛋白质饮食、感染、创伤等，或因使用降压药、利尿剂、阿司匹林、胰岛素等药物诱发。痛风性关节炎的急性关节炎期，绝大部分患者的血尿酸是升高的，但也有一些患者的血尿酸可以不升高。

2. 慢性痛风性关节炎 多由急性痛风性关节炎反复发作迁延而来，表现为多关节受累，发作频繁，间歇期缩短，疼痛加重，甚至发作过后疼痛也不能完全缓解。痛风石是本期最常见的特征性损害，是由尿酸沉积于软骨、滑液膜、肌腱和软组织等结缔组织处形成。常见于耳轮及指间、掌指、足趾、肘、膝关节等处，呈黄白色大小不一的隆起，小如芝麻，大如鸡蛋。初起质软，随着纤维增生渐硬如石，导致关节僵直、畸形、活动受限。

3. 痛风性肾病 20%～40%痛风患者会出现尿酸盐性肾脏病变，是尿酸盐在肾间质沉积所致。患者可有间歇性蛋白尿、高血压、血尿素氮升高，晚期可发展为肾功能不全。

4. 泌尿系尿酸盐结石 结石在高尿酸血症期即可出现，其发生率与血尿酸水平及尿酸排出量呈正相关，绝大多数为纯尿酸结石。泥沙样结石常无症状，结石较大者可有肾绞痛、血尿等表现。

5. 伴发症 痛风患者常伴发肥胖、高脂血症、糖尿病、高血压、冠心病、脑梗死、脂肪肝等。

二、营养治疗原则

痛风营养治疗的目的是减少外源性尿酸的形成和促进体内尿酸的排泄。

1. 控制能量的摄入 痛风患者多伴有肥胖、糖尿病、高血压、高脂血症等，故肥胖者应限制膳食能量以降低体重，以接近或稍低于理想体重为目标。减重应循序渐进，以免引起体脂分解产生大量酮体，抑制尿酸排泄从而诱发痛风急性发作。总能量根据患者理想体重按休息状态计算，能量供给一般为25～30kcal/（kg·d）。

2. 适量限制蛋白质 因食物中的核酸多与蛋白质合成核蛋白存在于细胞内，故适量限制蛋白质供给可减少嘌呤的产生。其供给量以0.8～1.0g/（kg·d）或50～70g/d为宜。优质蛋白质可选用不含或少含核蛋白的食物，如鸡蛋、牛奶；但不宜饮酸奶，因其含乳酸较多，会阻滞尿酸排泄；尽量不用肉、禽、鱼类。若发生痛风性肾病，则应根据尿蛋白丢失和血浆蛋白质水平来适量补充蛋白质；但在肾功能不全的尿毒症期，应严格限制蛋白质的摄入量。

3. 适量限制脂肪 脂肪有阻碍肾脏排泄尿酸的作用，应适当限制，每天控制在50g左右，以植物性油脂为主。

4. 限制单双糖 为控制总能量，碳水化合物不宜摄入过多，尤其要限制单双糖，如蔗糖、蜂蜜、果汁等，因其含果糖较高，而果糖会增加血尿酸水平。

5. 供给充足的维生素和矿物质　宜多食富含 B 族维生素和维生素 C 及富含矿物质的碱性食物，有利于尿酸的溶解与排出，如新鲜的水果和蔬菜中嘌呤含量较低的品种。由于痛风患者易患高血压、高脂血症和肾病，应限制钠盐的摄入，通常用量为 2～5g/d。

6. 多饮水　宜多饮白开水和碱性饮料，入液量应保持在 2000～3000mL/d，以维持一定的尿量，碱化尿液，促进尿酸排泄，防止结石生成。为防止夜尿浓缩，可在睡前或半夜饮水。

7. 避免进食高嘌呤食物　尿酸是嘌呤代谢后的产物，多食嘌呤含量高的食物会导致血尿酸升高，诱发痛风发作，故痛风患者应长期控制高嘌呤食物的摄入。一般把食物嘌呤含量分为 3 个等级，嘌呤含量超过 150mg/100g 的食物不论是急性期还是慢性期均不能选用，如猪肝、牛肝、鸡肝、鸭肝、猪大肠、带鱼、鲳鱼、沙丁鱼、鲢鱼、鲭鱼、鱿鱼、牡蛎、蛤蜊、干贝、香菇、肉汤等；嘌呤含量为 50～150mg/100g 的食物，如猪肉、牛肉、羊肉、鸡肉、鸭肉、兔肉、草鱼、鲤鱼、虾、黄豆、黑豆、杂豆、豆腐、豆干、花生、腰果、白芝麻、黑芝麻、银耳等，急性期仍不宜选用，慢性期可适当放宽，允许患者每日摄入低于 100g 的肉类食物，且宜煮沸（熟）弃汤后食用；嘌呤含量低于 50mg/100g 的食物，如鸡蛋、鸭蛋、牛奶、海参、大多数谷类、蔬菜、水果等，急性期亦可选用。常见食物嘌呤含量表（每 100g 食物嘌呤含量）见附录 3。

8. 避免刺激性食物　酒精可使体内乳酸增多，抑制尿酸排出，并促进嘌呤分解使尿酸增高，诱使痛风发作，啤酒本身含一定量的嘌呤成分，故应禁用各种酒类。辣椒、咖喱、胡椒、花椒、芥末、生姜等调料均能兴奋自主神经，诱使痛风发作，应尽量少吃。

三、参考食谱举例

痛风患者的参考食谱

食谱组成

早餐：青菜龙须面（龙须面 100g，青菜 50g，鸡蛋 50g），低脂牛奶 250g。

午餐：烙饼（小麦粉 100g），丝瓜炒鸡蛋（丝瓜 250g，鸡蛋 50g，黑木耳 5g）。

加餐：西瓜 250g。

晚餐：二米饭（粳米 50g，小米 50g），番茄菜花（番茄 100g，菜花 100g），冬瓜汤（冬瓜 100g，鸡蛋清 20g）。

全天食用盐 5g，植物油 20g。

四、中医食疗方举例

痛风属于中医学"痹证"范畴。

痛风的食疗方参考薏苡仁粥（《本草纲目》）。

原料：薏苡仁 60g，粳米 60g。

制作及用法：将薏苡仁和粳米洗净，同入砂锅，加水适量，共煮为粥。每日早晚随餐服食。

功效：清热除痹，利湿健脾。方中薏苡仁甘、淡、微寒，具有利水渗湿、健脾止泻、清热除痹之功；粳米能健脾养胃、扶助正气。两者合用，共奏清热养阴、利湿除痹之功。

注意：大便秘结者慎用薏苡仁。

第四节　骨质疏松症

骨质疏松症是一种以骨量减少及骨组织微结构异常为主要病理特征的代谢性骨病综合征，通常伴有骨强度下降、骨脆性增加及易发生骨折等特征。根据病因，骨质疏松症可分为原发性骨质疏松症、继发性骨质疏松症及特发性骨质疏松症三类。原发性骨质疏松症包括绝经后骨质疏松症（Ⅰ型）和老年性骨质疏松症（Ⅱ型），其中Ⅰ型通常发生在绝经5~10年的女性，Ⅱ型通常发生在70岁及以上的老年人。继发性骨质疏松症是指由能够诱发骨代谢异常的疾病、药物及其他明确因素导致的骨质疏松症。特发性骨质疏松症通常发生在青少年人群，目前病因尚不明确。

骨质疏松症的病理机制尚不完全明确，目前已知三类因素影响其发病：①遗传或环境因素导致的机体峰值骨量不足；②雌激素缺乏、钙缺乏、维生素D缺乏、继发性甲状腺功能亢进等因素导致的机体骨吸收增加；③营养、生活方式及生活环境等因素导致的机体骨形成减少。骨骼矿物质密度是临床诊断骨质疏松症的常用指标。

一、临床表现

1. 骨痛和肌无力　患者早期可无明显症状，病情较重患者常诉乏力、腰背疼痛，甚至全身骨痛。症状通常在劳累或活动后加重，导致负重能力下降甚至无法负重。骨痛通常为弥漫性、无固定部位，查体无法发现压痛区（点）。如发生四肢骨折或髋部骨折，身体活动明显受到限制，局部疼痛加剧，伴畸形或骨折阳性体征。

2. 骨折　轻微活动（如弯腰）、轻度受力（如负重、挤压或摔倒等）或轻度创伤（如跌倒）均可诱发患者出现骨折，该类骨折也可自发出现，又称为脆性骨折、非暴力性骨折或低能量骨折。骨折通常发生在脊柱、髋部及前臂，肋骨、盆骨、肱骨等其他部位也可发生骨折。脊柱压缩性骨折常见于绝经后骨质疏松症患者，骨折后有突发性腰痛现象；髋部骨折常见于老年骨质疏松症患者，发生部位以股骨颈部（股骨颈骨折）为主。

3. 其他并发症　椎体压缩性骨折可引起身高变矮或驼背等脊柱畸形，多发性胸椎压缩性骨折可导致胸廓畸形。驼背和胸廓畸形者常伴有胸闷、气短、呼吸困难，甚至发绀等临床表现，患者心排血量及肺换气量均明显降低，易发生上呼吸道及肺感染等并发症。髋部骨折者由于长期卧床导致骨丢失加重，使骨折极难愈合，常因感染或慢性衰竭等并发症导致死亡；幸存者自主活动能力明显受限，生活自理能力下降甚至丧失。

二、营养治疗原则

合理的膳食营养有利于骨质疏松症的防治，适宜的膳食构成模式，能量及蛋白质摄入量，钙、磷、钠等矿物元素，以及维生素A、维生素C、维生素D、维生素E、维生素K等摄入水平，均对骨质疏松症的防治具有积极作用。

1. 膳食多样化　每日膳食包含谷薯类、蔬菜水果类、畜禽鱼蛋奶类、大豆坚果类等，每天摄入食物种类12种以上，每周达25种以上。

2. 适宜的能量摄入　低身体质量指数（BMI）、超重、肥胖均是骨质疏松的重要危险因素。对于存在营养不良风险的BMI<18.5的患者，每天可额外补充不少于400~600kcal的能量直到达到理想体重。对于18.5<BMI<28的成人，可根据标准体重及体力活动强度计算每日能量需要量〔每日能量需要量=标准体重×（25~40kcal）〕，以维持标准BMI。

3. 保证谷薯类摄入　每天摄入谷薯类食物250~400g。其中全谷物及杂豆类为50~150g；薯类为50~100g；蔬菜为300~500g，其中深色蔬菜占50%以上；新鲜水果为200~350g，不可用果汁代替。

4. 保证充足的蛋白质摄入　成人每天摄入1.2~1.5g/kg，保证禽、肉、鱼、蛋、豆制品、乳及乳制品的摄入量。

5. 合理的维生素、矿物质补充　研究证据显示，充足的维生素（包括维生素 A、维生素 C、维生素 D、维生素 E、维生素 K）及矿物质（包括钙、磷、镁）摄入可降低骨质疏松症的发生风险。建议通过增加摄入上述营养素含量高的食物进行补充，如因长期食欲不振、疾病等原因导致食物摄入量减少或食物补充无法满足机体需求时，可在临床医生的指导下合理使用营养补充剂。

6. 足量饮水　成人每天饮水 1500～1700mL，建议饮用白开水和淡茶水，禁用含糖饮料、咖啡及碳酸饮料。

7. 清淡饮食　少吃高盐和油炸食品，少食用熏制和腌制肉。成人每天食盐摄入量不超过 6g，老年人不超过 5g，每天食用油用量 25～30g。

8. 戒烟限酒控糖　戒烟并限制酒精摄入量；控制精糖摄入量，每天摄入精糖不超过 50g，宜控制在 25g 以下。

9. 适度的身体活动　鼓励进行包括有氧运动、肌肉强化和平衡训练活动在内的多种身体活动。根据自身健康水平选择运动方式及强度，建议每周进行 150～300 分钟的中等强度运动，或 75～150 分钟的高强度有氧运动，或相当于上述运动量的混合运动。老年人及骨质疏松症患者应减少久坐，由于慢性病不能每周进行 150 分钟中等强度活动者，应据其能力进行身体活动。

三、参考食谱举例

骨质疏松症患者的参考食谱

食谱组成

早餐：豆浆 250mL（黄豆 15g），馒头（小麦粉 50g），煮鸡蛋（鸡蛋 50g），虾皮炒胡萝卜丝（虾皮 30g，胡萝卜 100g）。

加餐：苹果 200g。

午餐：馒头（小麦粉 100g），排骨炖黄豆（猪排骨 75g，黄豆 20g，枸杞子 15g），炒空心菜（空心菜 200g）。

加餐：橘子 200g。

晚餐：米饭（大米 100g，黑芝麻 10g），清蒸黄花鱼（黄花鱼 75g），白菜炖豆腐（白菜 200g，豆腐 50g）。

加餐：牛奶 250mL，蒸山药（山药 50g）。

全天食用盐 4g，植物油 25g。

四、中医食疗方举例

骨质疏松症属于中医学"骨痹""骨痿""骨枯"等范畴。

骨质疏松症的食疗方参考补肾壮阳粥（《百病食疗》）。

原料：枸杞子 30g，羊肾 1 个，肉苁蓉 15g，粳米 100g，盐适量。

制作及用法：将羊肾剖开，去筋膜，切片，同枸杞子、粳米、肉苁蓉放入锅中，加水适量，文火煎煮，待粥将成，加入食盐调匀即可。早晚食用，每周 2～3 剂。

功效：温补肾阳，强壮筋骨。方中肉苁蓉能补肾阳、益精血；羊肾能温补肾阳。两者合用，共奏温肾助阳养血之功效。

第九章
消化系统疾病的营养治疗

扫一扫，查阅本章数字资源，含PPT、音视频、图片等

消化系统疾病主要包括食管、胃、肠、肝、胆、胰等器官的器质性疾病及功能性疾病，临床十分常见。饮食因素是消化系统的主要致病因素，与食物摄取转运，营养的消化、吸收、利用及代谢过程都有着密不可分的关系。平衡而营养丰富的饮食对于消化系统疾病起着至关重要的作用，可以起到预防和辅助治疗的效果。对此，应根据疾病的部位、性质及严重程度采取相应的营养治疗方案。

第一节　胃炎

胃炎是由各种病因引起的胃黏膜炎症，常伴有上皮损伤及细胞再生，是最常见的消化系统疾病之一。根据炎性细胞的类型，在组织学上可将胃炎进一步分为急性胃炎和慢性胃炎两大类。

一、急性胃炎

急性胃炎是由多种病因引起的胃黏膜的急性炎症。引起急性胃炎的原因有很多，有化学、物理、应激和毒素等原因。急性胃炎是一种常见病，急性胃炎主要包括幽门螺杆菌相关的急性胃炎和急性糜烂出血性胃炎两种，临床以急性糜烂出血性胃炎为常见。

（一）临床表现

急性胃炎的临床表现常轻重不等，但起病均急骤。主要临床表现为上腹不适或隐痛、食欲下降、恶心呕吐，有时伴腹泻，严重的急性胃炎还会引起呕血、便血等症状，上消化道出血是其突出的临床表现。其病程较短，经过合理的治疗和饮食调整，消除病因，大多短期内均可痊愈。

（二）营养治疗原则

急性胃炎的营养治疗主要在于通过平衡而营养丰富的饮食，缓解胃肠负担，减少刺激性食物对胃黏膜的刺激，以保护胃黏膜。

1. 消除病因　解除致病因素对胃黏膜的刺激，卧床休息。大量呕吐及腹痛、腹泻剧烈者应暂时禁食。

2. 补充水分　由于呕吐、腹泻的大量失水，需补充水分，避免发生脱水，并加速毒素的排泄。宜饮用温开水 $100 \sim 150\text{mL/h}$，也可适量饮用温热的米汤、淡果汁、淡盐水等。

3. 供给清淡流质或少渣饮食　为使胃炎急性发作期患者的胃部得到充分的休息，应进食流质饮食，如米汤、藕粉、红枣汤等。症状缓解后逐渐增加牛奶、蛋花汤和蒸蛋羹等食物。待患者

病情好转后可给大米粥、蛋花粥、面片汤等无刺激、少渣的半流质饮食。转入恢复期时可改用少渣软饭，如软米饭、花卷、馒头等主食，也可选用易消化的鱼、虾、肉汁及纤维少的细软蔬菜等。日常烹饪应多采用蒸、煮、烩、汆、炖等烹调方法，以减少对胃的刺激。

4. 急性期禁忌　胃炎急性期患者禁食牛奶、豆浆、蔗糖等易产气的食物，禁食芹菜、韭菜、葱头等含粗纤维的蔬菜，禁食不易消化的油炸食品及腌制或熏制的鱼、肉等食物，避免饮酒及含乙醇的饮料和产气饮料，禁食过热过冷的食物，日常烹饪避免添加辛辣刺激性的调味品。

5. 少量多餐　每日进餐 5~7 次，进食应定时定量有规律，不可暴饮暴食，每餐用量不应过多，以尽量减少胃肠负担。

（三）参考食谱举例

急性胃炎患者的参考食谱

食谱组成

早餐：米汤（大米 25g）。

加餐：藕粉汤（藕粉 25g）。

午餐：鸡蛋汤（鸡蛋 50g）。

加餐：淡果汁（鲜苹果 100mL，加水 100mL）。

晚餐：鸡蛋羹（鸡蛋 50g）。

加餐：杏仁霜（杏仁霜 25g）。

全天食用盐 3g，植物油 4g。

（四）中医食疗方举例

急性胃炎属于中医学"胃脘痛""嘈杂""痞满"等范畴。

急性胃炎的食疗方参考葱油扁豆（《食疗百病》）。

原料：鲜嫩扁豆 300g，精盐、香油、葱适量。

制作及用法：将扁豆洗净去筋放入开水中焯透，捞出沥水，待凉；葱切末放入香油中炒，沥去葱待凉，将焯好的扁豆切成丝加入味精、盐、葱油拌匀即可。

功效：健脾和胃祛湿。方中扁豆味甘淡，性平，归脾、胃经，具有健脾化湿之功；葱味辛，性温，入肺、胃经，能健胃通阳。二味合用，共奏健脾和胃祛湿之功。

二、慢性胃炎

慢性胃炎是由多种原因引起的胃黏膜非特异性慢性炎症，根据病因将其分为非萎缩性胃炎（浅表性胃炎）、萎缩性胃炎、特殊类型胃炎三类。慢性胃炎可由急性胃炎转化而来，也可由幽门螺杆菌感染、物理刺激、化学药物等因素导致。萎缩性胃炎是诱发胃癌的危险因素。

（一）临床表现

慢性胃炎的临床表现无特异性，70%~80% 的患者无任何症状。一般可表现为上腹不适、疼痛、食欲下降、呕吐恶心、饭后饱胀、反酸嗳气等非特异性的消化不良表现，症状常与进食或食物种类有关。胃黏膜糜烂出血者伴呕血、黑便。萎缩性胃炎的患者可能会出现贫血、消化不良、胃酸减少、消瘦、舌炎、腹泻等症状。

（二）营养治疗原则

慢性胃炎的营养治疗主要在于通过合理调节饮食，减少强烈刺激的食物对胃的影响，采用饮食调节的方式来减少或增加胃酸的分泌，从而促进胃黏膜的修复，调整胃的各项功能。

1. 去除病因　防治急性胃炎，减少复发。避免食入对胃有刺激的辛辣、生冷、硬质的食物，戒烟忌酒，少饮浓茶，避免暴饮暴食，加强营养。

2. 调节胃酸分泌　对于萎缩性胃炎患者胃酸分泌过少或缺乏的，应给予鱼汤、鸡汤、肉汤、蘑菇汤等原汁浓汤，以及带酸味的食品，以增强胃液分泌，提高胃酸的浓度和食欲。对浅表性胃炎伴有高酸性患者，应选用煮过的鱼、虾、鸡肉、瘦肉等来烹调菜肴，如蒸鱼块、熘鸡脯丸子、肉末羹等，避免食用原汁浓汤，以减少对胃的刺激及胃酸分泌。多饮用牛奶、豆浆、烤面包或含碱的馒头及新鲜蔬菜、水果等以中和胃酸。

3. 选择易消化食物　饭菜宜软烂，容易消化，含纤维多的食物不宜太多，可粗粮细做，以保护胃黏膜。

4. 选择合适的烹调方法　烹调方法宜选用蒸、煮、炖、烩等，忌煎炸等。

5. 少量多餐，细嚼慢咽　每日可安排4～5餐，定时定量，以减少胃的负担。

（三）参考食谱举例

慢性浅表性胃炎患者的参考食谱

食谱组成

早餐：牛奶250mL，面包1个（面粉50g），煮鸡蛋1个（鸡蛋50g）。

加餐：烤带碱馒头片（面粉25g）。

午餐：馒头（面粉50g），清蒸鱼（鲈鱼100g），熬冬瓜（冬瓜150g）。

加餐：苹果100g。

晚餐：鸡茸小面片（鸡茸50g，面粉50g），素炒卷心菜（卷心菜150g）。

加餐：山药粥（大米10g，山药50g）。

全天食用盐6g，植物油15g。

（四）中医食疗方举例

慢性胃炎属于中医学"胃脘痛""腹痛"等范畴。

慢性胃炎的食疗方参考莲肉糕（《食疗百病》）。

原料：糯米500g，莲子肉、白糖适量。

制作及用法：莲子肉洗净去心，煮熟压烂碎，糯米淘净，与莲子肉渣泥拌匀，置搪瓷盆中，加水适量，蒸熟，待冷却后压平，切块即可。

功效：健脾益胃。糯米味甘，性温，入肺、胃经，有健脾温中的作用；莲子肉味甘，性平，能健脾益气。二味合用，健脾益胃，相得益彰。

第二节　消化性溃疡

消化性溃疡（peptic ulcer）是指胃肠道与胃液接触部位的慢性溃疡，主要是指发生在胃和十二指肠的慢性溃疡，即胃溃疡（gastric ulcer，GU）和十二指肠溃疡（duodenal ulcer，DU）。这些溃疡的形成均与胃酸及胃蛋白酶的消化作用有关，故称为消化性溃疡。消化性溃疡是常见病，临床上 DU 比 GU 多见，DU 多见于青壮年男性，GU 多见于中老年人。秋冬和冬春之交是本病的好发季节。

一、临床表现

消化性溃疡的典型症状是长期性、周期性、节律性上腹痛。部分患者平时缺乏典型的临床表现，而以出血、穿孔等并发症为其首发症状。本病的其他症状除了中上腹疼痛外，尚可有唾液分泌增多、胃灼热、反酸、嗳气、恶心、呕吐等胃肠道症状，食欲多正常，但偶可因食后疼痛发作而惧食，以致体重减轻；全身症状可有失眠等神经官能症的表现，或有缓脉、多汗等自主神经功能紊乱的症状。十二指肠溃疡患者约有 2/3 的疼痛呈节律性，多在早餐后 1~3 小时开始出现上腹痛，如不服药或进食则要持续至午餐才能缓解，食后 2~4 小时又痛，也需进食来缓解，约半数有午夜痛，患者常被痛醒，其规律为进食可缓解疼痛。典型的胃溃疡疼痛多在餐后 0.5~1 小时出现，经 2 小时左右疼痛逐渐消失。部分病例无上述典型疼痛，而仅表现为无规律性的上腹隐痛不适，伴胀满、厌食、嗳气、反酸等症状。

二、营养治疗原则

消化性溃疡的营养治疗目的是通过平衡膳食结构和健康的烹调方法，以减轻胃肠负担，或降低胃酸分泌，减少胃酸和食物对胃黏膜的侵蚀作用，并提供营养全面的膳食，促进溃疡面的愈合，防止复发。

1. 少量多餐，定时定量 少量，可减少胃酸分泌；多餐，可弥补食量之不足。一般每餐不宜过饱，以正常食量的 2/3 为宜，每日进餐 4~5 次。定时定量对维持胃液分泌和正常生理功能有重要作用，吃得太饱会使胃酸分泌增加，吃得过少又可引起疼痛。发作的急性期宜少量多餐，白天每隔 2 小时进食 1 次。症状得到控制后恢复平时的每日 3 餐，同时应避免餐间吃零食和睡前进食，避免胃的过分扩张。少量多餐可减少胃酸对溃疡面的刺激，又可供给营养，有利于溃疡面愈合。

2. 避免刺激性食物，选择细软易消化的食物 避免体积大、坚硬、粗纤维多的食物，如粗粮、芹菜、韭菜、竹笋、干果类、干豆类等，以减少对溃疡面的机械性刺激。机械性的刺激可增加胃黏膜的损伤，破坏胃黏膜的屏障作用。禁食易产气的食物，如生葱、生蒜、生萝卜、蒜苗、洋葱，以及易产酸的食物，如凉粉、地瓜、土豆、凉拌菜等。坚硬的食物，如腊肉、火腿、香肠等，均可加重消化性溃疡的病情和促进消化性溃疡的复发，故应禁食。任何过冷过热的食物均能对胃黏膜产生不良影响，故应避免食用过冷过热的食物。应选择营养价值高、细软易消化的食物，如牛奶、鸡蛋、豆浆、鱼和瘦肉等，经加工烹调使其对胃肠道无刺激，同时补充足够的热能、蛋白质和维生素。

3. 促进溃疡愈合，提供营养全面的膳食 要选用营养价值高的食品，供给足够的蛋白质以维持机体需要，可每天按 1g/kg 给予。选择易消化的高蛋白质食品，如牛奶、豆浆、鸡肉、鱼肉等。碳水化合物是热能充足的保证，既无刺激胃酸分泌的作用，也不抑制胃酸分泌，故可供给 300~350g/d，宜选择易消化的食物，如稀粥、面条、馄饨等。蔗糖不宜过多，因其可使胃酸分泌增加，且易产生胀气。维生素 A、维生素 B、维生素 C 有促进溃疡愈合的作用，胡萝卜素有预防十二指肠溃疡的作用，故应多吃水果和蔬菜。脂肪不需要严格限制，因脂肪可抑制胃酸的分泌，且对胃黏膜没有刺激，故应给予适量脂肪，如牛奶、奶油、蛋黄、奶酪和适量的植物油。

4. 烹调方法 消化性溃疡患者所吃的食物必须切碎煮烂，烹调方法以蒸、煮、炖、烧、烩、焖等为宜，不宜采用干炸、油炸、腌腊、滑熘等方法。忌过甜、过咸、过热及生冷食物。

三、分期营养治疗

消化性溃疡按病情轻重可分为四个阶段，即 Ⅰ、Ⅱ、Ⅲ、Ⅳ期。根据中国人的饮食习惯，消化性溃疡分期的饮食治疗方案如下。

1. 消化性溃疡 Ⅰ 期的营养治疗原则和要求 适用于消化性溃疡急性发作或出血刚停止后的患者。宜进流质膳食，每天 6～7 餐。每天 2 次牛奶，若不习惯饮牛奶或腹部胀气者用豆浆代替，或加米汤稀释。其他餐次可给予豆浆、米汤、蒸蛋羹、稀藕粉、豆腐脑等。通常牛奶和豆浆中最好不加蔗糖，以防胃酸分泌增加，并注意咸甜相间隔，并选择无刺激性、易消化的流质食物。

膳食中营养素的供给量：蛋白质为 52～65g/d，脂肪为 40～45g/d，碳水化合物为 200～300g/d，能量为 5.86～7.78MJ（1400～1860kcal）。

消化性溃疡 Ⅰ 期患者的参考食谱

食谱组成

早餐：大米粥（大米 25g），花卷（面粉 50g），蒸蛋羹（鸡蛋 50g），酱豆腐 10g。

加餐：牛奶 200mL，烤馒头片 25g。

午餐：大米软饭（大米 50g），肉末熬菠菜（猪瘦肉 50g，菠菜 100g）。

加餐：豆浆 200mL，烤馒头片 25g。

晚餐：大米粥（大米 25g），发糕（面粉 50g），肉末炒土豆泥（猪肉 50g，土豆 100g）。

全天食用盐 6g，植物油 15g。

2. 消化性溃疡 Ⅱ 期的营养治疗原则和要求 适用于无消化道出血，疼痛较轻，自觉症状缓解者。可食用细软易消化的少渣半流质饮食，如鸡蛋粥、虾仁粥、肉泥、烂面条等。每天 6～7餐，每餐主食 50g，加餐可用牛奶、蛋花汤等。此期以极细软易消化的食物为主，并注意适当增加营养，以免发生营养不良而影响溃疡愈合。禁食碎菜及含渣较多的食物。

膳食中营养素的供给量：蛋白质为 78～91g/d，脂肪为 78～91g/d，糖类为 200～300g/d，能量为 7.5～10.04MJ（1800～2400kcal）。

消化性溃疡 Ⅱ 期患者的参考食谱

食谱组成

早餐：肉泥碎烂面条（面条 50g，猪瘦肉 35g）。

加餐：牛奶 200mL，烤馒头片 25g。

午餐：肉泥米粉（米粉 50g，猪瘦肉 35g，鸡毛菜 100g）。

加餐：鸡蛋羹（鸡蛋 50g），烤馒头片 25g。

晚餐：烩饭（猪瘦肉 35g，粳米 50g，青菜 100g）。

加餐：大米粥（大米 25g）。

全天食用盐 4g，植物油 10g。

3. 消化性溃疡 Ⅲ 期的营养治疗原则和要求 适用于病情稳定、自觉症状明显减轻或基本消失者，膳食仍以细软易消化的半流质膳食为主。每天 5~6 餐，每餐主食不超过 100g，可食粥、面条、面片、小馄饨、小笼包、清蒸鱼、汆肉丸等。避免过饱，防止腹胀。禁食含纤维多的蔬菜。

膳食中营养素的供给量为蛋白质 78~91g/d，脂肪 78~91g/d，糖类 200~300g/d，能量 75~10.04MJ（1800~2400kcal）。

消化性溃疡Ⅲ期患者的参考食谱

食谱组成

早餐：豆腐脑 250g，馒头 50g，肉松 15g。

加餐：大米粥（大米 25g）。

午餐：小馄饨（面粉 75g，青菜 100g，虾仁 50g）。

加餐：牛奶 200mL。

晚餐：肉泥菜汤面条（面条 50g，猪瘦肉 50g，青菜 100g）。

加餐：山药粥（山药 50g，大米 15g）。

全天食用盐 3g，植物油 10g。

4. 消化性溃疡Ⅳ期的营养治疗原则和要求　对于溃疡基本愈合，病情较为稳定，处于康复过程中的患者，应选择细软、清淡、少油腻、弱刺激、营养全面、易消化的抗消化性溃疡膳食，除消化性溃疡前三期可食用的食物外，还可用含纤维较少的瓜菜和水果，要切细煮烂或做成泥状，此时不宜进食油煎炸及含食物纤维多的食物。每天 5 餐。

膳食中营养素的供给量：蛋白质为 85~95g/d，脂肪为 85g/d。

消化性溃疡Ⅳ期患者的参考食谱

食谱组成

早餐：大米粥（大米 25g），馒头 50g，煮鸡蛋 50g，酱豆腐 10g。

加餐：牛奶 200mL，烤馒头片 25g。

午餐：软米饭（粳米 50g），猪肝炒花菜（猪肝 25g，花菜 150g，胡萝卜 50g）。

加餐：云吞（面粉 50g，猪瘦肉 25g，油麦菜 100g）。

晚餐：大米饭（大米 100g），瘦肉鸡蛋羹（猪瘦肉 60g，鸡蛋 50g），小白菜汤（小白菜 150g）。

全天食用盐 2g，植物油 15g。

四、中医食疗方举例

消化性溃疡属于中医学"胃脘痛""肝胃气痛""心痛""吞酸"等范畴。

消化性溃疡的食疗方参考益脾饼（《医学衷中参西录》）。

原料：白术 30g，红枣 250g，鸡内金 15g，干姜 6g，面粉 500g，食盐适量。

制作及用法：白术、干姜放入纱布袋内，扎紧袋口，入锅，下红枣，加水 1L，武火煮沸，改用文火熬 1 小时，去药袋；红枣肉捣成泥；鸡内金研成细粉，与面粉混匀，倒入枣泥，加面粉及少量食盐，和成面团，将面团再制成薄饼；平底锅内倒少量菜油，放入面饼烙熟即可。空腹食用。

功效：健脾益气，温中散寒，开胃消食。方中白术苦、温，能健脾燥湿，以助脾运化；红枣与白术相须为用，以增强健脾益气之功；鸡内金能消食化积；干姜能温中散寒，健运脾阳。本方配伍具有健脾益气、温中散寒、开胃消食的作用。

第三节 腹泻

腹泻是消化系统的一种常见症状，指排便次数明显超过平日，便质稀薄，水分增加，每日排便量 >200g，可伴有含未消化的食物或脓血、黏液。腹泻分为急性腹泻和慢性腹泻两类。急性腹泻发病急剧，病程在 2~3 周内。慢性腹泻指病程在 4 周以上或间歇期在 2~4 周内的复发性腹泻。

一、临床表现

正常人的排便习惯多为每天 1 次，或每天 2~3 次，或每 2~3 天 1 次，只要粪便的性状正常，均属正常范围。粪便的重量一般为 150~200g，含水量 60%~80%。腹泻时排便次数多于平日习惯的频率，排粪量增加，每日 >200g，含水量 >85%，可伴有轻微腹痛。急性腹泻多由急性肠道感染、食物中毒或结肠过敏所引起，可并发脱水、酸中毒和休克。慢性腹泻可由慢性肠道细菌感染、肠寄生虫病、非细菌性炎症、肠肿瘤、内分泌及代谢性疾病、肝胆及胰腺疾病、食物及化学中毒、药物等因素引起。长期慢性腹泻可引起严重的营养缺乏及水、电解质紊乱。

小肠病变引起的腹泻，其粪便呈糊状或水样，可含有未完全消化的食物成分，大量水泻容易导致脱水和电解质丢失，部分慢性腹泻患者可引起营养不良。大肠病变引起的腹泻，其粪便可含脓血、黏液，病变累及直肠时可出现里急后重。

二、营养治疗原则

（一）急性腹泻

急性腹泻时如果膳食调理不当，则会加重病情，影响治疗效果。因此，合理膳食对急性腹泻患者意义重大。

1. 腹泻严重禁食 急性水泻期需暂时禁食，使肠管完全休息。必要时由静脉输液，以防丢失水分过多而脱水。

2. 清淡流质饮食 不需禁食者，病初宜给予清淡易消化的流质，如果汁、米汤、稀藕粉、稀杏仁露、蛋黄米粥、薄面汤等。禁牛奶、蔗糖等易产气的流质。

3. 根据病情调整饮食 排便次数减少，症状缓解后可逐步过渡为低脂流质或低脂少渣、细软易消化的半流质饮食，如蛋花汤、大米粥、细挂面等。待腹泻症状基本停止后可给予低脂少渣半流质饮食，如面条、粥、馒头、软米饭、瘦肉泥等，但仍应适当限制含粗纤维多的蔬菜和水果，以后逐渐过渡到普食。可适量增加鲜果汁、番茄汁、菜汤等食物的摄入，因这类食物富含 B 族维生素和维生素 C，可以帮助患者及时补充维生素。

4. 膳食要求 为减轻腹泻患者的胃肠负担，应少食多餐，每天 6~7 餐，同时注意禁酒，忌肥肉，坚硬的食物，高脂肪、辛辣、麻辣、重香料的食物，冷饮等。

5. 肛周皮肤护理 排便频繁时，粪便的刺激可使肛周皮肤损伤，引起糜烂及感染。排便后应用温水清洗肛周，保持清洁干燥，涂无菌凡士林或抗生素软膏以保护肛周皮肤，促进损伤处愈合。

（二）慢性腹泻

慢性腹泻病程长，消耗大，需根据病情灵活掌握膳食治疗原则，循序渐进，促进患者康复。

1. 低脂少渣、高热能、高蛋白质饮食　为减少肠胃蠕动，减轻腹泻，提倡患者进食挂面、粥、软饭等少渣食物。高脂饮食不易消化，易加重胃肠负担和刺激肠蠕动，可加重腹泻，故脂肪以低于总能量的20%为宜，可选用低脂肪的食品，如瘦肉、鸡、鱼、豆制品等，还应控制植物油的摄入量。逐渐增加蛋白质，以改善营养状况，宜占总能量的15%～20%，可选用瘦肉、脱脂牛奶、蛋清、虾、鱼等。还可适当补充菜汤、果汁等，以补充每日所需维生素。

2. 禁忌食物　不宜食用粗粮、含粗纤维多的蔬菜和水果，如芹菜、韭菜、榨菜等。禁食坚硬不易消化的肉类和刺激性食物，如火腿、香肠、腌肉、辣椒、烈酒、芥末、胡椒等。肥肉、点心和高脂食物要坚决放弃，对于麦麸过敏或乳糜泻患者，需推荐无麸质饮食，如马铃薯、玉米、坚果、乳蛋、米类等。

3. 烹调方法　提倡以蒸、煮、氽、烩、烧等烹饪方法为主，禁用煎、炒、炸、滑熘等方法。

三、参考食谱举例

急性腹泻患者的低脂少渣半流质参考食谱

食谱组成

早餐：小米粥（小米50g），鸡蛋羹（鸡蛋50g）。

加餐：藕粉（藕粉25g）。

午餐：鸡肉龙须面（鸡肉泥50g，龙须面50g，去油鸡汤200mL）。

加餐：藕粉（藕粉25g）。

晚餐：大米粥（大米25g），发糕（小麦粉25g），烩鱼丸100g。

加餐：南瓜糊（南瓜50g）。

全天食用盐3g，植物油10g。

慢性腹泻患者的低脂少渣半流质参考食谱

食谱组成

早餐：大米粥（大米25g），馒头（小麦粉25g），煮鸡蛋（鸡蛋50g），酱豆腐10g。

加餐：烤面包片25g。

午餐：西红柿鸡蛋面（细挂面50g，鸡蛋50g，西红柿150g）。

加餐：烤馒头片25g。

晚餐：肉末烩饭（大米50g，猪瘦肉末50g，白菜叶150g）。

加餐：酸奶200g。

全天食用盐3g，植物油10g。

四、中医食疗方举例

腹泻属于中医学"泄泻""久泻"等范畴。

腹泻的食疗方参考鲫鱼羹（《饮膳正要》）。

原料：荜茇10g，缩砂仁10g，陈皮10g，鲫鱼1000g，大蒜2头，胡椒10g，葱、食盐、酱油、菜油各适量。

制作及用法：将鲫鱼去鳞、鳃和内脏，洗净；在鲫鱼腹内，装入陈皮、缩砂仁、荜茇、大蒜、胡椒、泡辣椒、葱、食盐、酱油，备用；在锅内放入菜油烧开，将鲫鱼放入锅内煎熟，再加入水适量，炖煮成羹即成。适量食之。

功效：健脾利湿，温中下气。鲫鱼能益气健脾，利水消肿。荜茇味辛，性热，归胃、大肠经，具有温中散寒、下气止痛之功。缩砂仁能化湿行气，温中止泻。陈皮能理气调中，燥湿化痰。本方配伍具有健脾利湿、温中下气之功。

第四节 便秘

便秘是消化系统的常见症状，指排便频率减少，1周内排便次数少于3次，伴有排便困难、大便干结。正常人的排便习惯差别很大，这与个体差异、生活习惯尤其是饮食习惯有关。一般情况下，正常人的排便习惯多为每天1次，或每天2~3次，或每2~3天1次，只要粪便的性状正常，无排便困难与大便干结，均属正常范围。故不能以每天排便1次作为正常排便的标准。引起便秘的常见因素有：进食量过少或食物缺乏纤维素、水分，不足以刺激肠道的正常蠕动；结肠平滑肌张力降低和蠕动减弱；各种原因的肠梗阻；排便反射减弱或消失，腹肌、膈肌及盆底肌张力减弱；结肠痉挛，缺乏驱动性蠕动等。便秘常见于全身性疾病、身体虚弱、不良排便习惯、功能性便秘等情况。便秘可分为无力性便秘、痉挛性便秘和阻塞性便秘三种。

一、临床表现

便秘的主要症状为排便困难，大便干结，每次排便时间长，排出粪便干结如羊粪状且数量少，可伴有腹痛、腹胀、排便不畅或里急后重感。长期便秘者是由于代谢产物、腐败物等不能及时排出，产生精神萎靡、两肋隐痛、口苦、全身酸痛、恶心、食欲减退、疲乏无力、头痛、头昏等症状。排便极其困难者可导致肛门疼痛、肛裂、肛乳头炎，甚至诱发痔疮、轻度贫血、营养不良等。

二、营养治疗原则

（一）无力性便秘

1. 供给粗纤维食物 建议患者增加纤维素的摄入量，每日约40g/d。膳食纤维是促进肠道功能正常的重要因素。在平衡膳食的基础上，多食用富含纤维的粗粮、带皮水果、韭菜、芹菜、菠菜等以增加膳食纤维。

2. 增加饮水量 患者应增加每日饮水量，每日饮水6~8杯。早餐前饮一杯冷开水或温凉淡盐水，可刺激排便。

3. 供给足量营养素 为患者补充足量的营养素，包括糖类、脂肪、蛋白质及B族维生素等。尤其是维生素B_1可促进消化液分泌，维持和促进肠蠕动，有利于排便。还可适当摄入高脂肪食物，如花生、芝麻、核桃、花生油、芝麻油、豆油等。植物油能够直接润肠，且其分解产物脂肪酸具有刺激肠蠕动的作用。脂肪总的摄入量可达100g/d。

4. 多食产气食物 洋葱、萝卜、蒜苗、生蒜、炒黄豆等产气食物能促进肠蠕动。

5. 忌烟酒 忌烟酒及辛辣刺激性食物，以免加重病情。

（二）痉挛性便秘

1. 少渣饮食 患者宜采用无渣半流质饮食，以减少胃肠道刺激，而后过渡到少渣半流质、少渣软饭等。禁食粗粮、坚果、坚硬的水果等含纤维多的食物或粗硬的食物。

2. 适量脂肪　适量脂肪有利于排便，但不宜摄入过多，应 <100g/d。

3. 多饮水　增加水的摄入量有利于排便，如早晨饮蜂蜜水等。

4. 禁食刺激性食物　少饮酒、浓茶、咖啡，少吃辣椒、咖喱等食物，以避免肠道产生痉挛。

（三）阻塞性便秘

直肠癌、结肠癌等器质性疾病引起的便秘，应及时解除原发病因。若为不完全梗阻，可考虑给予清流质饮食。

三、参考食谱举例

阻塞性便秘患者的参考食谱

食谱组成

早餐：小米粥（小米 25g）。

午餐：大米饭（大米 100g），炒虾仁（虾仁 25g）、排骨汤（猪排骨 250g）。

加餐：稀藕粉（藕粉 30g）。

晚餐：浓米汤（大米 100g），发糕（小麦粉 25g），肉末蒸蛋（肉末 25g，鸡蛋 50g）。

加餐：牛奶（鲜牛奶 250ml）。

全日食用盐 6g，植物油 25g。

无力性便秘患者的参考食谱

食谱组成

早餐：花卷（面粉 50g），小米粥（小米 25g），茶叶蛋（鸡蛋 50g），炝芹菜（芹菜 100g）。

午餐：二米饭 100g（大米 50g，黑米 50g），肉丝炒黄豆芽（黄豆芽 200g，瘦猪肉 50g），白菜汤（小白菜 50g）。

加餐：火龙果 200g。

晚餐：三鲜水饺（面粉 100g，瘦猪肉 50g，虾仁 25g，韭菜 200g）。

全天食用盐 6g，植物油 25g。

痉挛性便秘患者的参考食谱

食谱组成

早餐：馒头（面粉 50g），煎鸡蛋（鸡蛋 50g），豆浆 250mL，糖 5g。

午餐：大米饭（大米 100g），滑熘豆腐（豆腐 200g），土豆肉片（土豆 100g，瘦猪肉 20g），番茄蛋汤（番茄 50g，鸡蛋 50g）。

晚餐：葱油饼（面粉 75g），大米粥（大米 25g），虾仁冬瓜（冬瓜 200g，虾仁 10g），冬菇烧面筋（冬菇 20g，面筋 50g）。

全天食用盐 6g，植物油 40g。

四、中医食疗方举例

便秘属于中医学"肠结""大便燥结""脾约""阴结""阳结"等范畴。

便秘的食疗方参考苏子麻仁粥（《丹溪心法》）。

原料：紫苏子、麻子仁各 15g，粳米 50g。

制作及用法：先将紫苏子、麻子仁洗净，研磨为极细末，加水再研，滤汁去渣，以汁煮粥。每日 1～2 次，早晚服用。

功效：理气养胃，润肠通便。方中紫苏子性辛温，入肺、肝经，长于降肺气，肺与大肠相表里，肺气肃降有助于腑气通畅。麻子仁入大肠、胃、脾三经，具有润滑肠道、缓下通便之功。两药合用具有理气养胃、润肠通便之功。

第五节　肝硬化

肝硬化是一种由不同病因引起的慢性进行性肝病。其病理特点为广泛的肝细胞变性坏死、再生结节形成、结缔组织增生，致使正常的肝小叶结构被破坏和假小叶形成。该病早期无明显症状，晚期则出现不同程度的门静脉高压和肝功能减退，直至出现上消化道出血、肝昏迷、继发感染等并发症，甚至死亡。

肝硬化是我国的常见病和主要死亡病因之一，患者多以青壮年为主，且男性多于女性。导致肝硬化的原因有很多，例如病毒性肝炎、酒精中毒、血吸虫病、化学药物中毒、循环障碍、营养失调等。我国肝硬化的原因以病毒性肝炎为主。在肝硬化的治疗过程中，营养治疗有着不可忽视的作用。科学合理的营养治疗能缩短疗程，帮助患者改善生活质量，延长生命周期。

一、临床表现

临床上将肝硬化分为代偿期和失代偿期，但两期界限常不清楚。

（一）代偿期

代偿期早期无明显症状，或症状不典型，一般在劳累或感染后出现乏力、食欲减退、恶心、厌油腻、腹部不适等症状，多呈间歇性，体格检查没有或仅有肝脾轻度肿大、轻压痛，肝功能一般在正常范围内或轻度异常。

（二）失代偿期

1. 全身症状　由于肝脏的代谢功能降低，患者可有乏力、消瘦等负氮平衡的表现，以及皮肤粗糙、口角炎等维生素缺乏的表现。患者面色灰暗黝黑，称为肝病面容。

2. 消化道症状　进食后即感到上腹不适、饱胀、恶心，甚至呕吐，尤其餐后加重。肝硬化晚期，对脂肪和蛋白质的耐受性差，进油腻食物易引起腹泻，若肝细胞广泛坏死，还会有黄疸出现，多属于肝细胞性黄疸。

3. 门静脉高压　表现为食管胃底静脉曲张、脾大和腹水，尤以食道静脉曲张最危险，易出现消化道大出血。

4. 肝硬化腹水　形成于肝硬化晚期，腹水出现前常有腹胀，大量腹水使腹部膨隆，腹壁绷紧发亮，状如蛙腹，使患者行走困难。

5. 出血倾向及贫血　肝硬化晚期常有鼻腔、牙龈出血，皮肤黏膜瘀斑瘀点和消化道出血等，女性常有月经过多等症状。长期出血会导致贫血。

6. 内分泌失调症状　由于肝硬化早期雌激素增加，雄激素减少，男性可见性欲减退、乳房发育、胀痛，睾丸萎缩；女性可见月经紊乱、乳房缩小、阴毛稀少等。

除此之外，肝硬化患者还有上消化道出血、感染、肝性脑病、肝肾综合征、电解质和酸碱平衡紊乱等并发症。

二、营养治疗原则

营养治疗的目的主要是增进食欲，改善消化功能，在纠正病因、控制病情发展的基础上通过合理的营养搭配，改善肝脏血液循环，促进肝细胞修复与功能恢复。

1. 热能 肝硬化患者能量需求是基础代谢的 1.3 倍，测定患者的基础代谢率可为能量供给提供依据。对于代偿期肝硬化患者的能量供给可按 104.5～146.3kJ/kg（25～35kcal/kg）计算，合并营养不良时可酌情增加，合并肝性脑病时应酌情降低。

2. 蛋白质 蛋白质有利于肝细胞修复，是维持血浆清蛋白正常水平的重要物质基础，可改善腹水、低蛋白血症。蛋白质供给量每天为 1.5～2.0g/kg。如有肝功能衰竭、肝昏迷倾向时，蛋白质应限制供给，甚至暂时禁用。

3. 脂肪 供给脂肪以 40～50g/d 为宜。如脂肪过少，会影响食欲；由于肝硬化患者的肝功能衰竭，胆汁合成及分泌减少，脂肪消化吸收功能减退，脂肪不宜过多，过多供给容易使脂肪在肝内沉积，阻止肝糖原的合成，可加重肝功能损伤。因此，可给予含有较多不饱和脂肪酸的植物油，而胆汁性肝硬化应给予低脂低胆固醇饮食。

4. 碳水化合物 肝脏中糖原贮备充足时，可防止毒素对肝细胞的损害，有利于保护肝脏和节约蛋白质，以占总能量的 55%～65% 为宜。

5. 维生素 应供给多种维生素，以抵抗毒素对肝细胞的损害，保护肝细胞，如 B 族维生素、维生素 C、叶酸等。

6. 水、无机盐和微量元素 有轻度腹水者宜低盐饮食，食盐为 1.5～2.5g/d；严重水肿者宜采用无盐饮食，每日食盐限制在 0.5g，进水量限制在 1000mL 以内，待病情好转后逐步恢复食盐量。肝硬化患者的尿锌排出增加，血清锌水平下降，肝中含锌量降低，应适当补锌。

7. 膳食注意事项

（1）主食中，谷类除红薯、高粱等粗粮外均可食用。

（2）副食中，瘦猪肉、牛肉、内脏、乳类、鱼虾类、禽类、豆制品、水果、果汁等均可选用，蛋类除油煎外均可食用。

（3）忌用油炸及油腻食品，忌用洋葱、韭菜、黄豆等胀气食物，忌用瓜子、花生等硬壳类食物，忌用葱、蒜、胡椒、芥末、辣椒等刺激性食物。

（4）注意烹调与调味，供给易于消化吸收、细软味美的食物。肝硬化晚期食管胃底静脉曲张者，则要避免生、冷、硬、粗糙的食物，尤其是忌用带鱼刺、鸡骨的菜肴及粗糙硬食，以免造成食道静脉破裂而引起出血。

三、参考食谱举例

肝硬化患者的参考食谱

食谱组成

早餐：大米粥（大米 25g），馒头（面粉 50g），煮鸡蛋（鸡蛋 50g）。

加餐：牛奶（鲜牛奶 150g）。

午餐：大米饭（大米 100g），莴笋煽鱼片（青鱼片 100g，莴笋 50g），素炒时蔬（蔬菜 200g）。

加餐：苹果 200g。

晚餐：大米饭（大米 100g），香菇烧鸡腿（鸡肉 50g，鲜香菇 100g，冬瓜 150g）。

全天食用盐 4g，植物油 20g。

四、中医食疗方举例

肝硬化属于中医学"癥积""臌胀"等范畴。

肝硬化的食疗方参考鲤鱼赤豆陈皮汤（《食疗百病》）。

原料：鲤鱼 1 条（约 500g），赤小豆 120g，陈皮 6g。

制作及用法：以上三味放砂锅内共煲至烂熟。

功效：健脾养胃，利水消肿，清热解毒。方中陈皮味辛苦，性温，具有健脾和胃、行气宽中的作用，主治脾胃气滞、恶心呕吐、食欲不振；鲤鱼能利水，消肿，下气；赤小豆具有利水消肿、解毒排脓的作用。本方具有健脾养胃、利水消肿、清热解毒之功。

第六节　肝昏迷

肝昏迷又称为肝性脑病，是由严重的肝病引起的，以代谢紊乱为基础的中枢神经系统功能失调的一种综合征。临床表现为意识障碍、行为失常和昏迷。

肝昏迷最常见的病因为各型肝硬化，其次为重症病毒性肝炎，少数见于肝癌。此外，长期胆道阻塞、肝外门静脉或肝静脉阻塞性疾病等均可导致肝昏迷。肝昏迷的诱因有严重胆道感染、上消化道出血、某些药物、外科大手术、高蛋白质饮食等。

一、临床表现

肝昏迷的临床表现常因原有肝病的性质、肝细胞损害的轻重缓急及诱因的不同而很不一致。一般根据意识障碍程度、神经系统表现和脑电图的改变，将肝昏迷由轻到重分为四期。

1. 一期（前驱期）　轻度性格改变和行为异常，如欣快激动或淡漠少言、衣冠不整或随地便溺。应答尚准确，但吐词不清楚且较缓慢。可有扑翼样震颤。脑电图多数正常。

2. 二期（昏迷前期）　以意识错乱、睡眠障碍、行为异常为主要表现。患者可出现不随意运动及运动失调，定向力和理解力均减退，言语不清，书写障碍，举止反常，昼睡夜醒，甚至有幻觉、恐惧、狂躁。患者有明显的神经体征，有扑翼样震颤存在。脑电图有特异性异常。

3. 三期（昏睡期）　以昏睡和精神错乱为主，大部分时间患者呈昏睡状态，但可以唤醒，醒时尚可应答，但常有神志不清和幻觉。各种神经体征持续或加重，扑翼样震颤仍可引出。脑电图有异常波形。

4. 四期（昏迷期）　神志完全丧失，不能唤醒。浅昏迷时，对疼痛等强刺激尚有反应，扑翼样震颤无法引出；深昏迷时，各种反射消失，肌张力降低，瞳孔常散大，可出现阵发性惊厥、踝阵挛和换气过度。脑电图明显异常。

二、营养治疗原则

应该严格限制蛋白质的摄入量，减少氨的形成，预防和减轻肝昏迷。补充适当的能量，保证代谢的需要，注意水、电解质平衡。宜供给低蛋白、高碳水化合物、充足维生素的饮食。

1. 总热量　每天不低于 1800kcal，以保证机体的需要，减少自身的分解。

2. 蛋白质　合理确定膳食中蛋白质的供给量极为重要。蛋白质供给过低，不利于肝病恢复；供给过高，会诱发或加重肝昏迷。

（1）蛋白质的调节

①低蛋白质饮食：因饮食中的蛋白质可被肠菌氨基酸氧化酶分解产生氨，应限制蛋白质的摄入。在第1～2天内采用低蛋白质饮食，每天为0.5g/kg，约30g/d。待病情有好转时，每隔3～4天调整1次，每次各增加5～10g，以每天不超过1.0g/kg为度。

②无动物蛋白质饮食：血氨极高时，同时出现神经症状，昏迷不醒者，在48～72小时内，给予完全非动物性蛋白质，每天为0.3g/kg，约20g/d。病情略有好转时，改用优质蛋白质（奶类为主），每2～3天增加1次，每次不超过10g，总量以不超过1.0g/kg为限。若血氨再次升高，则应重新限制蛋白质，且限制更严格。当血氨再次下降时，蛋白质递增的速度要减慢。

③逐渐增加蛋白质供给：有神经症状，但血氨不高者，在24小时内给予无动物蛋白质膳食。若血氨一直正常，则表明肝昏迷与血氨无关，开始时，蛋白质可以按照每天0.2～0.3g/kg供给，以后每隔2～3天增加1次蛋白质供给量，每次增加量为10g左右。

④严格限制蛋白质：有肾功能不全和肝肾综合征者，应严格限制蛋白质摄入量，可适当补充支链氨基酸。

（2）蛋白质食物的选择　①严重肝昏迷者，暂不宜供给动物蛋白质食物。为避免出现负氮平衡，应补充一些植物蛋白，如豆制品等，以后逐渐增加含氨少的动物蛋白。牛奶产氨较少，蛋类次之，肉类产氨最多，故严重肝病患者应减少进食容易导致肝昏迷的食物。②膳食中蛋白质以供给富含支链氨基酸者为宜。正常人的支链氨基酸与芳香族氨基酸的比值为3.0～3.5。患肝病时，芳香族氨基酸含量增多，支链氨基酸含量减少，肝昏迷患者支链氨基酸与芳香族氨基酸的比值下降至1.0以下，若给予支链氨基酸为主的复方氨基酸液，可将二者的比值矫正为3.0～3.5，肝昏迷患者可以得到改善，因此应选用黄豆等含支链氨基酸多且含芳香族氨基酸少的蛋白质。

3. 碳水化合物　应给予充足的碳水化合物，供给碳水化合物为400g/d左右，可提供能量1600kcal左右。

4. 脂肪　肝功能衰竭的患者对脂肪的消化吸收能力降低，故宜低脂肪膳食，供给量为30～40g/d。

5. 丰富维生素　应供给富含多种维生素的食物，特别是维生素C，有利于解毒。

6. 水和电解质　肝昏迷时患者不能正常进食，液体全靠人工补液补充，如摄入量不足，则会影响治疗效果，摄入过多又会加重病情甚至诱发脑水肿。因此，补液应参考前一日的排出量，一般在1000mL左右；同时及时纠正低钾血症，可补充钾盐和含钾多的食物，如浓缩果汁、菜汁、蘑菇等，若出现高钾血症则需避免食用含钾多的食物，临床应根据病情需要进行膳食的配制以协助纠正电解质紊乱。

7. 膳食性质　肝昏迷前期，给予极易消化的少渣半流质或流质饮食。凡昏迷不能进食且无食管胃底静脉曲张者可采用肠内营养。

三、参考食谱举例

肝昏迷患者的参考食谱

食谱组成

早餐：大米粥（大米50g）。

加餐：新鲜果汁 200mL。

午餐：番茄豆腐面（番茄 100g，豆腐 50g，细挂面 50g），蔬菜南瓜浓汤（南瓜 100g，胡萝卜 30g，土豆 50g）。

加餐：藕粉汤（藕粉 50g，糖 5g）。

晚餐：蔬菜粥（大米 50g，时令蔬菜 150g 切细末）。

全天食用盐 1.5g，植物油 10g。

四、中医食疗方举例

肝昏迷等重症肝炎疾病属于中医学"急黄""瘟黄""血证""臌胀"范畴。

肝昏迷的食疗方参考三豆饭（《肝胆病家常食谱》）。

原料：白扁豆、赤小豆、黑大豆各 20g，粳米 100g，调料适量。

制作及用法：先将白扁豆、赤小豆、黑小豆洗净，煮烂，备用。取粳米 100g 淘净，放入煮烂的豆子，加水适量，煮成饭即可。

功效：利水除湿，益气健脾，清热解毒。其中赤小豆性平，味甘，具有利水消肿、解毒排脓的功效；白扁豆性微温，味甘，入脾、胃经，具有健脾化湿、和中消暑的功效；黑大豆性平，味甘，具有活血利水、祛风解毒、健脾益肾的功效；粳米具有补中益气、健脾和胃、止烦渴、止泻痢的功效。以上四味做成饭食用，具有利水除湿、益气健脾、清热解毒之功。

第七节　胆囊炎与胆结石

胆囊的生理功能是浓缩和储存由肝细胞产生和分泌的胆汁，而胆汁排入十二指肠有助于脂肪的消化和脂溶性维生素的吸收。胆道系统的炎症分为胆囊炎、胆管炎两大部分，常见的有急性胆囊炎、慢性胆囊炎、急性梗阻性化脓性胆管炎、慢性胆管炎。

胆结石包括发生在胆囊和胆管的结石，两者常同时存在，互为因果。胆结石可引起胆汁淤积、细菌繁殖，从而导致胆囊感染，而胆囊感染又是胆结石形成的促发因素。

一、临床表现

急性胆囊炎发病急，大部分患者在发病初期有中上腹和右上腹阵发性绞痛，并有右肩胛部的放射痛，伴有发热、畏寒、恶心和呕吐等症状。少数患者可有轻度黄疸。体格检查见右上腹有压痛、反跳痛、肌紧张及墨菲征阳性。

慢性胆囊炎的症状、体征常不典型。多数表现为胆源性消化不良，厌油腻食物，上腹部闷胀、嗳气等，胆囊区可有轻度压痛或叩击痛。

多数胆结石患者有反复发作性右上腹疼痛的病史，或有进食油腻食物和饱餐后上腹饱胀不适、隐痛等消化道症状。疼痛可向肩背部放射，并伴有恶心、呕吐等不适。体检时一般无明显的腹部阳性体征，部分患者可有右上腹压痛。若有胆囊积液，可触及肿大的胆囊。还有部分患者为无症状胆结石。

二、营养治疗原则

急性胆囊炎的急性发作期应禁食，使胆囊得到休息，可由静脉补给营养，疼痛缓解后可提供低脂、低热量膳食，并提倡定量、定时的规律饮食方式。

1. 能量　参考基础代谢率的检测结果，根据患者的体力活动情况、年龄等因素确定能量，肥胖者应控制能量的摄入。

2. 蛋白质　提供适量蛋白质可以维持氮平衡，增强机体免疫力，对于修复损伤的肝细胞有益。但是过多的蛋白质可以导致胆汁分泌增加，不利于患者康复。因此，蛋白质的供给应适量。宜选择优质蛋白质为主的食品，如豆浆、鱼、虾、鸡肉、瘦肉、豆腐等。每天摄入的蛋白质以1g/kg为宜。

3. 脂肪　摄入脂肪过多可以促使病变胆囊收缩，诱发胆绞痛。因此，应该限制脂肪的摄入，脂肪每天的摄入量限制在20g以下，特别是严格限制动物性脂肪的摄入，禁食动物油、动物内脏、肥肉，宜选用植物油。要注意将全天脂肪分散于各餐中，避免一餐摄入过多脂肪。

4. 胆固醇　胆固醇每天的摄入量限制在300mg以内，摄入过多的胆固醇会导致胆固醇沉积而引起胆结石形成。限制摄入含胆固醇多的食物，如蛋黄、鱼子、动物内脏、蟹黄、肥肉等，可选择鱼肉、蛋清、瘦肉、豆制品等。

5. 碳水化合物　碳水化合物供给量以300~350g/d为宜，胆囊疾病的患者摄入适量的碳水化合物可补充能量，增加肝糖原的形成，保护肝细胞，并对蛋白质起到节氮作用。应多选易消化的高碳水化合物食物，如马铃薯、苹果、梨、藕粉等，但肥胖者、高脂血症者和冠心病患者的摄入量不宜过大。

6. 充足的水和维生素　大量饮水有利于胆汁稀释，可减少胆汁的淤滞。每日饮水量至少为2000mL。要供给富含多种维生素、钙、铁、钾的清淡易消化的食物，多食用时令蔬菜、新鲜水果。

7. 少量多餐　每日进食5~7餐为宜，以刺激胆汁分泌，促进胆汁排出。选择温热、清淡易消化的食物。忌用刺激性食物和酒类，忌煎炸食物，多采用炖、煮、烩、氽等方式。

三、参考食谱举例

胆囊炎、胆结石患者的参考食谱

食谱组成

早餐：番茄鸡蛋面（番茄50g，鸡蛋1个，约50g，细挂面50g）。

加餐：苹果200g。

午餐：大米软饭（大米100g），清蒸鳕鱼（鳕鱼100g，葱5g，姜5g），青椒炒苦瓜（青椒100g，苦瓜100g）。

加餐：酸奶200g。

晚餐：小米粥（小米25g），发面饼（面粉75g），肉末豆腐白菜（瘦猪肉25g，豆腐50g，白菜100g），拌黄瓜丝（黄瓜150g）。

全天食用盐5g，植物油20g。

四、中医食疗方举例

慢性胆囊炎属于中医学"胆胀病"范畴。

胆囊炎、胆结石的食疗方参考玫瑰花茶（《本草纲目拾遗》）。

原料：玫瑰花1~3g。

制作及用法：玫瑰花用沸水冲泡，代茶饮。每日3次，5天为1个疗程。

功效：疏肝解郁，理气止痛。玫瑰花味甘微苦，气香，性温，具有利气、行血、疏肝解郁、理气止痛的功效。

第八节　胰腺炎

胰腺炎是指胰腺分泌的消化酶引起胰腺组织自身消化的化学性炎症。暴饮暴食、酗酒、进食丰盛的高脂饮食、胆道疾病和脂肪代谢紊乱均可引起本病的急性发作，临床主要表现为急性上腹痛、发热、恶心、呕吐、血和尿淀粉酶增高等，重症者伴有腹膜炎、休克等并发症。可见于任何年龄，但以青壮年为多。胰腺炎分为急性胰腺炎和慢性胰腺炎两种。

一、临床表现

急性胰腺炎的临床表现和病程，取决于其病因、病理类型，以及治疗是否及时。急性水肿型胰腺炎的症状相对较轻，有自限性；急性出血坏死型胰腺炎起病急骤，症状严重，可于数小时内猝死。

1. 腹痛　腹痛为本病的主要表现和首发症状，常在暴饮暴食或酗酒后突然发生。疼痛剧烈而持续，呈钝痛、钻痛、绞痛或刀割样痛，常呈持续性伴阵发性加剧。腹痛常位于中上腹，向腰背部呈带状放射，弯腰抱膝位可减轻疼痛，一般胃肠解痉药无效。急性水肿型胰腺炎的腹痛一般3～5天后缓解，急性出血坏死型胰腺炎的病情进展较快，腹痛持续时间较长，由于渗液扩散还可引起全腹痛。极少数患者腹痛极轻微或无腹痛。

2. 恶心、呕吐及腹胀　多数患者起病时有恶心、呕吐，于进食后发生，大多频繁而持久，呕吐物为胃内容物，严重者可以呕吐出胆汁甚至血性物，呕吐后腹痛并不减轻。呕吐可能是机体对腹痛或胰腺炎症刺激的一种防御性反射，也可由肠道胀气、麻痹性肠梗阻或腹膜炎引起，因此，常同时伴有腹胀或麻痹性肠梗阻。酒精性胰腺炎的呕吐常在腹痛时出现，胆源性胰腺炎的呕吐常在腹痛后发生。

3. 发热　多数患者有中度以上的发热，38℃左右，不伴寒战，一般持续3～5天。若持续发热1周以上并伴有白细胞升高，应考虑有胰腺脓肿和胆道炎症等继发感染。发热是由于胰腺炎症或坏死产物进入血液循环，作用于中枢神经系统的体温调节中枢所致。

4. 黄疸　黄疸在发病后1～2天出现，为肿大的胰头部压迫胆总管所致，多为暂时性阻塞性黄疸。

5. 水、电解质及酸碱平衡紊乱　多有轻重不等的脱水，呕吐频繁者可有代谢性碱中毒，急性出血坏死型胰腺炎者可有显著的脱水和代谢性酸中毒，伴低钾血症、低镁血症、低钙血症。

6. 低血压和休克　急性出血坏死型胰腺炎常发生低血压和休克。患者可出现烦躁不安、皮肤苍白湿冷、脉细弱、血压下降，甚至发生猝死，也可以逐渐出现，或在有并发症时出现。其主要原因为血液和血浆的大量渗出使有效循环血容量不足，胰舒血管素原被激活，血中的缓激肽生成增多，血管通透性增加，血压下降。胰腺坏死释放的心肌抑制因子还可致使心肌收缩不良，并发感染和消化道出血等。

急性胰腺炎除具有上述临床表现外，还可有急性肾功能衰竭、急性呼吸功能衰竭、循环功能衰竭、代谢异常等表现，有些患者甚至出现胰性脑病。

慢性胰腺炎主要表现为间歇长短不一的急性发作，可有腹痛、消化不良、脂肪性腹泻，并可并发糖尿病，常与胆道系统疾病同时存在。

二、营养治疗原则

通过限制脂肪和蛋白质的摄入量，以减轻胰腺的负担，缓解疼痛，避免继续发作，并促进受损胰腺的修复，有利于机体康复。

（一）急性胰腺炎

1. 急性发作期　禁食，可给予肠外营养。目的是抑制胰腺的分泌和防止胃肠胀气，以减轻胰腺的负担和减轻临床症状。

2. 恢复期　当症状平稳、炎症控制后，恢复初期予去脂高碳水化合物的流质饮食，选用米汤、果汁、枣汤等。恢复中期可以逐渐改为半流质，如大米粥、藕粉、鸡蛋清等。恢复后期可以逐步进食低蛋白、低脂饮食，如豆浆、脱脂牛奶、大米粥、汤面、大米粥等。

（二）慢性胰腺炎

慢性胰腺炎患者的营养治疗原则为进食低脂肪、高碳水化合物、少渣半流质的饮食或软饭。

1. 蛋白质　适当供应蛋白质，每天为 1.0 ~ 1.5g/kg，占总能量的 15% ~ 20%，选用含脂肪量少、生物价值高的优质蛋白质。

2. 脂肪　应加以限制，占总能量的 20% ~ 30%。

3. 碳水化合物　占总能量的 50% ~ 60%。

4. 胆固醇　伴有胆道疾病或因胰动脉硬化引起的胰腺炎者，胆固醇每日限制在 300mg 以内。

5. 维生素　补充 B 族维生素、维生素 C、维生素 A、维生素 D 等，尤其注意补充维生素 C，每天应补充 300mg 以上。

6. 饮食营养清淡　如鱼、瘦肉、蛋白质、豆腐等。忌用易引起肠胀气的食物及刺激性食物，如萝卜、洋葱、黄豆、蚕豆、豌豆、红薯、辣椒等；忌食高脂肪食物，如猪油、奶油、油条等；忌食冰冷食物，如酸奶、冰激淋、凉拌菜等；忌食腌渍食物，如腐乳、榨菜、咸鱼、火腿等。调味品不宜太酸、太咸、太辣，因为这些都能增加胃液分泌，会加重胰腺负担。

7. 禁酒　饮酒是引起慢性胰腺炎急性发作或迁延难愈的重要原因，应严令禁止。

8. 烹调方法　宜采用蒸、煮、烩、炖等少油的烹调方法。

三、参考食谱举例

慢性胰腺炎患者的参考食谱

食谱组成

早餐：鸡蛋羹（鸡蛋 50g），馒头（小麦粉 50g），凉拌木耳（木耳 100g）。

午餐：大米饭（大米 100g），素炒时蔬（时令蔬菜 200g），鸡块炖土豆（鸡块 50g，土豆 50g）。

加餐：香蕉 1 根。

晚餐：花卷（面粉 100g），鱼块炖豆腐（鱼块 50g，豆腐 50g），拌黄瓜（黄瓜 200g，香菜 10g）。

全天食用盐 6g，植物油 15g。

四、中医食疗方举例

胰腺炎属于中医学"结胸""厥脱""阳明腑实证"等范畴。

慢性胰腺炎的食疗方参考五香槟榔（《肝胆胰疾病食疗》）。

原料：槟榔 200g，陈皮 20g，丁香 10g，豆蔻 10g，砂仁 10g，食盐 10g。

制作及用法：将槟榔、陈皮、丁香、砂仁放入锅内，再放盐，加入清水适量，用武火烧沸后，转用文火煎煮，至药液干涸，停火待冷。将槟榔取出，用刀剁成黄豆大小的碎块即成，饭后口含少许槟榔即可。

功效：补脾暖胃，温中散寒，止痛止吐。方中槟榔辛散温通苦降，可行气消食导滞，并有缓下作用。丁香能温中散寒，降逆止呕止呃。陈皮气味芳香，入脾经，既能健脾调中，又能燥湿。白豆蔻能调气化湿，醒脾开胃；砂仁能化湿行气，温中止泻。本方具有补脾暖胃、温中散寒、止痛止吐之功。

第十章

泌尿系统疾病的营养治疗

扫一扫，查阅本章数字资源，含PPT、音视频、图片等

泌尿系统由肾脏、输尿管、膀胱、尿道、前列腺（男性）及相关的血管、神经等组成。主要功能包括滤过功能（形成和排泄尿液，清除体内多余的水分和代谢产物），重吸收和排泄功能（维持机体内环境稳态，排泄代谢产物，保持体内水、电解质平衡及酸碱平衡），内分泌功能（调节血压、钙磷代谢和红细胞生成等）。泌尿系统疾病较为复杂多样，最为常见的主要有肾小球肾炎、肾病综合征、肾功能衰竭等。这些疾病均与营养素的代谢密切相关。

第一节 肾小球肾炎

肾小球肾炎是由多种原因引起的原发于肾小球的一组免疫性炎性疾病。包括急性肾小球肾炎和慢性肾小球肾炎两种。临床以水肿、尿异常改变（蛋白尿、血尿及管型尿）、高血压、肾功能损害等为主要特征。急性肾小球肾炎是以急性肾炎综合征为主要临床表现的一组疾病。多见于链球菌感染而产生免疫反应后，抗原抗体复合物沉积在肾小球而引起炎症和损伤等病理性改变所导致的疾病，其他细菌、病毒及寄生虫感染亦可引起本病。本病可发生于任何年龄，但以儿童多见，男性多于女性。慢性肾小球肾炎是由各种原发性肾小球疾病迁延不愈而致，病因多样，病情迁延，病变进展缓慢，可出现不同程度的肾功能减退，最终发展为慢性肾功能衰竭。本病可发生在任何年龄，但以青中年多见，男性多见。

一、临床表现

急性肾小球肾炎通常于前驱感染后 1~3 周（平均 10 天）起病，起病较急，病情轻重程度不一，轻者仅尿常规及血清 C3 异常，重者除上述症状外，常可发生急性肾功能衰竭、急性心力衰竭、高血压脑病等，大多预后良好，常可在数月内临床自愈。临床表现为突发的血尿、蛋白尿、高血压，部分患者可表现为一过性氮质血症。慢性肾小球肾炎早期可出现体倦乏力、腰膝酸痛、纳差等，起病方式不同，病情时轻时重，病程迁延，病变进展缓慢，可有不同程度的肾功能减退，最终将发展为慢性肾功能衰竭。

二、营养治疗原则

肾小球肾炎的营养治疗应根据病情的轻重而采取恰当的营养治疗方法，其目的在于减轻肾脏负担，减轻或消除症状。宜食易消化、富含维生素的食物。急性肾小球肾炎急性期及慢性肾小球肾炎急性发作期应限制蛋白质、水及钠盐的摄入。慢性肾小球肾炎营养治疗的目的是通过合理的营养供给，纠正异常代谢，减轻水肿，防止蛋白质进一步分解，增强机体免疫力，预防感染，尽

量减缓残余肾功能的衰退进度，延长慢性肾小球肾炎发展成慢性肾功能衰竭的时间。

1. 蛋白质 蛋白质的供给量应视病情而定。轻者应适当限制蛋白质的供给，每日摄入量限制在 0.8g/kg，即每日 50～60g；病情较重者，如血尿素氮超过 21.4mmol/L 时，则每日摄入量限制在 0.5g/kg，即每日 20g～40g，以减轻肾脏负担。低蛋白质饮食时间不宜过长，当尿素氮与肌酐清除率接近正常水平时，蛋白质的供给量应逐步增至每日 0.8g/kg，以免发生贫血，并有利于肾功能的恢复。

2. 能量 慢性肾小球肾炎的能量供给应根据劳动强度而定。每日每千克体重成年休息者 25～30kcal、轻体力或脑力劳动者 30～35kcal、中度体力劳动者 35～40kcal、重体力劳动者 40kcal。肾小球肾炎发作期，患者需多卧床休息，此时热量消耗降低，故每天热量供给不必过高，可按每日 25～30kcal/kg 供给热量。热量来源应以碳水化合物为主，脂肪供给热量占总热量的 20%～25%，并以植物脂肪为主。

3. 控制钠、钾离子及水分的摄入 根据尿量及水肿情况，限制饮水量，采用低盐或无盐饮食。每日摄入液体量应按照前一天尿量加 500mL 的标准控制水分的摄入。轻症者每日摄入食盐 4g 左右；水肿、高血压者，每日摄入食盐为 2～3g；水肿严重者，每日摄入食盐量应控制在 2g 以下，必要时可采取无盐饮食。此外，应禁食含钠高的蔬菜，如白萝卜、小白菜、菠菜等，以控制钠的摄入量。若患者出现少尿或无尿时，应严格限制含钾食物及水分的摄入。通常钾离子每天限制在 175mg 以内，避免食用含钾较高的食物，如瘦肉、贝类、海带、紫菜、香菇、豆类、蔬菜及水果等，水分每天应限制在 500mL 以内。

4. 充足的维生素和矿物质 维生素 A、B 族维生素、维生素 C、叶酸、铁等营养素有益于肾脏功能的修复和预防贫血的发生。可食用富含维生素的食物，如新鲜的蔬菜和水果。尤其是维生素 C 的摄入量每天应在 300mg 以上。恢复期可食用滋养补益作用的食物，如山药、莲子、红枣、龙眼、银耳等。但血钾高时，应限制含钾高的蔬菜和水果，如菇类、枣、橘子、香蕉等。

5. 限制刺激性食物 肾小球肾炎患者的饮食以清淡为主，应限制食用香料及刺激性食物，如茴香、胡椒等。忌酒、咖啡、香烟等。忌食动物内脏。

三、参考食谱举例

急性肾小球肾炎患者的参考食谱

食谱组成

早餐：二米粥（大米 25g，小米 25g），花卷（面粉 50g，豆油 5mL），白糖 15g。

加餐：苹果 100g。

午餐：大米饭（大米 100g），肉末烧茄子（茄子 200g，瘦肉 25g）。

晚餐：大米饭（大米 100g），青菜炖鲤鱼（鲤鱼 50g，青菜 150g）。

全天食用盐 3g，植物油 25g。

四、中医食疗方举例

肾小球肾炎一般属于中医学"水肿""虚劳"等范畴。

肾小球肾炎食疗方参考赤小豆鲤鱼汤（《外台秘要》）。

原料：鲤鱼 1 条（约 250g），赤小豆 100g，生姜 1 片，盐（极少量），味精、料酒、食用油适量。

制作及用法：将赤小豆洗净，加水浸泡半小时；鲤鱼留鳞去鳃、去内脏，洗净；起锅烧油，煎鲤鱼，加清水适量，放入赤小豆、生姜、料酒少许，先武火煮沸，改文火焖至赤小豆熟烂，调入少许盐、味精即可。可随量食用或佐餐。

功效：理气和血，利尿消肿。方中鲤鱼性平，味甘，具利水下气之功效；赤小豆能利水消肿、和血解毒。两者合用，共奏理气和血、利尿消肿之功。

第二节　肾病综合征

肾病综合征是指由多种原因引起的，以肾小球基膜通透性增加伴肾小球滤过率降低等肾小球病变为主的一组临床表现相似的综合征，是由多种不同病理类型的肾小球疾病所引起的临床症候群，可分为原发性和继发性两大类。原发性肾病综合征的发病机制为免疫介导性炎症所致的肾损害。原发于肾脏本身的肾小球疾病，如急性肾炎、急进性肾炎、慢性肾炎等疾病均可在发展过程中发生肾病综合征。本病主要病理类型有微小病变型肾病、系膜增生性肾小球肾炎、局灶性节段性肾小球硬化、膜性肾病、系膜毛细血管性肾小球肾炎。原发性肾病综合征多见于儿童。继发性肾病综合征多见于狼疮肾炎、过敏性紫癜肾炎、乙型肝炎病毒相关性肾小球肾炎、糖尿病肾病或由某些药物引起的肾炎等。二者共同的损害是肾小球基底膜通透性增高。

一、临床表现

肾病综合征发病年龄、起病缓急与病理类型密切相关。肾病综合征典型的临床表现如下：

1. 大量蛋白尿　在生理情况下，肾小球滤过膜具有分子屏障及电荷屏障的作用，这些屏障作用受损导致原尿中蛋白含量增加，当增多量明显超过近端肾小管重吸收量时，造成大量白蛋白从尿液排出，形成大量蛋白尿。在此基础上，凡是能增加肾小球内压力及导致高灌注、高滤过的因素（如高血压、高蛋白质饮食、大量输注血浆蛋白）均可增加尿蛋白的排出量。典型成人24小时尿蛋白定量测定常超过 3.5g，甚至高达 20g 以上；小儿 24 小时尿蛋白 >50～100mg/kg。

2. 低蛋白血症　肾病综合征时，血浆清蛋白 <30g/L，主要因大量白蛋白从尿中丢失，促进肝脏代偿性合成白蛋白增加，同时由于近端肾小管摄取滤过蛋白增多，也使肾小管分解蛋白增加。当肝脏合成白蛋白的增加量不足以克服分解和丢失时，则出现低蛋白血症。此外，肾病综合征患者因胃肠道黏膜水肿致食欲减退、蛋白质摄入不足、吸收不良等，可进一步加重低蛋白血症。患者常合并感染、高凝、微量元素缺乏、内分泌紊乱、免疫功能低下、营养不良等症。长期大量的蛋白丢失会导致患者营养不良和生长发育迟缓。

3. 水肿　水肿是肾病综合征最早出现的症状和最突出的体征。患者由于大量蛋白尿致低蛋白血症，引起血浆胶体渗透压下降，使水分从血管腔内进入组织间隙，这是造成肾病综合征水肿的基本原因。同时，水分进入组织间隙可引起患者有效循环血容量减少，在压力感受器的作用下，刺激肾素－血管紧张素－醛固酮系统，增加抗利尿激素的分泌，引起肾小管对钠和水的重吸收增加，促进水钠潴留，进一步加重水肿，同时患者尿量明显减少。水肿程度轻重不等，与体位有明显的相关，多表现为指压凹陷性水肿。轻者局限在眼睑、足踝，严重者波及全身，可出现胸腔、腹腔和心包积液。

4. 高脂血症　肾病综合征患者因肾小球滤过膜受损，对血浆白蛋白的通透性增加，造成白蛋白的大量丢失，促使肝脏代偿性增加白蛋白的合成；同时，肝脏脂蛋白的合成也增加，使血中的脂蛋白升高，胆固醇、低密度脂蛋白和极低密度脂蛋白浓度增加，从而引起高脂血症。患者常表现为高胆固醇血症和（或）高甘油三酯血症，并可伴有低密度脂蛋白和极低密度脂蛋白的升高，高密度脂蛋白正常或降低。

二、营养治疗原则

肾病综合征患者的营养治疗以足够的能量、高蛋白质、适量脂肪、少盐或无盐饮食为基本治疗原则。同时，应注意食物种类多样化，色、香、味俱全，以增进食欲。

1. 蛋白质   肾病综合征患者因大量蛋白尿致使机体丢失大量白蛋白，引起低蛋白血症，使血浆胶体渗透压降低，水肿顽固难消。建议每日蛋白质摄入量 = （0.8 ~ 1.0g/kg）+ 24 小时尿蛋白丢失量（g），其中优质蛋白质摄入量占总蛋白质的 2/3 以上。要补充足够能量，氮热比应保持在 1∶200 以上。若患者出现氮潴留，蛋白质摄入量则为 0.5 ~ 0.6g/kg，优质蛋白质占总蛋白质的 2/3，必要时使用麦淀粉。

小儿肾病综合征患者，每日膳食中蛋白质的供给量应在 2g/kg 的基础上再增加 50%，以满足生长发育的需要。

2. 能量   患者由于营养不良、产热不足等原因，影响机体对蛋白质等营养素的吸收和利用，故需供给足够的热量。患者需卧床休息，成人每天能量供给量为 0.13 ~ 0.15MJ/kg（30 ~ 35kcal/kg）。患者常伴随食欲不振，故保证食物种类多样化，色、香、味、形俱好，可口美观，以增进食欲。

3. 脂肪   肾病综合征可致高脂血症，故应降低胆固醇的摄入量，并控制脂肪摄取种类和摄取量。宜采用低胆固醇饮食，每天胆固醇控制在 300mg 以内，脂肪供热应占总热量的 20% 以内。

4. 维生素和矿物质   选择富含铁、维生素 A、B 族维生素及维生素 C 的食物；同时，由于长期大量蛋白尿，可使机体钙缺乏，易导致骨质疏松或发生低钙血症，故应注意钙的补充。

5. 钠盐   限钠饮食是纠正水、钠潴留的一项有效的治疗措施。根据患者水肿和高血压的不同程度，给予低盐、无盐或低钠饮食。轻症者，每天可摄入钠量为 1000 ~ 1500mg；重症者，每天摄入钠量应限制在 500mg 以内。患者每日食盐量不超过 2g，或酱油不超过 10mL。同时，应注意禁食含钠较高的食物及含碱的主食，如白萝卜、菠菜、小白菜、油菜等。

6. 水分   肾病综合征患者要根据水肿的情况控制液体的摄入量。严重水肿者，应严格记录出入液量，以控制水分的摄入。若使用利尿剂后水肿消退，可适当放宽钠及水分的摄入量。

三、参考食谱举例

肾病综合征患者的参考食谱

食谱组成

早餐：牛奶 200mL，麦淀粉鸡蛋饼（麦淀粉 100g，鸡蛋 50g）。

午餐：米饭（大米饭 100g），鸡肉炒莜麦菜（鸡肉 50g，莜麦菜 200g，植物油 10g）。

加餐：苹果 200g。

晚餐：包子（富强粉 50g，麦淀粉 50g，瘦猪肉 50g，卷心菜 150g），冬瓜粉丝汤（冬瓜 150g，粉丝 10g）。

全天食用盐 3g，食用油 15g。

四、中医食疗方举例

肾病综合征属于中医学"水肿""虚劳"等范畴。

肾病综合征的食疗方参考青鸭羹（《饮膳正要》）。

原料：青头鸭（老雄鸭）1只，草果5个，赤小豆250g，食盐、葱少许。

制作及用法：将鸭宰杀后，煺毛，去内脏，洗净，备用；赤小豆淘洗干净，同草果、盐、葱装入青鸭肚内；将鸭放入锅内，加清水适量，炖至鸭熟即成。空腹食鸭喝汤。

功效：健脾开胃，利水消肿。方中青头鸭能健脾养胃、利水消肿，为本方主料；赤小豆性善下行，能通利水道，导水湿下泄而消肿，为辅药；佐以草果芳香化湿，醒脾和胃。药食相配，共奏健脾开胃、利水消肿之功效。

第三节　肾结石

肾结石是指发生在肾脏的结石病症。常见的肾结石包括草酸钙结石、尿酸结石、感染性结石和胱氨酸结石等。结石形成的因素有很多，如代谢紊乱（甲状旁腺功能亢进）、维生素 D 过多、泌尿系统感染、高钙尿症及长期卧床等，均可导致肾结石的发生。地理环境、社会环境、遗传因素、生活习惯、营养结构、所患疾病等，对结石的发生均有重要的作用。肾结石好发于男性青壮年。在我国，肾结石患者男性比女性多3~9倍，其中尿酸结石以男性尤为多见，含钙结石则以女性为多见。

一、临床表现

肾结石的典型症状主要表现为肾区疼痛和血尿，亦可引起继发感染和结石以上部位梗阻，梗阻严重时可发生肾积水，进而影响肾脏功能。其临床症状与结石的大小、部位、活动度及有无局部损伤、感染、梗阻等因素有关。极少数患者可长期无自觉症状，直至出现泌尿系感染或积水时才被发现。可通过询问病史、体格检查、实验室检查、X 线摄片检查和（或）CT 检查而明确诊断。

1. 疼痛　肾内小结石可引起肾绞痛。特点是间歇性、发作性疼痛。疼痛的部位多位于腰部、肋脊角或上腹部，可向下腹部、腹股沟及大腿内侧、阴囊、睾丸、阴唇等部位放射，疼痛多较剧烈。常因劳累、剧烈运动、舟车颠簸等引发或加重。

2. 血尿　结石在肾脏内移动或引发肾脏感染而造成损伤，为肾结石的典型症状。常在患者活动或绞痛发作后出现，可为肉眼血尿或镜下血尿，以后者常见，偶尔为无痛性血尿。

3. 排石史　少数患者可从尿中排出砂石，特别是在疼痛和血尿发作以后。

4. 肾积水等伴发症状　肾结石可引起结石以上部位梗阻，严重时可发生肾积水，导致肾实质萎缩，久之可损害肾功能。梗阻、积水可使肾内压力改变，使血液供应及淋巴循环受到影响，加之尿液滞留，易引发感染而出现相应症状。因甲状旁腺功能亢进、痛风或高尿酸血症等引起的肾结石，则同时可伴有原发病的症状。

二、营养治疗原则

对肾结石患者进行营养治疗是根据不同的结石成分，通过调整饮食结构，以减少或消除成石因素，促进排石，预防复发。

1. 饮水疗法　大量饮水可增加尿液的排泄量，降低尿中草酸、尿酸等成石物质的浓度，调节尿的 pH 值以减少结石的形成，并可减少晶体沉积，同时，可促进小结石的排出。因此，无论何种结石，患者每天的饮水量均应在 2500mL 左右，尿量维持在 2000mL 以上。且大量饮水配合利尿解痉药物，有利于结石的排出。

2. 不同化学成分结石的饮食结构

（1）含钙结石 限制膳食中钙的摄入量，每日供给钙不超过 700mg。禁食含钙高的食物，含磷高的食物亦尽量少用。对于草酸钙结石应控制膳食中草酸的摄入量。凡 24 小时尿中草酸盐含量超过 40mg 者，除大量饮水外，应立即实施低草酸、低钙饮食。①避免食用含草酸及钙较高的食物，如菠菜、芦笋、油菜、海带、香菇、核桃、豆类及豆制品、牛奶等。②忌大量服用维生素 C，可口服叶酸（每天 5mg）、维生素 B_6（每天 10mg），并限制维生素 D 的摄入，防止甘氨酸转变为草酸盐。

（2）胱氨酸结石 膳食中应限制含甲硫氨酸丰富的食物，如鸡蛋、禽、鱼、肉等。限制呈酸性的食物，可多食呈碱性的食物。大量饮水以降低尿中胱氨酸的浓度。

（3）尿酸结石 ①限制富含蛋白质、嘌呤食物的摄入：蛋白质总量应按每天 0.8 ~ 1g/kg 供给。应禁食含嘌呤较高的食物，忌饮含酒精的饮料及咖啡、可可等。其他肉类可少量食用，以每天 100g 以内为宜。牛奶和鸡蛋亦可适量食用。②增加新鲜蔬菜和水果的摄入：新鲜的蔬菜和水果含有丰富的 B 族维生素、维生素 C 及矿物质，在体内的代谢产物呈碱性，可溶解尿酸结石，有利于疾病的治疗。可每隔 1 ~ 2 天食用 1 次新鲜的果汁或蔬菜汁等。③低热量饮食：尿酸结石患者多为超重或肥胖体型，应限制热量的供给，适宜选用低热量饮食。谷类食品应以细粮为主，以减少嘌呤的生成。

三、参考食谱举例

肾结石患者的参考食谱

食谱组成

早餐：大米粥（大米 25g），煎土豆饼（土豆 2 个，面粉 50g，鸡蛋 1 个）。

加餐：梨 200g。

午餐：苡仁粥（薏苡仁 50g），馒头（面粉 100g），烤鸡翅 1 只，拌莜麦菜（莜麦菜 250g）。

加餐：西瓜 200g。

晚餐：米饭（大米 100g），肉炒白菜（瘦肉 25g，白菜 250g）。

全天食用盐 6g，植物油 20g。

四、中医食疗方举例

肾结石属于中医学"石淋"范畴。

肾结石的食疗方参考胡桃粥（《中华临床药膳食疗学》）。

原料：胡桃仁 100g，粳米 100g。

制作及用法：二味加水，煮成稀粥，加糖食用，每日 1 ~ 2 次。

功效：清热利湿，排石通淋。方中胡桃味甘，性温，能补肾助阳，且能化结石；粳米健脾和中。两者合用治疗脾肾两虚型石淋颇为有效。

第四节　肾功能衰竭

肾功能衰竭是指各种原因所致的肾功能减退，直至衰竭的一系列临床综合征。按肾功能衰竭的速度，可分为急性肾功能衰竭和慢性肾功能衰竭。

急性肾功能衰竭是指各种原因所致的肾功能在短时间内（数小时至数周）急剧地进行性下降而出现的临床综合征。

慢性肾功能衰竭是指各种原因导致的肾脏结构和功能的慢性进行性损害≥3个月，使其不能维持基本功能，如慢性肾小球肾炎、继发性肾炎、高血压、肾动脉硬化、慢性肾盂肾炎及先天性肾脏疾患等疾病均可破坏肾的正常结构和功能，导致肾功能减退而致衰竭的一种临床综合征。慢性肾功能衰竭是各种慢性肾脏病持续发展的共同结局。

一、临床表现

急性肾功能衰竭起病急，肾功能在短时间内（数小时至数周）急剧下降，血肌酐明显增高，尿量明显减少，或出现其他有关肾功能急性减退的症状，其病程演变可分为起始期、维持期和恢复期三个阶段。慢性肾功能衰竭起病缓慢，在肾小球滤过率降至正常的20%～35%时，才发生氮质血症，血肌酐亦升高，此时仍为肾衰竭的早期，无明显的临床症状。肾小球滤过率降至正常的10%～20%时，患者血肌酐显著升高（451～707μmol/L），此时才进入衰竭期。此时患者有明显贫血，夜尿增多，水、电解质和酸碱平衡紊乱，并有轻度消化道、心血管系统和中枢神经系统症状。到慢性肾功能衰竭晚期，即尿毒症期，患者血肌酐大于707μmol/L，出现严重水、电解质和酸碱平衡紊乱以及多系统并发症。

1. 蛋白质代谢紊乱和营养不良 急性肾功能衰竭患者，大多存在不同程度的蛋白质分解增多和（或）合成减少，患者每天可丢失蛋白质150g～200g，甚至更多。急、慢性肾功能衰竭的患者，由于氮质血症的影响，导致食欲减退、腹泻等消化系统症状，使蛋白质及热量摄入不足，引起营养不良；血液透析也可丢失游离氨基酸和葡萄糖；多数患者由于肾组织分泌促红细胞生成素减少而出现轻至中度贫血，同时，贫血也与红细胞寿命短、胃肠慢性出血、血液透析时血细胞破坏等有关。研究表明，每丢失100mL血液即损失16.5g蛋白质。

2. 水、电解质和酸碱平衡失调 急性肾功能衰竭在发病后短期内肾功能急剧下降，血肌酐、血尿素氮明显升高，出现酸中毒及高钾血症、低钠血症及低钙血症等。在进入恢复期后，少尿型患者可有多尿表现，部分患者可出现血压下降及明显失液而造成的高钠血症及低钾血症等。慢性肾功能衰竭因水、电解质的平衡失调，水、钠潴留，导致稀释性低钠血症，可出现不同程度的水肿和（或）体腔积液，常伴有高血压和心力衰竭。磷酸、硫酸等酸性代谢产物因肾脏的排泄障碍而潴留，可引发代谢性酸中毒，成为尿毒症最常见的死因之一。

3. 钙、磷代谢紊乱 慢性肾功能衰竭早期，血钙、血磷仍能维持在正常范围，随着病情的进展常出现低钙血症和高磷血症。低钙血症常与钙的摄入不足、活性维生素D缺乏、高磷血症、代谢性酸中毒等因素有关。血磷的浓度由肠道对磷的吸收和肾脏的排泄来调节，当肾小球滤过率进一步降低，滤过率<20mL/min时，尿磷排出减少，血磷浓度升高，血磷和血钙结合成磷酸钙沉积于软组织，导致软组织异位钙化，使血钙降低，出现低钙血症及继发性甲状旁腺功能亢进；同时，还可导致肾性骨营养不良，引起纤维囊性骨炎、肾性骨软化症和骨质疏松症等，出现骨酸痛、行走不便，甚至出现自发性骨折。

4. 出现各系统症状 慢性肾功能衰竭患者随着肾功能衰竭的进一步发展，可出现高血压、心力衰竭、心包积液、动脉粥样硬化等心血管系统症状，以及气短、气促、肺水肿等呼吸系统症状，还可出现贫血及出血倾向、皮肤瘙痒、并发感染及神经系统、骨骼病变等症状。

二、营养治疗原则

营养治疗是肾功能衰竭治疗的重要措施之一。合理的营养治疗可维持肾功能衰竭患者的生命代谢，增强机体抵抗力，以及调节机体内环境，缓解尿毒症症状，保护肾脏功能，延缓肾单位的破坏速度。在制订营养治疗方案时需视疾病发展的阶段和是否接受透析治疗而定，根据临床病程分期处理。必要时可采用鼻饲和肠外营养疗法。

1. 能量 60 岁以下的成人每天能量为 35kcal/kg，60 岁以上的成人每天能量为 30～35kcal/kg，合并糖尿病患者应适当控制能量。

2. 低蛋白质饮食 低蛋白质饮食可降低血尿素氮，减轻尿毒症症状，因此，急、慢性肾功能衰竭患者均需采用低蛋白质饮食，每天蛋白质的摄入量为 0.6～0.8g/kg。对于高分解代谢、营养不良及需接受透析治疗者，每天蛋白质的摄入量为 1.0～1.2g/kg。应少食花生、黄豆及其制品等富含植物蛋白的食物，可部分采用麦淀粉做主食以代替大米、面粉，以优质蛋白质为主，辅以 α-酮酸或必需氨基酸。

3. 碳水化合物 主食最好以麦淀粉代替。可选用麦淀粉、玉米淀粉等为主食，加餐可选甜薯、芋头、马铃薯、苹果、马蹄粉、怀山药粉、莲藕粉等。

4. 控制脂肪 脂肪占总能量的 25%～35%，强调低脂饮食；其中饱和脂肪酸供能不超过总能量的 10%，多不饱和脂肪酸供能达到总能量 10%，单不饱和脂肪酸供能达到总能量 10%，胆固醇摄入低于 200mg/d。

5. 限制水分的摄入 急性肾功能衰竭少尿期，应严格限制液体的摄入量，一般每天维持在 700～800mL 为宜。急性肾功能衰竭多尿期，以及慢性肾功能衰竭 II 期有多尿倾向者，如无水肿，尿量每天在 1500mL 以上者，液体摄入量可不加严格限制，饮水应少量多次饮用。

6. 控制矿物质的摄入 肾功能衰竭少尿期或无尿期患者应采用低钠、低钾饮食，严格控制钠、钾的摄入量。钠的摄入量应根据病情和血钠水平而定，一般每天限制在 500mg 以内；高血钾时，可选择食用含钾较低的蔬菜，如南瓜、西葫芦、冬瓜、茄子、芹菜、大白菜等。避免食用新鲜果汁。多尿期尿量较多者，钠、钾的摄入量可适当放宽。高磷血症患者，应采用低磷饮食，磷的摄入量每天限制在 400mg 以内，宜多选择白菜、萝卜、梨、桃、西瓜等。同时，还要在饮食中增加富含铁、锌的食物，以补充微量元素的不足。

7. 注意补充维生素 肾功能衰竭患者应采用高维生素饮食，注意补充维生素 A、B 族维生素、维生素 C、维生素 E 等。

三、参考食谱举例

慢性肾功能衰竭患者的参考食谱

食谱组成

早餐：牛奶（200mL），麦淀粉蒸糕（麦淀粉 100g）。

午餐：麦淀粉蒸饺（瘦肉 25g，西葫芦 150g，麦淀粉 100g），番茄汤（番茄 100g）。

加餐：桃子 200g。

晚餐：米饭（大米 75g），鸡蛋炒鸡毛菜（鸡蛋 50g，鸡毛菜 250g），黄瓜片汤（黄瓜 50g）。

全天食用盐 3g，花生油 20g。

四、中医食疗方举例

肾功能衰竭属于中医学"水肿""虚劳"等范畴。

肾功能衰竭的食疗方参考冬瓜粥（《粥谱》）。

原料：鲜冬瓜60g，粳米30g。

制作及用法：将鲜冬瓜洗净，切成小块，同粳米煮粥。空腹食用，每天1~2次。

功效：利尿消肿，清热止渴。方中鲜冬瓜味甘，性淡而凉，能利水消肿，为清热利水之佳品；佐以粳米健脾益气。二者煮粥食用，共奏利尿消肿、清热止渴之效。

注意事项：虚寒性水肿忌用本方。煮粥时，勿放盐。

第一节　缺铁性贫血

缺铁性贫血属于最常见的营养性贫血，又称小细胞低色素性贫血，主要由于体内储备的铁不足，影响红细胞内血红蛋白的合成，使新生的红细胞血红蛋白含量不足，且体积小。

本病发病率占贫血的首位，主要影响婴幼儿、育龄妇女和老年人。世界卫生组织（WHO）曾报道，此病小儿发病率高达52%，男性成人约为10%，女性为20%以上，孕妇为40%。铁摄入不足、铁需要增加、铁丢失增加和铁吸收率低等原因均可引起缺铁性贫血。铁摄入不足主要见于婴幼儿，出生6个月后如未能及时添加含铁丰富的食物或偏食，铁的摄入量不足，就很容易引起缺铁性贫血。铁需要增加常见于孕中晚期、哺乳期，以及生长发育较快的儿童青少年，尤其是青春期女孩，若月经来潮，铁丧失增加，如膳食中铁摄入没有相应增加，极易发生缺铁性贫血。铁丢失增加主要见于成人，如消化性溃疡反复多次出血、痔疮、多次妊娠、月经量过多等均可因慢性失血而引起缺铁性贫血。铁吸收率低主要见于老年人，其常见原因有老人胃酸降低，影响非血红素铁的消化吸收；饮食不均衡，素食为主，摄入的血红素铁减少；某些植物性食物中植酸、单宁摄入过多均可影响铁的吸收；另外如长期患肠道疾病如肠炎、慢性腹泻等也可影响铁的吸收，引起缺铁性贫血。

一、临床表现

缺铁性贫血起病隐匿，症状进展缓慢，患者在慢性进行性贫血的过程中逐渐适应，早期多无症状，病情发展到一定程度时才出现贫血的症状及缺铁的相应表现。由于慢性失血，机体需要量增加而摄入不足或铁的吸收障碍等原因，均可导致机体缺铁而引起一系列的临床表现。

1. 一般表现　表现为倦怠乏力、心悸、气短、头晕、眼花，严重者见面色、口唇黏膜、睑结膜苍白，肝脾轻度肿大等，继发性贫血性心脏病时易发生左心衰竭。

2. 神经精神系统　表现为容易兴奋、烦躁、头痛、记忆力减退。患儿可有行为异常，如注意力不集中、易怒，少数患儿可见异食癖的表现，如嗜食生米、泥土、墙泥、石灰、煤炭等。婴幼儿期若发生较严重的缺铁性贫血，会导致生长发育迟缓、智力低下。

3. 免疫系统　缺铁会导致机体免疫功能和抗感染能力下降，尤其是儿童极易发生感染。

4. 消化系统　表现为舌炎、口角炎、浅表性胃炎、萎缩性胃炎、胃酸缺乏、吞咽困难等。

5. 毛发指甲　皮肤干燥，毛发易断易脱落，指甲无光泽、薄脆易裂和反甲（匙状甲）。

6. 实验室检查表现　血红蛋白浓度或血细胞比容降低，血细胞低色素，细胞小，血清铁蛋白降低，血清铁也降低，总铁结合力上升，红细胞游离原卟啉上升，运铁蛋白饱和度降低。

二、营养治疗原则

1. 能量及营养素供给　能量摄入以达到维持理想体重为宜，每天为 30～35kcal/kg，蛋白质每天为 1.2～1.5g/kg，增加优质蛋白质，可以促进铁的吸收，而且为人体合成血红蛋白提供必需材料。

2. 均衡膳食　纠正偏食挑食、长期素食等不良饮食习惯，蛋白质营养不良时，常存在贫血。这对于儿童青少年、老人以及育龄期、孕期和哺乳期妇女等易感人群尤为重要。

3. 提高膳食中铁的摄入和吸收　鼓励选用富含铁的食物，如肉类、鱼禽类、动物内脏、豆制品、绿叶蔬菜等（表 11－1）。在考虑铁含量的同时，也应考虑不同食物中铁的吸收率。多数动物性食物中的铁吸收率较高，如动物肌肉、肝脏为 22%，动物血为 12%，鱼为 11%，但蛋类仅为 3%。其中，哺乳动物肌肉，如猪肉、牛肉、羊肉等"红肉"远高于鸡鸭鱼虾等"白肉"，动物内脏铁的吸收率较高，可适量选择食用；植物性食物中的铁吸收率较低，如大豆为 7%，生菜为 4%，玉米、黑豆为 3%，大米为 1%。此外，茶叶中的鞣酸盐、植物中的植酸盐可与铁结合成不易溶解的络合物，影响铁的吸收，应避免过量食用；同时应食用含维生素 C 丰富的蔬菜、水果以促进铁的吸收和利用。

4. 正确喂养　足月儿纯母乳喂养 6 个月后，及时添加含铁辅食。早产儿需更加重视。

表 11－1　含铁较高的食物（mg/100g）

食物名称	含量	食物名称	含量	食物名称	含量
荞麦（带皮）	10.1	黑木耳（干）	97.4	紫菜（干）	54.9
蛏子	33.6	鸭血（白鸭）	30.5	猪肝	22.6
河蚌	26.6	豆腐皮	13.9	芝麻酱	50.3
海参	13.2	虾米	11.0	蘑菇（干）	51.3
鸭肝	23.1	羊血	18.3	扁豆	19.2

摘自：杨月欣，王光亚，潘兴昌. 中国食物成分表. 2 版. 北京：北京大学医学出版社，2009.

三、参考食谱举例

缺铁性贫血患者的参考食谱（成人男性）

食谱组成

早餐：豆包（标准粉 50g，红小豆 25g），凉拌黑木耳（花生 15g，黑木耳 20g），煮鸡蛋（鸡蛋 50g）。

加餐：猕猴桃 100g。

午餐：米饭 100g，芥蓝牛柳（牛里脊 100g，芥蓝 250g）。

加餐：酸奶 200，苹果 200g。

晚餐：小米发糕（小米面 100g），韭菜炒蚌肉（韭菜 100g，蚌肉 50g），菠菜紫菜豆腐汤（菠菜 100g，南豆腐 50g，干紫菜 5g）。

全天食用盐 6g，植物油 25g。

缺铁性贫血患者的参考食谱（儿童：4～7 岁）

食谱组成

早餐：豆沙包（标准粉 25g，豆馅 15g），荷包蛋（鸡蛋 50g）。

加餐：葡萄 100g，牛奶 200g。

午餐：米饭 80g，萝卜烧牛肉（萝卜 200g，牛腱子肉 50g）。

加餐：蜜橘 100g，巴旦木 10g。

晚餐：花卷 50g，黑木耳炒猪肝（黑木耳 20g，猪肝 50g，胡萝卜 50g），油菜豆腐蛋花汤（油菜 150g，南豆腐 50g，鸡蛋 20g）。

加餐：酸奶 200g。

全天食用盐 6g，植物油 18g。

四、中医食疗方举例

缺铁性贫血属于中医学"虚劳""虚损""萎黄""黄肿""黄胖"等范畴。

缺铁性贫血的食疗方参考菠菜猪肝汤（《中国药膳学》）。

原料：菠菜 30g，猪肝 100g，食盐、味精、淀粉、清汤等调料适量。

制作及用法：将菠菜洗净，在沸水中烫片刻，去掉涩味，切段，将鲜猪肝切成薄片，与食盐、味精、淀粉拌匀；将清汤（肉汤、鸡汤亦可）烧沸，加入洗净拍破的生姜、切成短节的葱白等，煮几分钟后，放入拌好的猪肝片及菠菜，至肝片、菠菜煮熟即可。佐餐常服。

功效：补血养肝，润燥滑肠。菠菜润燥滑肠，敛阴止渴，补血止血。猪肝性温，味甘、苦。入肝经，滋阴润燥补血。二者炖汤食用，共奏补血养肝、润燥滑肠之效。

注意事项：菠菜质滑而利，善润燥滑肠，脾胃虚寒泄泻者不宜用；菠菜中草酸成分含量较高，肾炎及肾结石患者不宜食用。

第二节　营养性巨幼红细胞性贫血

营养性巨幼红细胞性贫血也属于营养性贫血，又称大细胞性贫血，主要由于缺乏维生素 B_{12} 和（或）叶酸，导致脱氧核糖核酸（DNA）合成障碍所致，常见于妊娠妇女和婴幼儿。在我国各地，因叶酸缺乏导致的巨幼红细胞性贫血比维生素 B_{12} 缺乏多见。

一、临床表现

营养性巨幼红细胞性贫血属于全身性疾病，除贫血外，粒细胞和巨幼细胞也发生病变，全身各系统细胞，特别是增殖较快的细胞也会发生病变。

1. 一般表现　营养性巨幼红细胞性贫血发病一般缓慢，轻者仅皮肤、黏膜苍白而无自觉症状，逐渐出现乏力、倦怠、头晕、心悸、耳鸣等。小儿病例初起时表现安静，不哭不闹，面色逐渐苍白，或因色素过度沉着、轻度贫血等因素，面色可为蜡黄；睑结膜、口唇明显苍白，头发稀疏且细黄，颜面有水肿。通常从 4~6 个月开始，9~18 个月多见。若出生时为早产儿，因出生时体内叶酸贮存量较少、生长发育快、尿中排出量相对较多、奶类消毒等可加重叶酸破坏。出生时体重较轻者可于出生后 6~10 周即发病。

2. 消化系统　消化系统症状出现较早，因胃肠道黏膜萎缩及功能紊乱，可引起厌食、恶心、呕吐、腹泻、腹胀或便秘；还可见舌乳头萎缩，舌上皮脱落使舌面光滑，或舌质红绛如瘦牛肉，或舌乳头充血粗糙，伴舌痛。

3. 造血系统　肝肿大较脾肿大多，且肿大程度更甚。由于成熟红细胞寿命短，患者可有轻度黄疸，眼睑、结膜、口唇、甲床等多处苍白；因白细胞和血小板减少，患者抵抗力下降，常有感染和出血倾向，如鼻衄、紫癜、月经过多等现象。

4. 神经系统　幼儿较成人多见。表现为表情呆滞，眼神发直，反应迟钝及嗜睡，智力及动作能力均有减退。由于维生素 B_{12} 缺乏引起脊髓后、侧索的神经变性疾病，故可出现对称性远端肢体麻木、深感觉障碍、共济失调、步态不稳、行走困难、锥体束征阳性、肌张力增加、腱反射亢进，严重者可有大小便失禁。此外，维生素 B_{12} 缺乏者尚有抑郁、失眠、记忆力减退、谵妄、幻觉，甚至精神错乱、人格变态等。叶酸缺乏者则有易怒、妄想等精神表现。

5. 循环系统　较缺铁性贫血明显。如心脏扩大，易导致心功能不全，心前区可听到功能性收缩期杂音。

6. 实验室检查表现　血象中红细胞数的减少比血红蛋白减少更明显，平均红细胞体积增大，中性粒细胞核分叶过多，核右移，并有巨大杆状粒细胞。骨髓象增生明显活跃，以红细胞素增生为主，粒、红系统均出现巨幼变。

二、营养治疗原则

1. 能量及营养素供给　能量摄入以达到维持理想体重为宜，每天为 30 ~ 35kcal/kg，蛋白质每天为 1.0 ~ 1.5g/kg，脂肪占总能量的 30% 左右。

2. 供给富含叶酸和维生素 B_{12} 的食物　富含叶酸的食物来源广泛，动物肝脏、绿叶蔬菜等含量丰富，但叶酸极不稳定，烹调损失率可达 50% ~ 90%。富含维生素 B_{12} 的食物主要为动物性食物，如肝脏、肉类、蛋类及发酵豆制品等，素食者容易缺乏。在膳食安排中，应合理选择和科学搭配富含叶酸和维生素 B_{12} 的食物，并注意婴儿按时添加辅食。生长期婴幼儿、妊娠妇女、老年患者、胃部分切除术后或短肠综合征的患者，可视病情需要适当口服补充叶酸和维生素 B_{12}。

3. 补充维生素 C 丰富的食物　维生素 C 可促进叶酸的吸收，应供给富含维生素 C 的蔬菜和水果；但维生素 C 不宜过量，若大于 500mg，反而会抑制维生素 B_{12} 的吸收与利用。

4. 烹调注意事项　因叶酸易被高温破坏，在烹调时应避免高温和尽量缩短烹煮时间；避免使用铜制炊具，以免叶酸加速破坏；在烹煮肉类过程中避免添加小苏打，以免维生素 B_{12} 遭受破坏。

三、参考食谱举例

营养性巨幼红细胞性贫血患者的参考食谱（成人）

食谱组成
早餐：牛奶 250g，面包（小麦粉 75g），煎鸡蛋（鸡蛋 50g），生菜 100g。
加餐：猕猴桃 100g。
午餐：米饭 100g，煎沙丁鱼 50g，炒青菜 250g，紫菜豆腐汤（干紫菜 5g，南豆腐 50g）。
加餐：橙子 200g。
晚餐：米饭 100g，炒腰花（猪腰 100g，大葱 20g），清炒荷兰豆 200g。
全天食用盐 6g，植物油 25g。

营养性巨幼红细胞性贫血患者的参考食谱（儿童）

食谱组成
早餐：豆浆 200mL，馒头（标准粉 50g），茶鸡蛋（鸡蛋 50g），拌黄瓜 50g。

加餐：番茄汁一杯（番茄 200g）。

午餐：米饭 75g，瘦肉炒芹菜（猪瘦肉 50g，芹菜 200g）。

加餐：苹果泥一碗（苹果 50g）。

晚餐：牛肉胡萝卜蒸饺（面粉 75g，牛瘦肉 50g，胡萝卜 100g），菠菜汤（菠菜 75g）。

加餐：牛奶 200mL。

全天食用盐 6g，植物油 20g。

四、中医食疗方举例

营养性巨幼红细胞性贫血属于中医学"血虚""虚劳"范畴。

营养性巨幼红细胞性贫血的食疗方参考阿胶羊肝（《中医饮食疗法》）。

原料：阿胶 15g，鲜羊肝 500g，水发银耳 3g，青椒片 3g，白糖 5g，胡椒粉 3g，绍酒 10g，酱油 3g，精盐 2g，味精 5g，香油 5g，淀粉 10g，蒜末 3g，姜 3g，葱 5g。

制作及用法：阿胶放于碗内，加入白糖和适量清水，上屉蒸化；羊肝切成薄片，放入碗内，加入干淀粉搅拌均匀备用；另用一小碗，加入精盐、酱油、味精、胡椒粉、淀粉勾兑成汁；炒锅内放入 500g 油，烧五成热时，将肝片下入油中，滑开滑透，倒入漏勺内沥去油；炒锅内留少许底油，投入姜葱炸锅，加入青椒、银耳，烹入绍酒，倒入滑好的肝片、阿胶汁，翻炒几下，再把兑好的芡汁泼入锅内，翻炒均匀，加香油即成。

功效：补血养肝。方中阿胶味甘性平，具有补血止血、滋阴润肺的作用，为补血之要药，善治血虚诸症；羊肝味甘苦，性平，能益血补肝明目；阿胶、羊肝均为血肉有情之品，善补精血以治血虚诸疾，二者合用，具有补养肝血之功。

第三节　再生障碍性贫血

再生障碍性贫血简称再障，是一组由多种病因所致的骨髓造血功能衰竭性综合征，以骨髓造血细胞增生降低和外周血的全血细胞减少为特征。临床以贫血、出血和感染为主要表现。再障可发生于各年龄段，青年人和老年人发病率较高，男、女发病率无明显差别。

临床上将发病原因尚未明确的再生障碍性贫血称为原发性再生障碍性贫血；将病因明确的称为继发性再生障碍性贫血，如某些药物、化学毒物、电离辐射、病毒感染、免疫因素、遗传因素、阵发性睡眠性血红蛋白尿症（PNH）等；也可根据患者的病情、血象、骨髓象及预后，将再生障碍性贫血分为急性再生障碍性贫血和慢性再生障碍性贫血。

一、临床表现

1. 急性再生障碍性贫血（也称重型再障Ⅰ型）　起病急，病程短，病情发展迅速，以出血和感染发热为早期的突出表现，随着病情延长，贫血呈进行性加重，虽经多次多量输血仍难以维持正常的血红蛋白。几乎均有出血倾向，皮肤、黏膜出血广泛而严重，且不易控制。60% 以上有内脏出血，主要表现为消化道出血、血尿、眼底出血（常伴有视力障碍），约 1/2 的病例有颅内出血，可发生在脑膜和脑实质，且呈多灶性，无定位症状及体征，易危及生命。此外，多数病原菌均可引起本病患者的感染，除皮肤、黏膜感染外，还常波及内脏，以肺炎、败血症多见。若出现高热或过高热，再合并中毒症状则是败血症的临床特征。急性再障较为凶险，对症治疗效果常常欠佳。

2. 慢性再生障碍性贫血　起病多缓慢，以贫血为主要表现，出血较轻或无，多局限于皮肤和黏膜，内脏出血较少。感染一般较轻，以呼吸道多见，容易控制。病程较长，患者可生存多年，若治疗得当可长期缓解或痊愈。也有部分患者迁延多年不愈，甚至病程长达数十年，少数到后期进展为重型或极重型再障，即慢性再生障碍性贫血严重型（重型再障Ⅱ型），病情较重。

二、营养治疗原则

再生障碍性贫血的营养治疗主要是给予患者营养支持和对症治疗，目的在于通过提供足够的营养素和热能来维持和改善患者的营养与贫血状况，并预防出血。

1. 高蛋白质饮食　由于全血细胞减少，再生障碍性贫血患者的代偿性造血及血细胞的增殖、分化和再生等，均需要以蛋白质为基础。同时，急性再生障碍性贫血因大量的出血和慢性再生障碍性贫血的反复慢性出血，均可导致机体血细胞和蛋白质的丢失；且出血可引起感染，感染又可加重出血，如此反复恶性循环，使患者身体每况愈下。因此，应给予患者高蛋白质饮食，尤其注意供给优质蛋白质，如畜禽瘦肉、鱼肉、鸡蛋、牛奶、动物肝等，有利于改善患者的贫血状况，增强其抵抗力。

2. 充足维生素　由于贫血、出血、感染及机体组织功能障碍，需补充足够的维生素，以改善贫血和预防出血。每天应给予患者食用新鲜的蔬菜和水果，并保证获得足量维生素，必要时可服用适量的维生素补充剂以补充膳食的不足，如维生素 B_1、维生素 B_6、维生素 K、维生素 C 等。此外，还应给予富含维生素 B_{12} 和叶酸的食物来补充造血物质。

三、参考食谱举例

再生障碍性贫血患者的参考食谱

食谱组成

早餐：牛奶 250mL，馒头（标准粉 100g），煮鸡蛋 50g，拌海带丝（海带 30g）。

午餐：米饭 100g，红烧鱼头（鱼头 200g，北豆腐 50g，豆芽菜 200g）。

加餐：苹果 200g。

晚餐：麻酱卷 50g，炒苋菜 200g，洋葱炒牛肉（洋葱 50g，牛肉 50g），莲子红枣粥（大米 25g，莲子 10g，红枣 30g）。

全天食用盐 6g，植物油 20g。

四、中医食疗方举例

再生障碍性贫血属于中医学"虚劳""血证""血虚""虚损"等范畴。

再生障碍性贫血的食疗方参考参归炖母鸡（《乾坤生意》）。

原料：母鸡 1 只，党参、当归各 15g，葱、芫荽、黄酒、盐各少许。

制作及用法：鸡洗净，党参、当归、葱、芫荽、黄酒、盐同放鸡腹内，缝合后放入砂锅，加清水适量，武火烧沸后，文火煮至烂熟。食肉喝汤，佐餐食用。

功效：益气养血，健脾温中。方中党参甘温益气，健脾养胃；当归补血养肝，和血调经；鸡肉温补气血。本方具有适益气养血、健脾温中的功效。

第四节　白血病

白血病是一类造血干细胞的恶性克隆性疾病。因白血病细胞自我更新增强、增殖失控、分化障碍、凋亡受阻，而停滞在细胞发育的不同阶段，使正常造血受到抑制并浸润其他组织器官。目前人类白血病的病因尚未完全清楚，与生物、化学、物理、遗传等因素及其他血液病如骨髓增生异常综合征、淋巴瘤、多发性骨髓瘤等有关。

白血病是我国常见的恶性肿瘤之一。根据白血病细胞的成熟程度及自然病程，可分为急性和慢性两大类。在我国以急性白血病多见，其中急性非淋巴细胞白血病最多，男性发病率高于女性。成年急性白血病中以急性粒细胞白血病最多见，儿童以急性淋巴细胞白血病较多见。慢性粒细胞白血病的发病率随年龄增长而逐渐升高。

一、临床表现

白血病的起病急缓不一，儿童及青少年急性白血病多起病急骤，起病缓慢者以老年及部分青年患者居多。急者表现为突然高热，严重出血和全身多脏器迅速衰竭。慢者表现为面色苍白、皮肤紫癜、月经过多，或因出血倾向就诊时被发现。

1. 贫血　早期即可出现，表现为头晕乏力、心悸气短、面色苍白等。贫血可见于各类型的白血病，老年患者更多见。

2. 出血　可发生在全身任何部位的皮肤与黏膜，以皮肤、牙龈、鼻腔出血最常见，严重者可出现内脏大出血，甚至是致命性的颅内出血。

3. 发热　发热是白血病最常见的症状之一，表现为不同程度的发热和不同热型。高热常为感染引起，易感染的部位常见于口腔、呼吸道、泌尿道、肛周及皮肤，严重者可发生败血症、脓毒血症等。发热也可以是急性白血病本身的症状，而不伴有任何感染迹象。

4. 肝、脾、淋巴结肿大　肝、脾、淋巴结肿大是本病较常见的体征，以轻、中度肝脾肿大为多见。急性淋巴细胞白血病比急性髓系白血病肝脾肿大的发生率高，慢性比急性白血病脾脏肿大更为常见，程度也更明显。

5. 骨及关节疼痛　胸骨压痛是本病具有诊断意义的体征。疼痛的部位多发生在四肢骨及关节，呈游走性，局部无红、肿、热现象。关节、骨骼的疼痛尤以儿童多见。若发生骨髓坏死，可引起骨骼剧痛。

6. 中枢神经系统白血病　中枢神经系统白血病系急性白血病的严重并发症，浸润部位多发生在蛛网膜、硬脑膜，其次为脑实质、脉络膜或颅神经。重症者有头痛、呕吐、项强，甚至出现抽搐、昏迷等颅内压增高的典型表现，可类似颅内出血，轻者仅诉轻微头痛、头晕。颅神经（第Ⅵ、第Ⅶ对颅神经为主）受累可出现视力障碍和面瘫等。

7. 其他组织器官浸润　随着急性淋巴细胞白血病的病程延长，睾丸受浸润的发生率逐渐增高，多为一侧睾丸无痛性肿大、质地坚硬无触痛。多见于急性淋巴细胞白血病化疗缓解后的男性幼儿或青年。此外，白血病细胞还可浸润其他组织器官，如心脏、肺、消化系统、泌尿系统、子宫等，并表现相应脏器的功能障碍，但临床表现多不典型。

8. 慢性粒细胞白血病的症状　起病缓慢，早期常无自觉症状，多因健康检查或因其他疾病就医时才发现血象异常或脾肿大而确诊。随着病情发展，可出现乏力、低热、多汗或盗汗、体重减轻等新陈代谢亢进的表现，因脾肿大而有左上腹坠胀感。检查时最显著体征为脾肿大，往往就医时已达脐或脐以下，质地坚实、平滑、无压痛。病情可稳定 1～4 年，之后进入加速期，迅速出现贫血、骨骼疼痛等更多症状，随后很快进入急变期，临床表现与急性白血病类似，治疗效果和预后则比原发性急性白血病更差，通常迅速死亡。

二、营养治疗原则

根据患者病情，选择适宜的营养支持途径，补充机体所需的营养素，以纠正白血病发展过程中引发的营养不良，尽力保持患者的正常体重，改善患者的体质，促进康复。

1. 高能量、高蛋白质饮食　由于白血病属于高代谢性疾病，应供给足够的能量和蛋白质。能量的供给以碳水化合物为主，以满足机体消耗和维持正常体重为宜。碳水化合物不仅能帮助补充能量，还具有一定的解毒作用。高蛋白膳食对放疗患者也有一定的防护作用，宜选用蛋类、鱼类、瘦肉、动物肝脏、牛奶等优质蛋白类食物。

2. 低脂膳食　膳食中脂肪供给过多可使脂溶性毒物在体内蓄积增加，无利于消除致病因素，故应采用低脂膳食。

3. 充足的维生素和矿物质　应注意补充富含维生素 A、维生素 E、维生素 K、维生素 C、B 族维生素及微量元素锌、硒等营养素的食物，如新鲜蔬菜及水果、动物肝脏、海产品等。

4. 摄入足量的水　由于患者基础代谢增高、长期反复发热及多汗、盗汗等症状，导致体液丢失过多，应鼓励患者多饮水。尤其是化疗后引起的高尿酸血症，可 24 小时持续静脉输液，保持每小时尿量在 150mL 以上；为保持尿液呈碱性，可选用对胃肠道刺激性小、较为温和的新鲜果汁、菜汁，如苹果汁、胡萝卜汁等，如患者消化道功能尚好，也可选用橙汁和西瓜汁等以利尿。

5. 食物宜细软易消化　患者因疾病及放化疗后，消化道功能减退，食欲下降，伴肝、脾肿大及内脏出血等，烹饪时食物应细软、无刺激、易消化，且营养丰富，注意色、香、味、形俱全，以促进患者食欲，增强机体免疫力和抗感染能力，防止出血。

6. 其他　应严禁吸烟和饮酒。患者伴高热时，给予易消化、高维生素的半流质膳食。高能量、高蛋白质和高维生素膳食可以纠正贫血、缓解病情的进展，必要时可以输血。

三、参考食谱举例

白血病患者的参考食谱

食谱组成
早餐：蒸红薯 100g，红糖小米大枣粥（小米 50g，大枣 5 枚，红糖 10g），煮鸡蛋 50g。
午餐：米饭 100g，炒西蓝花 200g，清蒸鲈鱼 150g。
加餐：香蕉 200g。
晚餐：米饭 75g，香芹豆干（香芹 200g，豆干 25g），排骨莲藕汤（排骨肉 25g，莲藕 100g）。
加餐：酸奶 200g。
全天食用盐 6g，植物油 20g。

四、中医食疗方举例

慢性白血病属于中医学"癥瘕""积聚""瘰疬""虚劳"等范畴。急性白血病属于中医学"虚劳""血证"等范畴。

白血病的食疗方参考猪皮阿胶红枣汤（《中华临床药膳食疗学》）。

原料：鲜猪皮 100g，阿胶 15g，红枣 10 枚，红糖 20g。

制作及用法：猪皮刮去脂毛，红枣洗净，加水 1000mL，文火久炖至猪皮烂熟，红枣捣碎去枣核，入阿胶、红糖，令完全融化。分 2 次食用。

功效：滋阴清热养心，益气补血止血。方中阿胶是滋阴补血之良药，广泛用于各种血虚证，且能收敛止血而用于多种出血证。阿胶与补气养血的红枣、鲜猪皮一道熬制炖煮后，具有滋阴清热养心、益气补血止血的作用。

神经精神疾病的营养治疗

　　神经系统是人体最精细的系统，也是结构和功能最复杂的系统。其在人体调节生理活动中起主导作用，通过调整机体的功能活动，使得机体能够适应外界环境的不断变化，从而保持机体与外界环境的平衡。一旦神经系统出现损伤和病变，可出现意识、认知、运动、感觉、平衡障碍等多种表现。严重的神经精神疾病也会累及机体的其他器官，导致机体的病变。神经精神疾病除了运用药物干预和功能锻炼，营养支持也起到了非常重要的作用。

第一节　脑血管疾病

　　脑血管疾病是脑血管病变导致脑功能障碍的一类疾病的总称。脑卒中是脑血管疾病的主要临床类型，包括缺血性脑卒中和出血性脑卒中，是以发病突然、迅速出现局限性或弥散性脑功能缺损为共同临床特征的脑血管疾病。脑血管疾病好发于中老年人，给患者、家庭及社会带来沉重的负担。随着我国人口老龄化和城市化发展进程加快，人群中脑血管疾病问题日益严重，在低龄化、低收入群体中得到快速增长。长期的不良生活方式以及居民健康知识的缺乏都加重了脑血管疾病的发生与流行。因此，进行饮食营养治疗来纠正身体的健康失衡是防止脑血管疾病发生的重要途径之一。

一、临床表现

　　临床上常见的脑血管疾病分为两种，缺血性脑血管病和出血性脑血管病。

　　1. 脑梗死　脑梗死是缺血性脑血管病中最常见的类型。是由多种原因引起的脑组织血供不足或没有供血，从而导致脑组织的缺血缺氧发生坏死。本病多发于老年人，常在其安静睡眠中急性发作，其前驱症状相对明显，会出现头痛、眩晕、言语不利等；严重者还会出现半身不遂、口眼歪斜、言语障碍。

　　2. 脑出血　脑出血是指非外力损伤脑实质引起血管内破裂出血，有时应用抗凝或溶栓药等也可引起脑出血。脑出血的患者多是由于情绪紧张激动、突然用力时发病，该病早期死亡率很高，在幸存者中大多数也留有不同程度的后遗症，如运动障碍、言语吞咽障碍、认知障碍等。

二、营养治疗原则

　　营养治疗的目的是通过营养全身，保护大脑功能，恢复神经细胞的功能。临床上根据患者的病情轻重，有无并发症，能否进行正常进食等来制订营养治疗方案。

　　1. 重症患者的营养治疗　可帮助患者度过危险期，使患者逐渐恢复各项生理功能。如果昏迷患者在发病的 3 天内仍有呕吐、消化道出血的症状时应禁食，采取肠外营养，随着病情稳定，肠外、肠内营养联合使用，逐渐过渡到肠内营养。

（1）肠外营养 根据患者生命体征、化验指标、液体量等调整配方，使用全合一的方式，由中心静脉匀速输注。

（2）肠内营养 危重患者应在发病 3 天后给予肠内营养。为适应消化道的吸收，最初几天内应以米汤为主，由少量开始，逐渐增加至每次 200 ~ 250mL，4 ~ 5 次/天。在消化道可耐受情况下，给予整蛋白型营养制剂、匀浆膳或食物匀浆。因该病多发于中老年人，对于昏迷时间较长，同时伴有并发症者，应供给充足的能量，每天摄入量为 25 ~ 30kcal/kg，体重超重者适当减少，以维持理想体重为宜。蛋白质占总能量的 15% 左右，其中应包括至少 1/3 的优质蛋白质，脂肪供给一般占总能量的 20% ~ 25%，不宜超过 30%，碳水化合物供给应占总能量的 50% ~ 60%，给予充足的维生素、矿物质。总液体量为 2500ml，每次 300 ~ 400mL，每天 6 ~ 7 次。鼻饲速度不宜过快，防止反流到气管内。

2. 一般患者的营养治疗 一般患者是指轻型脑血管疾病恢复期的患者。每天摄入的能量可按 0.13 ~ 0.17MJ/kg（30 ~ 40kcal/kg）供给，超重或肥胖者应适当减少。蛋白质每天需按 1.5 ~ 2.0g/kg 供给，供给优质蛋白质应占 1/3 以上。摄入脂肪占总能量的 20% ~ 30%，少吃含饱和脂肪酸高的动物油脂、肥肉及内脏等，超重或肥胖者脂肪产能占总能量的 20% 以下。摄入碳水化合物应以谷类为主，在产能方面不得低于总能量的 55%，注意粗细搭配、食物多样化。限制食盐的摄入，每天不应超过 6g。应保证每日维生素的摄入，每日应摄入新鲜蔬菜 400g 以上。进食应定时定量，少食多餐，4 ~ 5 次/天。

三、参考食谱举例

脑血管疾病轻型（或恢复期）患者的参考食谱

食谱组成

早餐：白菜包子（面粉 75g，鸡蛋 50g，白菜 100g），豆浆 250mL。

加餐：橙子 200g。

午餐：大米饭（大米 100g），冬瓜炖排骨（冬瓜 200g，排骨 100g）。

加餐：酸奶 200mL。

晚餐：打卤面（面条 100g，瘦肉 25g，鸡蛋 25g，香干 10g，木耳 10g，花菜 10g，黄瓜 200g）。

全天食用盐 5g，菜籽油 20g。

四、中医食疗方举例

脑血管疾病属于中医学"中风"范畴。

中风后遗症的食疗方参考天麻鱼头汤（《中国药膳学》）。

原料：鲜鲤鱼 1 尾（1500g），天麻 50g，川芎 50g，茯苓 10g。

制作及用法：将鲜鲤鱼去鳞、鳃和内脏，洗净，装入盆内；将川芎、茯苓切成大片，用第二次米泔水泡上，再将天麻放入泡过川芎、茯苓的米泔水中浸泡 4 ~ 6 小时，捞出天麻置米饭上蒸软蒸透，趁热切成薄片待用；将处理好的天麻片、川芎、茯苓混合后，放入鱼头和鱼腹内，然后放入料酒、姜、葱，兑上适量清汤上笼蒸约 30 分钟，即可食用。

功效：平抑肝阳，息风通络。方中天麻息风止痉，平抑肝阳，祛风通络，为君药。川芎既具辛散之力，又能调达肝气，抑其上逆之阳；茯苓能利水补中安神；川芎、茯苓二药活血定痛，利水安神，共为臣药，与天麻相伍，平肝息风、止痛定志之功更强。鲤鱼利水、下气、镇惊。诸味配伍，既能滋精血益肝肾而敛阳息风，又能利小便下逆气而降上亢之阳，共奏平抑肝阳、息风通络之效。

第二节　神经衰弱

神经衰弱是由于人体身心长期处于高度紧张和压力下，产生精神易兴奋和脑力易疲乏现象，常伴有易激惹、睡眠障碍、情绪烦躁、肌肉紧张性疼痛等症状，上述症状的产生既不是脑组织器质性病变，也不是躯体疾病及其他精神疾病。

一、临床表现

本病发病一般较缓慢，病程较长。常见有如下症状。

1. 脑力不足，精神倦怠　患者常感觉精力不足，萎靡不振，注意力不集中，工作效率低；或反应迟钝，记忆力减退，经常遗忘东西。

2. 对刺激敏感　睡觉前应该放松心情平静入睡，患者却不由自主地开始回忆、联想往事，导致神经兴奋无法入睡。同时对周围的声音和光线分外敏感，非常苦恼。

3. 情绪波动，烦躁易怒，缺乏忍耐性　部分患者还有焦虑情绪。神经衰弱的患者，由于缺乏内在抑制，遇事非常容易激动，从而缺乏耐心和必要的等待。在这种焦虑和紧张情绪的刺激下，会形成恶性循环。

4. 紧张性疼痛　常由紧张情绪引起，最为常见的表现方式为头痛。可表现为间歇性头痛，也可表现为持续性头痛，与情绪变化密切相关。

5. 睡眠障碍　神经衰弱的患者，由于大脑皮质内在抑制性下降，神经容易兴奋，导致入睡困难、辗转难眠。还表现为多梦，醒后感到不解乏，睡眠感丧失，睡眠觉醒节律紊乱。

6. 心理生理障碍　某些神经衰弱的患者，会出现一组症状，如头昏、眼花、心慌、多汗、胸闷、气短、尿频、阳痿、早泄等。这些不单单是身体问题，也是心理障碍性问题。

二、营养治疗原则

1. 摄入足够的能量　神经衰弱的患者食欲较差，导致营养素的摄入量不能满足每日人体的需要量，日久会加重病情。据此，我们要根据患者的营养状况来采取合适的方法补充营养，每日所需能量要达到6.7MJ（1600kcal）以上。

2. 增加优质蛋白质的摄入　摄入蛋白质的总量不应低于60g/天。多吃鱼、虾、瘦肉、蛋、奶类食物。

3. 适当的脂肪摄入　脂肪的摄入量应占能量的20%～25%，同时应多食富含不饱和脂肪酸的菜籽油、芝麻油、豆油等植物油。

4. 增加维生素的摄入量　维生素对于保护神经组织及维持其正常功能具有重要作用。据此，患者应多吃新鲜的蔬菜和水果，也可每日直接补充适量维生素。

5. 增加矿物质的摄入量　应增加钙、铁、锌等矿物质的摄入。含钙丰富的食物有奶及奶制品、鱼贝类、豆类及其制品等。含铁丰富的食物有猪肝、猪血、海带、木耳等。含锌丰富的食物有海产品、贝壳类、动物内脏及坚果等。

6. 戒烟忌酒 对于神经衰弱的患者，建议少饮或不饮茶、咖啡等刺激性饮品。同时，可配合心理治疗，鼓励患者振作精神，树立战胜疾病的信心。

三、参考食谱举例

神经衰弱患者的参考食谱

食谱组成

早餐：大枣百合小米粥（小米 50g，百合 10g，枣 3 个），煮鸡蛋（鸡蛋 50g）。

加餐：坚果（20g）。

午餐：米饭（大米 100g），红烧猪心（猪心 100g，茶树菇 100g），拌莜麦菜（莜麦菜 200g）。

加餐：龙眼 100g，酸奶 100g。

晚餐：馒头（面粉 80g），芹菜腐竹炒肉片（瘦肉 25g，芹菜 200g，腐竹 25g）。

全天食用盐 5g，花生油 20g。

四、中医食疗方举例

神经衰弱属于中医学的"郁病""失眠""虚损""心悸"等范畴。

神经衰弱食疗方参考甘麦大枣汤（《金匮要略》）。

原料：甘草 9g，小麦 15～25g，大枣 10 枚。

制作及用法：上三味水煎，温服，每日 3 次。

功效：养心安神，和中缓急。方中甘草甘缓养心以缓急迫；辅以小麦，以养心宁神除烦；大枣甘温，可补脾胃、益气血、安心神、调营卫、和药性。三味相伍，具有养心安神、和中缓急之效。

第三节 中枢神经系统感染

中枢神经系统感染是指病原微生物侵犯中枢神经系统而引起的急性或慢性炎症性（或非炎症性）疾病。病原微生物包括细菌、病毒、真菌、寄生虫、螺旋体、立克次体等，是临床上常见的神经系统疾病之一。根据中枢神经系统感染部位的不同可分为：①脑炎、脊髓炎或脑脊髓炎；②脑膜炎、脊膜炎或脑脊膜炎；③脑膜脑炎。

一、临床表现

1. 脑炎、脊髓炎、脑脊髓炎 主要侵犯脑和脊髓实质，临床上以高热、头痛、呕吐、昏迷、惊厥等症状为其特征，脊髓病变可出现感觉丧失或减退，可出现截瘫或偏瘫。

2. 脑膜炎、脊膜炎、脑脊膜炎 主要侵犯脑膜，最主要的表现为头痛、恶心、喷射性呕吐、颈项强直等典型的脑膜刺激征。病情进一步加重则出现频繁抽搐、昏迷。

3. 脑膜脑炎 脑实质与脑膜合并受累，以脑实质损害为主者，表现为意识障碍，轻者意识模糊，重者昏睡，再重者昏迷，其他症状如肌肉麻痹、抽搐等；如果是以脑膜的损害为主者，则表现为头痛、喷射性呕吐、颈项强直等典型的脑膜刺激征。

脑脊液检查对明确病变性质、鉴别病因有较大价值。

二、营养治疗原则

当患者处于中枢神经系统感染危重期时，中枢神经的调节功能障碍，从而引起全身各脏器功能紊乱，最终导致营养素被大量消耗的同时，也无法进行有效吸收。倘若营养不足的情况一直维持下去，神经细胞则无法获得恢复。若患者获得足够的营养补充，则有利于组织和功能的恢复。

1. 能量　患者的食欲在疾病初期较差，能量供给应控制在 3.35 ~ 5.02MJ/d（800 ~ 1200kcal/d）。当病情有所改善或在恢复期时，宜增加能量。

2. 碳水化合物　宜占总能量的 50% ~ 60%。

3. 蛋白质　最初供给量宜控制在每天 0.8 ~ 1g/kg，最好以适合患者的胃口为标准；随着病情的逐步稳定，供给蛋白质可提高至每天 1 ~ 1.5g/kg，并且选择生物价高、易于消化的食物，如牛奶、豆浆、蛋类等。

4. 脂肪　宜占总能量的 20% ~ 25%，建议给予易消化、易吸收的脂类。

5. 充足的维生素　多摄入富含维生素的食物，以便获取维生素 A、维生素 C、B 族维生素等，必要时使用口服或静脉注射的途径。

6. 水与矿物质　病情进展中损失大量水分，需摄入足够的水，每天不少于 2000mL。同时在饮食中补充供给适量的盐分，并补充丢失的钠、钾、氯化物等矿物质。

7. 少量多餐　坚持少量多餐的原则，根据病情可选择流质饮食、半流质饮食、软食和普通饮食。昏迷或不能进食的患者，应及早给予肠内营养。

三、参考食谱举例

中枢神经系统感染恢复期患者的参考食谱

食谱组成

早餐：酸奶 200g，鸡蛋 50g，小米南瓜粥（小米 50g，南瓜 100g）。

加餐：香蕉 100g。

午餐：米饭（大米 100g），红烧带鱼 100g，蒜蓉茼蒿（茼蒿 250g）。

加餐：猕猴桃 100g。

晚餐：龙须面 100g，西红柿炖牛肉（牛肉 50g，西红柿 100g，芹菜 100g）。

全天食用盐 5g，食用油 20g。

四、中医食疗方举例

中枢神经系统感染恢复期属于中医学"头痛"范畴。

中枢神经系统感染恢复期的食疗方参考。

1. 半夏山药粥（《老老恒言》）

原料：山药 30g，清半夏 6g。

制作及用法：半夏入锅，加水 500mL，煎煮 30 分钟后去渣取汁，将山药研末，加入汁中，再煮沸 5 分钟，酌情加白糖和匀即成。每日 2 次，空腹食用，7 天为 1 个疗程。

功效：健脾化湿燥痰。方中半夏燥湿化痰，降逆止呕；山药健脾益胃。二者共奏健脾化湿燥痰之功。适用于脑膜炎恢复期。

2. 黄酒核桃泥汤 (《本草纲目》)

原料：核桃仁 5 个，白糖 50g，黄酒 50g。

制作及用法：核桃仁捣碎成泥，加白糖、黄酒，用小火煎煮 10 分钟即成。每日 2 次，5 天为 1 个疗程。

功效：活血化瘀，行气止痛。核桃仁补肾通脑，黄酒活血，二者共奏活血化瘀、行气止痛之功。适用于脑膜炎恢复期的瘀血头痛证。

第四节　癫痫

癫痫是一种以脑部神经元高度同步化异常放电所致的临床综合征，具有发作性、重复性、刻板性和短暂性的特点。其发作形式多样，表现为运动、感觉、意识、精神活动、自主神经功能障碍，或可兼而有之。

一、临床表现

1. 部分性发作　指源于大脑半球局部神经元的异常放电，分为单纯部分性发作、复杂部分性发作、部分性发作继发全面性发作。前者为局限性发作，无意识障碍；后两者放电从局部扩展到双侧脑部，出现意识障碍。

（1）单纯部分性发作　发作持续时间短，一般不超过 1 分钟，发作起始与结束均较突然，无意识障碍。

（2）复杂部分性发作　有的表现为意识模糊，意识丧失较少见。有的可表现为患者保留意识，以上腹部异常感觉最常见，也可出现感觉性（嗅幻觉）、情感（恐惧）、认知（似曾相识）症状，随后出现意识障碍和动作停止等。发作通常持续 1～3 分钟。还有的可表现为开始即出现意识障碍和各种运动症状。

（3）部分性发作继发全面性发作　单纯部分性发作可进展为复杂部分性发作，单纯或复杂部分性发作均可进展为全面性强直阵挛发作。

2. 全面性发作　多在发作初期就有意识丧失。

（1）全面性强直阵挛发作　主要表现为意识丧失、双侧强直后出现阵挛。

（2）强直性发作　主要表现为全身骨骼肌强直性收缩，常伴有明显的自主神经症状，如果发作时处于站立位可突然摔倒，可持续数秒至数十秒。

（3）阵挛性发作　几乎都发生在婴幼儿期，表现为重复阵挛性抽动伴意识丧失，之前无强直期，可持续 1 分钟至数分钟。

（4）失神发作　表现为脑电图背景活动及发作期改变。

（5）肌阵挛发作　表现为快速、短暂、触电样肌肉收缩，经常成簇发生，声、光等刺激可诱发。

（6）失张力发作　是姿势性张力丧失所致。表现为张口、垂颈（点头）或躯干失张力跌倒或猝倒发作，持续数秒至 1 分钟。

二、营养治疗原则

癫痫的病因复杂难明，某些营养障碍如低血糖、低血钙、急性酒精中毒、水中毒、维生素 B_6 缺乏等营养障碍都可能成为其发作的原因。继发性癫痫可以预防其明确的特殊病因，如产前维持母体健康，防范营养缺乏，减少感染及各系统疾病的侵害，使胎儿免受不良因素的影响。癫痫发病的重要原因之一便是新生儿产伤，采取合理有效的手段来应对分娩意外和产伤对预防儿童癫痫有着重大意义。神经元异常放电的主要原因是膜电位无法维持稳定，营养障碍可使神经元兴奋性升高。癫痫的反复发作会使营养素被大量消耗，同时营养素的摄入也难以维系，两者之间平衡被打破。通过调节和补充机体所需营养，以达到饮食营养治疗的效果，预防疾病发作。

1. 摄入能量和蛋白质与正常人相同，降低碳水化合物的摄入，增加一定的脂肪供给量，其能量的供给可占总能量的60%左右。

2. 限制饮水量，每天不超过1000mL。

3. 充足的维生素和矿物质摄入，尤其是锌、钙、铁、镁等。

4. 禁食含糖量高或辛辣刺激的食物，如烟酒、浓咖啡、浓茶、高糖饮料等。

5. 避免吃得过饱，注意清淡饮食。养成良好的饮食习惯和生活规律，保持心情舒畅。

三、参考食谱举例

癫痫患者的参考食谱

食谱组成

早餐：牛奶200mL，煎鸡蛋（鸡蛋50g），面包50g。

加餐：苹果100g。

午餐：米饭（大米75g），红烧肉烩白菜（肉100g，白菜250g）。

加餐：葡萄150g，坚果20g。

晚餐：烙饼（小麦粉75g），洋葱炒羊肉（羊肉100g，洋葱100g，青椒150g）。

全天食用盐6g，植物油25g。

四、中医食疗方举例

癫痫属于中医学"痫病"范畴。

癫痫的食疗方参考天麻竹沥粥（《中国药膳大辞典》）。

原料：竹沥30g，天麻10g，粳米100g，白糖适量。

制作及用法：将天麻切片后，与粳米加水煮粥，待粥熟后，调入竹沥、白糖。每日分2次服用。

功效：平肝息风，清热化痰。方中竹沥性味甘寒，能清心、肺、胃之火，有豁痰润燥定惊之效；天麻息风止痉，平抑肝阳，祛风通络，与粳米煮粥，共奏平肝息风、清热化痰之功。适用于肝风痰热型癫痫。

第十三章
癌症的营养治疗

癌症是指来源于上皮组织的恶性肿瘤，是一种全身性疾病，是恶性肿瘤中最常见的一类。癌症作为全球第二大死亡原因，死亡和发病例数逐年上升。《2020年全球癌症报告》中指出，2018年全球癌症新发例数为1810万，死亡人数为955万人。据世界卫生组织（WHO）预估，在未来20年中，全球癌症例数可能会增加60%，形势非常严峻。癌症形成与发展的原因尚未完全清楚，但据研究发现，80%的癌症发病是由不良的生活方式和环境因素所导致。其中不合理膳食占30%～35%，吸烟占25%～30%，肥胖占10%～20%，酒精占4%～6%。由此可见，癌症是一种与营养、饮食及生活方式相关的疾病。

营养问题不仅是癌症的发病原因，也是癌症的临床结果。恶病质和厌食症被称为"癌症的秘密杀手"。有临床数据表明，癌症患者营养不良发生率很高，40%～80%的患者存在营养不良，20%～30%的死亡源于营养不良，而非癌症本身。营养在癌症的发生、发展和治疗中起着至关重要的作用。营养不良会导致患者治疗耐受性下降、治疗机会减少、并发症增加、生活质量降低、生存期缩短，还会造成巨大的经济损失和社会医疗资源的浪费。因此，及早发现癌症患者的营养不良，并积极进行合理规范的营养支持与治疗，可以有效改善患者的生存质量及预后，同时合理的营养干预可以节省患者20%左右的医疗花费。

党的十九大做出实施健康中国战略的重大决策部署，国务院印发《"健康中国2030"规划纲要》，提出了健康中国建设的目标和任务，强调坚持预防为主，倡导健康文明生活方式，预防控制重大疾病。癌症严重影响人民健康，对于癌症的防治，倡导积极预防癌症，推进早筛查、早诊断、早治疗，降低癌症发病率和死亡率，提高患者生存质量。到2022年和2030年，总体癌症5年生存率分别不低于43.3%和46.6%。

癌症的发病原因至今仍然不明，除了先天的癌症以外，癌症是生命发展到某一个阶段，由于不良的营养、饮食及生活方式引发的相关性疾病。所以，全生命周期的健康管理和主动的健康管理变得尤为重要。

第一节　营养与癌症

一、癌症患者的营养代谢特点

尽管癌症的发病原因至今未明，但越来越多的证据提示，癌症是一种代谢相关性疾病。由于癌症恶病质所引起的蛋白质－能量消耗会导致明显的内脏和机体蛋白质在组织酶学、结构、免疫和机械性能方面的退化改变以及体重下降。癌症患者的代谢与健康人不同，其代谢改变主要包括两个方面：一方面是肿瘤细胞对各种营养素代谢的改变；另一方面是机体（即癌细胞的宿主）的代谢改变，肿瘤细胞分泌的众多细胞因子影响正常机体细胞的代谢，同时机体自身的代谢也发生相应改变。

1. 能量代谢　癌症的存在将改变宿主的能量消耗，癌症患者能量异常消耗与肿瘤的部位、组织类型、分化程度以及肿瘤的进展情况密切相关。大多数癌症患者出现能量消耗增加，在肿瘤生长过程中，能量消耗增加是导致营养不良甚至是恶病质的重要因素。癌症患者能量消耗增加有两个原因：一是在细胞的迅速分裂和肿瘤生长过程中需要大量的能量；二是肿瘤生长过程中产生的一些代谢物质会影响宿主的能量代谢，使患者的能量消耗增加。

2. 碳水化合物代谢　癌症患者的碳水化合物代谢异常反映在以下几个方面：宿主外周组织葡萄糖的利用下降，表现为糖的拮抗、糖耐量异常、葡萄糖更新率增加，癌症患者的葡萄糖更新速度是同样营养状态下的非肿瘤患者的 2 倍，葡萄糖在体内氧化产能率低，乳酸循环活动度增加，是非肿瘤患者的 4 倍，这些增加值可能来自于肿瘤刺激肝糖原异生。

3. 蛋白质代谢　癌症患者体内蛋白质的分解代谢大于合成代谢，长期处于负氮平衡状态，导致蛋白质 – 热量营养不良、免疫力低下及对手术等抗肿瘤治疗的耐受力下降。研究发现，相对于良性肿瘤患者和饥饿患者，癌症患者全身蛋白质更新率分别高 32% 和 35%，提示癌症患者伴有营养不良时总体蛋白质更新率增加。癌症患者氨基酸代谢也呈现明显的紊乱。肿瘤组织需要大量的氨基酸支持其旺盛的蛋白质、核酸合成和能量代谢，随着肿瘤的进展，肿瘤细胞的代谢活动也发生变化，对某些氨基酸有特殊需求。谷氨酰胺是肿瘤生长所必需的氨基酸，是其重要氮源和能源物质，是肿瘤细胞线粒体氧化的底物，肿瘤细胞的生长依赖于谷氨酰胺及其中间代谢产物（如谷氨酸、乳酸、脯氨酸、氨等），肿瘤细胞的生长速度与细胞内谷氨酰胺的浓度密切相关。同时，代谢旺盛的肿瘤组织在分化过程中需要大量的蛋氨酸。

4. 脂肪代谢　体脂丢失是癌性恶病质的特征。临床表现为血浆脂蛋白、甘油三酯和胆固醇升高，高脂血症，外源性脂肪利用下降，脂肪组织分解动员增加，动员的脂肪供给了癌组织。脂肪酸代谢对于癌症微环境的维持至关重要。动物研究表明，摄入 n – 3 脂肪酸可减缓移植瘤的生长，提升化疗效果，并降低化疗副作用。同时流行病学研究亦表明，摄入高含量 n – 3 脂肪酸饮食的人群比摄入低含量 n – 3 脂肪酸的人群，乳腺癌、前列腺癌及结肠癌发生率明显下降。

5. 维生素及矿物质代谢　癌症患者常伴有多种维生素和矿物质的缺乏，而肿瘤本身也会加重营养素缺乏。流行病学数据显示，膀胱癌患者血浆维生素 A、维生素 E 浓度显著低于对照的健康人群。晚期癌症患者普遍存在维生素 C 缺乏。头颈部癌症患者多数存在锌缺乏，头颈部晚期癌症患者的叶酸水平较早期病变时显著降低。适当补充多种维生素和矿物质有助于预防肿瘤的发生。

二、营养支持对癌症治疗的重要性

1. 与抗癌治疗相辅相成，为抗癌治疗顺利实施提供根本保障　改善癌症患者因营养不良和代谢紊乱导致的抗癌治疗敏感性和耐受性低等情况，提高生活质量及生存率。

2. 合理、有效地提供营养支持　可明显提高癌症患者术后营养和免疫状况，减少术后并发症和感染的发生，提高患者救治率、降低病死率，降低药占比及医疗支出，对大部分营养不良的恶性肿瘤患者具有积极意义。

三、癌症患者的营养治疗原则

营养治疗在癌症的综合治疗中发挥了重要作用，根据患者病情需要，经口、肠内或肠外途径为患者提供较全面的营养素，改善或纠正患者的营养状况，提高患者的免疫力和抗癌能力，以防肿瘤的复发和转移。癌症患者营养治疗的目的在于通过营养治疗改善患者的营养状况，使患者能够耐受手术或者放化疗，营养治疗是抗肿瘤治疗的保证；通过营养治疗提高抗肿瘤治疗的疗效，促进肿瘤消退，延长癌症患者的存活时间，改善癌症患者的存活质量。

1. 定期进行营养筛查和评估　营养筛查是进行营养诊断、营养治疗的第一步，所有癌症患者入院后应该常规进行营养筛查和评估，以了解患者的营养状况，从而确立营养诊断。以此为依据筛选出具备营养治疗适应证的患者，根据患者的具体情况制订营养治疗方案，以期改善患者的营养状况。目前临床上常用的营养筛查与评估工具包括：营养风险筛查 2002（nutritional risk screening 2002，NRS2002）、主观整体评估（subjective nutrition assessment，SGA）、患者主观整体评估（patient – generated subjective nutrition assessment，PG – SGA）、微型营养评估（mini nutritional assessment，MNA）、营养不良通用筛查工具（malnutrition universal screening tools，MUST）等。目前，国内外临床营养学术界普遍认为，PG – SGA 是更适合恶性肿瘤患者营养不良筛查与评估的工具量表。

2. 平衡膳食，营养充足　膳食平衡是合理营养的基础。维持正氮平衡，可增加糖类和蛋白质的比例，蛋白质、脂肪和碳水化合物的分配比例分别为 12% ~ 14%、25% ~ 30% 和 65% 左右。富含优质蛋白质的食物包括鱼、家禽、瘦红肉、蛋类、奶类、坚果、大豆及其加工制品，尽量少食用加工肉。不饱和脂肪酸和饱和脂肪酸的比例为 2∶1，尤其注意补充深海鱼等富含 n – 3 多不饱和脂肪酸的食物。同时要注意提供具有抗氧化作用的微量营养素，如硒、维生素 A、维生素 C、维生素 E 和类胡萝卜素等。维生素 C 与维生素 E 具有协同抗氧化作用，共同保护脂质、蛋白质及核苷酸不被氧化。硒与维生素 E 具有协同作用，能增强机体抗氧化能力。补充维生素 D 能够显著增强钙吸收，可协同抑制肿瘤形成，维生素 D 还可通过调节肿瘤微环境来阻止肿瘤进程。放化疗及手术后的患者，由于消化功能减弱，可以增加进餐次数，少量多餐，吃清淡易消化的食物，以减轻消化道负担。

3. 及时改善或消除影响患者营养摄入的因素　患者的心理精神状态、就餐环境、病情程度、药物反应等因素都会影响患者对营养素的摄入。因此应改善患者的就餐环境，进行适当的心理疏导，可以根据患者的口味喜好，选择合适的烹调技术，突出膳食的色、香、味及多样化搭配，改善或消除患者的厌食症状。

4. 营养不良的五阶梯治疗原则　癌症患者的营养支持应遵循营养支持的一般原则——五阶梯治疗原则：首先选择营养教育，然后依次向上晋级选择口服营养补充（oral nutritional supplements，ONS）、全肠内营养（total enteral nutrition，TEN）、部分肠外营养（partial parenteral nutrition，PPN）、全肠外营养（total parenteral nutrition，TPN）。参照欧洲肠内肠外营养学会建议，当下一阶梯不能满足 60% 目标能量需求 3 ~ 5 天时，应该选择上一阶梯。目前认为，凡有营养不良的恶性肿瘤患者或因手术、化疗、放疗等治疗预计可能引起营养不良的患者，均应施行营养支持。

5. 中医饮食禁忌原则　中医的治病原则是辨证论治。严格地说，必须由患者的寒热虚实和食物的性味来决定。即辨证用膳。头颈部肿瘤、体表肿瘤、直肠肿瘤早期时，体质较壮实，偏热、偏实多见。中医学认为"清阳发腠理，浊阴走五脏；清阳实四肢，浊阴归六腑"。此类肿瘤患者少食油腻、辛辣、助火的食物，有利于控制疾病复发、转移。胃肠道肿瘤患者常为偏虚或寒热错杂体质，此类患者应少食苦寒、生冷之物。不同的肿瘤往往采用不同的治疗手段，如头颈部肿瘤采用放射治疗，容易造成人体阴津损伤，可适量进食酸甘养阴的食物。食管、胃肠道肿瘤早期发现采用手术治疗后，或一些晚期肿瘤化疗后人体胃肠功能下降，正气受损，可进食五谷杂粮，或甘温益气、易于消化的食物，慢慢培扶人体的脾胃之气，以脾胃受纳吸收为标准。

四、参考食谱举例

癌症患者的参考食谱

食谱组成

早餐：小米粥（小米 50g，莲子 10g），煮鸡蛋（鸡蛋 50g），凉拌苦瓜（苦瓜 100g）。

加餐：鲜牛奶 250mL。

午餐：大米软饭（大米 100g），香菇油菜（鲜香菇 100g，油菜 150g），清蒸鳕鱼（鳕鱼 100g）。

加餐：苹果 200g。

晚餐：花卷（小麦粉 100g），肉片炒西芹（西芹 200g，瘦肉 50g，彩椒 50g）。

全天食用盐 6g，植物油 20g。

五、中医食疗方举例

癌症属于中医学"积聚"、"噎膈"、"瘿病"等范畴。

癌症的食疗方参考神仙粥（《中医药膳学》）。

原料：山药 100g，芡实 50g，粳米 100g。

制作及用法：将山药蒸熟，去皮捣泥；芡实煮熟，捣为末；将二者与粳米同入锅中，文火慢煮成粥。空腹食用，每日 2 次。

功效：益气健脾，补虚止泄。方中山药味甘、性平，入肺、脾、肾经，能气阴双补。芡实味甘、性平，可健脾补肾。二者与粳米同煮为粥，性质平和，可起到益气健脾、补虚止泄之效。

第二节　胃癌

胃癌又称胃腺癌，是起源于胃黏膜上皮的恶性肿瘤，可发生于胃的各个部位，可侵犯胃壁的不同深度和广度。癌组织局限于黏膜内或黏膜下层的称为早期胃癌，已侵入肌层或浆膜、浆膜外者称为进展期胃癌。全球每年新发胃癌病例约 120 万，中国约占其中的 40%。胃癌是我国最常见的恶性肿瘤之一，死亡率占所有恶性肿瘤的 23%。胃癌以中老年人居多，40 ~ 60 岁间者约占2/3，男女比例约为 2∶1。我国早期胃癌占比很低，约 20%，大多数发现时已是进展期，总体五年生存率不足 50%。近年来随着胃镜检查的普及，早期胃癌发现比例逐年增高。

所有的肿瘤对营养素的摄入或利用都会有不同程度的影响，从而造成营养不良。胃癌患者因疾病本身和机械性因素导致的厌食、抑郁相关性厌食使食物摄入减少，以及化疗药物毒性引起的吸收、消化障碍等，极易引起营养不良。15% 的患者在诊断初期即有体重减轻。1980 年，美国东部肿瘤协作组研究报道，胃癌患者中营养不良的比例占 87%，恶病质的发病率高达 65% ~ 85%，超过其他所有肿瘤，营养不良及恶病质发病率均占所有肿瘤的第一位。胃癌相关性营养不良会削弱放化疗的疗效，增加药物不良反应风险、术后并发症和院内感染的机会，增加各种并发症的发生率和病死率，降低骨骼肌质量和功能及患者的生活质量，延长住院时间，增加医疗费用。

一、临床表现

多数患者在早期无明显症状，少数患者有恶心、呕吐、饱胀不适、消化不良等症状，不易引起患者的重视。随着肿瘤的生长，影响胃功能时才会出现比较明显的症状，出现上腹疼痛加重，食欲下降、乏力。根据肿瘤的部位不同，也有其特殊表现。晚期胃癌患者常可出现贫血、消瘦、营养不良甚至恶病质等表现。

二、营养代谢特点

1. 能量代谢异常　有研究显示胃癌患者能量代谢需要比正常代谢高10%。摄入减少、消耗增加可导致患者体重明显下降。

2. 碳水化合物代谢异常　有氧糖酵解增强，葡萄糖摄取和消耗增加，主要表现为葡萄糖的氧化和利用降低，葡萄糖转化增加，胰岛素抵抗和胰岛素分泌相对不足。

3. 脂肪代谢异常　应激和肿瘤本身释放的脂溶因素可使脂肪分解作用增加，合成降低，血清脂蛋白脂酶活性降低，出现高脂血症，主要表现为血浆脂蛋白、甘油三酯和胆固醇升高，外源性脂肪利用下降，脂肪动员增加。

4. 蛋白质代谢异常　胃癌患者有大量蛋白质的丢失；胃癌患者体内蛋白质的转换率增加，肝脏蛋白质合成增加，肌肉中的蛋白质合成降低。主要表现为骨骼肌不断降解，体重下降，内脏蛋白消耗增加和低蛋白血症，血浆支链氨基酸含量下降。

5. 维生素代谢异常　患者血浆中可见到抗氧化营养素下降，如β-胡萝卜素，维生素 C、维生素 E 等。此外，其他维生素如维生素 B_{12} 在胃癌患者血浆中含量降低，叶酸亦有降低。

6. 微量元素代谢异常　胃癌患者大多都会出现血硒和血锌含量降低，同时可见到抗氧化能力降低和细胞免疫功能的下降。胃癌患者还可见到血钴和血锰的含量下降。

三、营养治疗原则

胃癌患者的营养治疗是综合治疗的重要组成部分，从疾病确诊开始，经多学科综合治疗协作组讨论治疗方案的制订和调整，营养支持治疗贯穿抗肿瘤治疗的全过程。

1. 能量和蛋白质需求　胃癌患者能量摄入应尽量接近实际消耗，保持能量平衡，避免能量不足或喂养过度。若条件允许，推荐采用间接测热法对患者静息能量消耗进行测定。若无法测定患者的能量消耗值，也可采用体重公式进行估算，按照 25~30kcal/（kg·d）来计算能量的目标需要量，但需要根据患者的年龄、活动量、应激水平、肝肾功能等情况进行校正和调整，理想的实际补充量应达到目标需要量的80%左右。对于长期营养不良的患者，营养治疗应循序渐进，并监测电解质及血糖水平，警惕再喂养综合征的发生。患者术后早期受手术创伤、炎症等刺激，处于应激状态，允许相对低热量供能［15~25kcal/（kg·d）］，有利于降低感染相关并发症的发生率。充足的蛋白质供应对胃癌患者十分重要，可明显降低危重患者的死亡风险。欧洲肠内肠外营养学会（ESPEN）推荐对恶性肿瘤患者按照 1.0~2.0g/（kg·d）补充蛋白质。胃癌手术患者围手术期推荐按照 1.2~1.5g/（kg·d）计算蛋白质需要量。接受大型手术的患者或处于重度应激反应的患者对蛋白质的需求量更高，围手术期按照 1.5~2.0g/（kg·d）补充蛋白质，并根据患者实际情况进行适当调整。

2. 营养治疗方法与途径　在胃癌患者营养治疗过程中，对于能经口进食的患者推荐口服营养支持，对不能进行口服营养支持的患者，应用管饲进行肠内营养（EN），必要时进行肠外营养

（PN）。补充肠外营养给予时机：营养风险筛查 2002（NRS－2002）≤3 或重症病人的营养风险评分（NUTRIC Score）≤5 分的低营养风险患者，如果肠内营养未能达到 60% 目标能量及蛋白质需要量，并超过 7 天时，可启动补充肠外营养（SPN）支持治疗；NRS－2002≥5 分或 NUTRIC Score≥6 分的高营养风险患者，如果肠内营养在 48～72 小时内无法达到 60% 目标能量及蛋白质需要量时，推荐早期实施 SPN。当肠内营养的供给量达到目标需要量 60% 时，停止 SPN。

3. 调整饮食　胃癌患者的饮食应根据患者的具体情况及检测结果适时调整。术后 24～48 小时禁食，采用全肠外营养；肠功能恢复后可进少量清流质膳食；术后 4～5 天可进全量清流质膳食，或可通过肠内途径给予要素膳；术后 5～6 天可进普通流质膳食；术后 7 天左右进少量少渣软食。具体调整应依患者的具体情况而定，遵循少量多餐的规律。

四、参考食谱举例

胃癌患者的参考食谱

食谱组成

早餐：牛奶（鲜牛奶 250g），煮鸡蛋（鸡蛋 50g），面包 75g。

加餐：草莓 100g。

午餐：软米饭（大米 75g），肉丝炒胡萝卜丝（猪瘦肉 50g，胡萝卜 100g，卷心菜丝 100g）。

加餐：苹果 100g。

晚餐：虾面汤（大虾 50g，油菜或小白菜 200g，挂面 75g）。

全天食用盐 6g，植物油 12g。

五、中医食疗方举例

胃癌属于中医学"反胃""噎膈""积聚"等范畴。

胃癌的食疗方参考陈皮瘦肉粥（《胃肠病食疗与用药》）。

原料：陈皮 9g，乌贼骨 12g，猪瘦肉 50g，粳米适量。

制作及用法：用陈皮、乌贼骨与粳米煮粥，煮熟后去陈皮和乌贼骨，加入瘦肉再煮，食盐少许调味食用。作为每日早晚餐用。

功效：降逆止吐，健脾顺气。方中陈皮辛温，理气健脾，和中消滞；乌贼骨收敛止血，制酸止痛；猪肉有润肠胃、生津液、补肾气、解热毒的作用；粳米健脾养胃。本方具有降逆止吐、健脾顺气之功。

第三节　食管癌

食管癌是最常见的消化道恶性肿瘤之一，原发于食管鳞状上皮。在我国，食管癌发病虽有明显的地区差异，但发病率和死亡率较高。食管癌的确切病因尚不完全清楚，但饮食因素在发病中占重要的作用，包括长期进食粗糙、质硬、刺激性强的食物；膳食缺乏优质蛋白质、脂肪、新鲜蔬菜水果、维生素 A、维生素 E、维生素 B；进食过快、进食过烫食物、饮用浓茶、喝烈酒、吸烟等，以及食物被霉菌毒素、亚硝酸盐等污染，都可能与食管癌的发生有关。

一、临床表现

食管癌最主要的症状是吞咽不适和困难。早期仅在进食干硬食物时有哽噎感、异物感、胸骨后疼痛，随着病情的发展，癌肿部位的食管壁因炎症水肿、痉挛等，患者会出现进行性吞咽困难，其他常见症状有食物反流和呕吐。晚期可出现声音嘶哑、明显消瘦、贫血、营养不良、失水或恶病质。肿瘤侵犯周围组织神经或转移时可出现相应的症状和体征。

二、营养代谢特点

食管癌患者因不能正常进食及肿瘤本身的消耗，常出现营养不良，其发生率可达 60% ~ 85%。手术创伤和应激所引起的高分解代谢状态及放化疗过程中出现的并发症又加剧食管癌患者营养不良的发生，不仅损伤机体组织、器官的生理功能，而且可增加手术的危险性以及并发症的发生率，限制了手术、放化疗等抗肿瘤治疗措施的有效应用，对患者结局产生不利影响。营养不良是食管癌患者预后的独立影响因素。

三、营养治疗原则

以手术为主的综合治疗是目前临床上针对食管癌的主要方式。

1. 手术或放化疗前的营养　手术或放化疗前要加强营养，依据营养评估及检测结果，及时补充欠缺的营养素，改善机体状态，使患者处在最佳营养状态，保证各项生命指征稳定。经口进食的，应维持患者正常的饮食摄入，少食多餐，以每 2 ~ 3 小时 1 次为宜。如经口进食不能满足患者营养需要，可给予口服营养补充。如患者存在以下情况：严重吞咽困难伴进食后呕吐；经口进食量极少；或进食时存在呛咳和（或）误吞；或患者有食管穿孔或食管瘘，应尽早建立营养支持途径，经管给予肠内营养。如患者出现腹泻，部分或全部热能宜采用静脉输液方法供给。

2. 术后营养　在术后禁食期间，全部热能应以肠外营养方式供给，其后 2 ~ 6 天（颈段食管 – 胃吻合术后 7 ~ 9 天）可经十二指肠灌注整蛋白肠内营养制剂或匀浆饮食，按患者体重 20 ~ 35kcal/kg 计算，灌注浓度由 5% ~ 10% 逐日增至 20% ~ 25% 为宜。术后第 7 ~ 9 天如无吻合口瘘者，可改为经口进食流质、食物匀浆，直至恢复半流质或软食。

3. 放化疗期营养　放化疗期间因患者会产生不同程度的放化疗反应，如放射性食管炎、食欲不振、反酸等，造成患者营养不良进一步加重。营养支持治疗可以明显改善患者的营养不良状态，有利于提高放化疗的完成率，进而提高肿瘤控制率；还能帮助患者尽快度过不良反应恢复期，缩短肿瘤治疗间歇期。对放射治疗后并发食管炎或食管纤维化的患者，经口进食应选择营养丰富且均衡的细、软、温度适中的食物；禁食粗、硬、热、酸、辣等刺激性食物；注意充分咀嚼，缓慢吞咽，避免对食管的刺激，必要时可口服要素膳或匀浆膳。

4. 治疗后及康复期营养　治疗结束后，如患者在治疗中已建立肠内营养途径，建议暂不拔除肠内营养管，待患者经口进食能满足机体需要后，再拔除营养管，循序渐进至恢复正常饮食。期间患者可以采取经口进食联合管饲的方法给予充足的营养。康复期供给充足的营养，促进术后损伤组织的修复。饮食搭配要注意提供充足的蛋白质、维生素、无机盐及正常能量的平衡膳食。

四、参考食谱举例

食管癌患者的参考食谱

食谱组成
早餐：牛奶燕麦粥（牛奶 250g，燕麦片 50g），鸡蛋羹（鸡蛋 50g）。

加餐：苹果 100g。

午餐：海参小米粥（小米 75g，海参 50g），肉末菠菜（瘦肉末 50g，菠菜 150g）。

加餐：香蕉 100g。

晚餐：西红柿鸡蛋面汤（挂面 75g，西红柿 150g，鸡蛋 50g）。

加餐：酸奶 100g。

全天食用盐 6g，植物油 15g。

五、中医食疗方举例

食管癌原于中医学"噎膈"范畴。

食管癌的食疗方参考枸杞乌骨鸡汤（胃肠病食疗与用药）。

原料：枸杞子 30g，乌骨鸡 100g，调料适量。

制作及用法：将枸杞子、乌骨鸡加调料后煮烂，然后打成匀浆或加适量淀粉或米汤，成糊状，煮沸即成，每日多次服用。

功效：滋补肝肾，滋阴养血。方中乌骨鸡为补血佳品，与养血益精的枸杞子配伍制成药膳，色、香、味、形、养俱佳，具有滋补肝肾、滋阴养血之功。适用于食管癌体质虚弱者。

第四节 大肠癌

大肠癌包括结肠癌和直肠癌，是胃肠道常见的恶性肿瘤之一。欧美国家大肠癌的发病率一直较高，随着饮食结构的改变，我国的大肠癌发病率呈逐年上升的趋势。2018 年中国国家癌症中心发布的全国癌症统计数据显示，我国大肠癌每年发病约 37 万例，占恶性肿瘤发病率的第三位。大肠癌的发生是饮食、环境、生活方式和遗传因素共同作用的结果。大量研究证实，超重或肥胖、膳食结构不合理（缺乏水果蔬菜、经常食用红肉和加工肉）、过量饮酒、缺少体育锻炼、久坐生活方式、吸烟及遗传因素等是大肠癌发病的高风险因素。其中饮食因素是至关重要的危险因素，改变饮食和生活习惯，能有效降低大肠癌的发病风险。

一、临床表现

大肠癌在早期多无症状或症状不明显，随着病情进展，可出现局部症状，如排便习惯改变、腹部肿块、腹痛、便血、肠梗阻；同时可有不同程度的全身症状，如体重下降、贫血、营养不良、全身衰弱、体重减轻等。

二、营养代谢特点

1. 腹痛或排便习惯改变 腹腔粘连是腹腔手术患者的常见症状，主要表现为腹痛或腹部不适，便秘或腹泻等排便习惯的改变。化疗或腹部放疗的胃肠道毒副作用也可导致患者出现痉挛性腹痛、腹泻等，严重影响营养素的摄入、消化及吸收。部分患者会出现慢性放射性肠炎，甚至发生慢性肠梗阻或肠瘘等并发症，会促进和加重营养不良的发生和发展。

2. 恶心、呕吐 以手术为主的综合治疗是目前临床上治疗大肠癌的主要方式，术后恶心、呕吐的发生率高达 70% ~80%。放化疗会损伤肠道黏膜屏障功能，导致恶心、呕吐等症状。

3. 营养不良 大肠癌患者易出现营养不良。据研究报道，50% 的大肠癌患者可出现体重丢失，20% 的大肠癌患者出现营养不良。

三、营养治疗原则

早期大肠癌手术切除后多半预后良好，对于营养状况良好的患者，可在营养师的指导下选择科学合理的治疗膳食。如营养风险筛查（NRS2002）营养风险评分≥3分或营养不良患者，应立即启动肠内或肠外营养。

1. 术前营养支持 术前均衡膳食，纠正营养不良是手术顺利进行的基础和保障。但如有结肠不完全梗阻或完全梗阻时，应注意定时检测水电解质，根据检测结果予以纠正；不完全性肠梗阻时可给予高蛋白少渣食物，禁食产气和刺激性食物；完全梗阻时则需给予全肠外营养治疗。

2. 手术和放化疗的营养支持

（1）肠内营养 尚有消化道功能的患者可以结合临床实际情况选择口服营养补充剂和（或）管饲。根据《结直肠癌围手术期营养治疗中国专家共识（2019版）》，大肠癌患者总能量按照25~30kcal/（kg·d）提供，蛋白质目标需要量为1.0~1.5g/（kg·d），以禽、鱼虾、蛋、乳和豆类作为蛋白质主要来源，减少红肉摄入，尤其是加工红肉，例如热狗、腊肠、香肠、熏肉、火腿及午餐肉等。应减少富含饱和脂肪酸、胆固醇的食物摄入，适当增加膳食纤维摄入，植物性食物是纤维素的主要来源，如蔬菜、水果、豆类、粗粮、菌藻、坚果类的食物中含量较多。食物多样化，适当增加大豆制品、新鲜的深色蔬菜、新鲜水果、酸奶等健康食物。足量饮水，可以选择白开水或淡茶等。避免食用肥腻、辛辣、刺激性、腌制、烟熏、油炸的食物。适当摄入益生菌和益生元，促进肠道有益菌的生长和繁殖，改善肠道微生态，进而提高免疫力。对于中重度营养不良的大肠癌患者，可适当提高营养治疗配方中脂肪供能的比例，增加膳食能量密度，注意补充深海鱼等富含 n－3 多不饱和脂肪酸的食物。对于中重度营养不良同时伴有便血的大肠癌患者，应注意给予少渣、高蛋白半流质饮食，每天能量目标需要量可高达 40~50kcal/kg，蛋白质为 1.5~2.0g/kg，以增加营养，提高机体的免疫功能。

（2）肠外营养 根据《中国肿瘤营养治疗指南（2015版）》营养不良的五阶梯治疗原则，如果肠内营养不能满足营养目标量60%持续3~5天时，则建议加用补充性肠外营养。如患者出现完全性肠梗阻、严重吻合口漏、肠功能衰竭等肠内营养绝对禁忌证，需给予全肠外营养治疗。

3. 结肠造口的饮食 对于结肠造口患者一般给予正常饮食，但应选用软、细、少渣、易消化的食物，避免刺激性和产气性食物，如黄豆、牛奶、白萝卜、洋葱、韭菜、大蒜等。因结肠水分吸收不良，应适量增加饮水量，以防止脱水。

四、参考食谱举例

大肠癌患者的参考食谱

食谱组成

早餐：大米粥（大米25g），二合面馒头（玉米面25g，小麦粉25g），煮鸡蛋（鸡蛋50g），拌绿甘蓝菜（绿甘蓝50g）。

加餐：苹果200g。

午餐：包子（猪瘦肉50g，白菜150g，小麦粉75g），小米粥（小米15g）。

加餐：香蕉150g。

晚餐：小米粥（小米10g），馒头（小麦粉75g），烧豆腐茄子（豆腐50g，茄子150g）。

全天食用盐6g，植物油15g。

五、中医食疗方举例

大肠癌属于中医学"肠覃""积聚""脏毒""锁肛痔"等范畴。

大肠癌的食疗方参考芦笋黄花骨汤（《胃肠病食疗与用药》）。

原料：芦笋 200g，黄花（鲜品）200g，木耳（干品）5g，虾米 5g，猪骨 500g，盐适量，姜片 10g，独蒜 50g，葱节 10g。

制作及用法：木耳发胀，去根蒂、洗净；芦笋洗净，切成寸段；黄花洗净；猪骨洗净、砸破；独蒜去皮、洗净待用；将猪骨、木耳、虾米共入锅内，加清水约 800mL 烧开后，打去浮沫，加姜片用小火炖 1 小时，加入芦笋、黄花、盐、葱花、独蒜，煮沸 5～10 分钟即成。空腹温热食之，细嚼慢咽，每日 1 剂。

功效：养血止血，除烦抗癌，攻补兼施。方中芦笋性微温，味苦甘，具有消瘿结热气、利便、润肺等功效。

第五节　肝癌

原发性肝癌（以下简称"肝癌"）是指起源于肝细胞或肝内胆管上皮细胞的恶性肿瘤，是严重威胁人类生命健康的主要恶性肿瘤之一。据最新的全球癌症统计报告，肝癌是全球第六大常见癌症和第四大癌症死因。在我国，肝癌在恶性肿瘤发病率和死亡率中分别居第四位和第二位，居消化系统恶性肿瘤死亡率的第一位。其病因和发病机制尚不完全清楚，可能与黄曲霉毒素污染食物及乙型肝炎病毒感染等有关。

一、临床表现

肝癌起病隐匿，早期症状不明显，亚临床期患者无任何症状和体征，多经甲胎蛋白检查和超声影像普查发现。随后病情进展，常出现肝区疼痛、食欲减退、上腹胀满、恶心、呕吐、乏力和消瘦等症状，晚期可出现黄疸、转移灶症状和恶性肿瘤的全身性表现。

二、营养代谢特点

肝脏是人体营养物质代谢的中枢器官，当肝脏癌变时，营养物质的代谢会出现异常。

1. 糖代谢异常　肝癌患者肝脏合成和储存肝糖原的能力减弱，出现葡萄糖耐量降低，甚至出现低血糖现象。糖酵解增加，产生大量乳酸，再通过糖异生作用生成葡萄糖，为肝癌细胞供能。此外，肝脏分解胰岛素的能力下降，不能及时将摄入的葡萄糖合成为肝糖原，进食大量碳水化合物后，可发生持续性高血糖，出现肝源性糖尿病。

2. 蛋白质和氨基酸代谢异常　肝癌患者脱氨基和转氨基作用受到抑制，白蛋白、纤维蛋白原、凝血酶原及多种其他血浆蛋白质的合成和转化发生障碍，出现低蛋白血症、水肿、腹水、凝血功能异常等。此外，患者的血浆支链氨基酸水平下降，芳香族氨基酸水平升高，可引发肝性脑病。肝癌细胞还会分解机体蛋白，并在肝脏中合成肿瘤相关蛋白和急性反应蛋白，使骨骼肌蛋白分解增加，机体呈负氮平衡状态，进而引起骨骼肌萎缩。

3. 脂代谢异常　肝功能异常时，肝细胞无法正常合成甘油三酯、胆固醇及载脂蛋白，脂蛋白无法正常的代谢和转运，造成脂代谢异常。肝癌患者的内源性脂肪水解增强，外源性甘油三酯水解减弱，甘油三酯转化率增加，血浆游离脂肪酸浓度升高，脂肪分解导致体脂储存下降、体重丢失。

4. 维生素和微量元素代谢异常 肝癌患者合并肝功能异常会导致多种维生素和微量元素的缺乏。胆汁淤积和胆汁酸分泌减少会导致脂肪吸收障碍，从而影响到维生素 A、维生素 D、维生素 E、维生素 K 等脂溶性维生素的吸收。而维生素和微量元素缺乏，会造成机体能量和物质代谢途径中关键酶的数量和活性下降。

三、营养治疗原则

肝癌患者营养支持治疗的目的是通过恰当有效的营养干预，改善患者营养状态和肝功能，增强对手术或其他治疗的耐受能力，减少并发症，提高生活质量，延长存活时间。

1. 术前营养支持 肝癌患者通常有肝功能低下和免疫功能低下，手术对肝脏的损伤及应激反应将进一步加重患者的肝脏负担。术前营养不良或肌少症会增加肝癌切除术患者的病死率。因此，对接受手术治疗的肝癌患者，应积极进行营养评估，根据患者的营养状态给予营养支持。首选经口进食，建议高蛋白、高糖、高维生素和低脂肪饮食。通过少量多餐、先进食再喝汤、在症状缓解时进餐等措施，以保证营养需要。

（1）总热量 每天控制在 25～30kcal/kg，体重超重者适当减少，以维持理想体重为宜。

（2）蛋白质 蛋白质占总能量的 15%～20%，或 1.5～2.0g/kg。补充蛋白质有利于改善肝功能和腹水导致的低蛋白血症。

（3）碳水化合物 占总能量的 50%～60%，补充碳水化合物不仅可以改善肝糖原的贮备，而且能起到解毒效应。

（4）脂肪 肝癌患者胆汁的分泌与排泄常受到影响，易致脂肪消化和吸收困难，因此，脂肪摄入不宜太多，占总能量的 20%～25% 为宜，以患者不产生恶心呕吐为度。

（5）维生素 宜供给富含维生素 A、维生素 B_2、维生素 C、维生素 E 的饮食，每日供给量应是原供给量的 2～3 倍，能增强对肝脏的保护作用。

（6）限钠 有水钠潴留和腹水的患者，应限制钠的摄入，控制在 1g/d 以下。

2. 术后营养支持 术后鼓励患者尽早经口进食，经口摄入营养素不足时，可酌情给予管饲肠内营养支持。肠内营养接近正常生理营养方式，患者易于接受，并可有效维持肠黏膜细胞结构与功能的完整性，增强肠道的机械和免疫屏障功能，防止内毒素血症及肠道菌群移位，预防肠源性感染，增加肝血流量，促进肝功能恢复。不宜肠内营养者或肠内营养不能满足需求时可通过肠外营养补充。

3. 维持治疗患者的营养支持 肝癌终末期，尤其是临终前患者，常处于极度低代谢状态。正常能量和液体等物质的输入有可能进一步加重代谢负担，患者在生活质量和疾病转归获益均非常有限。因此，营养支持的目标是在充分考虑患者疾病状态、治疗意愿及家属理解的情况下，选择患者在生理和心理上最为舒适的进食方式或干预方式。

四、参考食谱举例

肝癌患者的参考食谱

食谱组成

早餐：牛奶 250g，煮鸡蛋（鸡蛋 50g），面包片 75g。

加餐：苹果 100g。

午餐：米饭（大米100g），肉末豆腐（肉末50g，豆腐50g），素炒芦笋（芦笋200g）。

加餐：草莓100g。

晚餐：发糕（面粉100g），黄瓜木耳炒鸡蛋（黄瓜200g，木耳5g，鸡蛋50g）。

加餐：酸奶100g。

全天食用盐6g，植物油20g。

五、中医食疗方举例

肝癌属于中医学"肥气""积聚""肝积"等范畴。

肝癌的食疗方参考枸杞怀山猪肝粥（《抗癌食疗与用药》）。

原料：枸杞子12g，鲜怀山药50g，粳米50g，猪肝100g，骨肉汤1000mL，姜末20g，清油适量，盐或食糖少许。

制作及用法：枸杞子和粳米分别淘洗干净；鲜怀山药刮洗干净后，切成薄片；猪肝洗净，去筋膜，切成细丁；炒锅预热后，加清油烧至七成熟时，加姜末和猪肝丁煸炒出香味，加入骨肉汤、枸杞子、怀山药片、粳米，小火熬成稠粥，可加少许盐或食糖调味后服食。

功效：补肾益精，养肝健脾。方中猪肝味甘、性平，具有补肝益血的作用，与滋阴补血的枸杞子、健脾养胃的山药及粳米煮粥，具有补肾益精、养肝健脾之功。

第十四章

外科疾病的营养治疗

外科手术是一种常见的临床治疗手段，手术创伤可引起机体一系列内分泌及代谢的改变，导致体内营养物质消耗增加、营养水平下降及免疫功能受损。营养不良可导致患者对手术的耐受力下降，术后容易发生感染、切口延迟愈合等并发症，影响愈后。因此，术前营养储备是否良好、术后营养补充是否及时合理，是决定外科治疗取得成功的重要因素。

第一节 营养对外科疾病的重要性

营养状况与患者对外科手术的耐受力及术后的康复情况密切相关。手术造成的创伤使机体对能量和蛋白质等营养物质的需求量增加，此时易发生营养不良。营养不良是外科住院患者中的普遍现象。据统计，外科患者因营养不良直接或间接导致死亡可达30%。因此，通过合理补充营养物质，及时纠正术前患者的营养不良状况，术后积极进行营养支持，能够提高患者手术耐受力、减少并发症、促进术后恢复，不仅具有十分重要的临床实用价值，更体现了"以人为本"的先进医学理念。

一、营养与外科疾病的关系

1. 蛋白质　蛋白质是更新和修补创伤组织的原料。蛋白质营养问题对外科患者有特别重要的意义，应保证其数量和质量。外科患者常存在不同程度的蛋白质缺乏，术后应供给丰富的优质蛋白。蛋白质营养不良可引起血浆蛋白降低，继而使血浆渗透压下降致细胞间水肿，影响伤口愈合。另外可造成血容量减少、免疫功能减退及肝功能障碍等。

2. 碳水化合物　碳水化合物是最经济有效的供能物质，并且是体内某些组织（红细胞、骨髓、周围神经、肾上腺髓质、成纤维细胞、吞噬细胞等）的主要能量来源。碳水化合物作为能量物质，易于消化吸收，且补充足够的碳水化合物可发挥节约蛋白质的作用，有利于患者恢复正氮平衡、提高手术耐受性。

3. 脂肪　适量的脂肪可改善食物的风味，增加脂溶性维生素吸收。手术创伤后，患者可能会出现应激性糖尿病，此时葡萄糖代谢障碍，脂肪动员加强，机体70%~80%的能量来源于脂肪。但对肠胃功能不好以及肝胆胰疾病的患者，摄入量应降低。可考虑选择中链脂肪酸，其吸收后迅速通过门静脉系统进入肝脏，不刺激胰液分泌，可促进氨基酸的吸收。

4. 维生素　维生素与创伤或术后愈合及康复的关系密切。维生素A能维持上皮细胞的正常增值与分化；维生素C对胶原蛋白合成及伤口愈合有促进作用；B族维生素参与能量代谢；维生素D促进钙磷吸收，有助于骨伤修复愈合；维生素K参与凝血过程，可减少术中和术后出血。

故应足量补充各种维生素，促进术后伤口愈合。

5. 无机盐及微量元素　创伤后随着尿氮的丢失，铁、钾、镁、锌、硫及磷的排出增加，术后及康复期应注意无机盐及微量元素的补充。慢性消耗性疾病、营养不良、长期负氮平衡、胃肠液丢失的患者容易缺钾，应特别注意钾的补充。

二、外科患者营养缺乏的原因

1. 术前营养不足　患者由于疾病本身的影响，手术前就存在着不同程度的营养不良。发生的原因主要有：

（1）膳食摄入量不足　患胃肠道疾病或遭受重大创伤时，疼痛、食欲不振、厌食、吞咽困难及消化道梗阻等可导致食物摄入量减少。

（2）消化吸收功能降低　胃肠、肝胆、胰腺等疾病可使消化液和消化酶分泌障碍，严重影响食物消化和营养素的吸收。

（3）热能及营养素需要量增加　术前患者精神紧张、感染发热及慢性消耗性疾病等均使机体的代谢消耗增加，因而对热能和各种营养素的需要量增加。

（4）营养素丢失　各种原因引起的腹泻、消化道外瘘、慢性失血、大面积烧伤和严重感染时，均可引起蛋白质和其他营养素的大量丢失。

2. 术中和术后的营养丢失　手术本身就是一种创伤，术中造成的组织损伤和失血，必然会引起蛋白质及其他营养素的丢失。手术越复杂，创伤就越大，丢失的蛋白质就越多，如甲状腺次全切除术的平均丢失蛋白质的量是75g，而乳腺癌根治术平均丢失蛋白质的量为甲状腺次全切除术的2倍。手术后，蛋白质分解加速，尿氮排泄量明显增加，患者处于负氮平衡状态。术后负氮平衡持续的时间与手术的难度、时间和范围有密切关系，一般为5～10天。各类手术后的失氮量见表14-1。

表14-1　各类手术后的失氮量

手术名称	平均失氮量（蛋白质）	持续时间
乳癌根治术	15g（94g）	10天
腹股沟疝修补术	18g（113g）	10天
穿孔性阑尾炎切除术	49g（306g）	10天
胃切除术	54g（338g）	5天
迷走神经切断＋幽门成形术	75g（469g）	5天
胆囊切除术	114g（712g）	10天
消化性溃疡穿孔修补术	136g（850g）	10天

第二节　外科疾病营养治疗的基本原则

手术创伤可引起一系列内分泌及代谢改变，使体内营养素高度消耗。术前患者如有足够营养储备，可增加对手术的耐受力，术后伤口迅速愈合。如有营养缺乏，特别是长期营养不良，术后营养不能及时补充，常因抵抗力下降而引起感染、创伤愈合延迟等并发症，影响临床治疗效果，甚至危及生命。因此，制订均衡合理的膳食营养治疗方案，并及时补充营养，对患者机体康复具有极为重要的意义。

一、术前营养治疗原则

结合患者的病情，选择合适的营养支持方式，改善患者的营养状况，最大限度地提高手术耐受力。

1. 能量 术前能量不宜过多，可根据需要量供给，如使用代谢车、人体成分分析仪测量。

2. 蛋白质 蛋白质对手术效果影响极大，供给充足的蛋白质能促进伤口愈合，防止发生营养不良性水肿和低血容量性休克，增强机体对麻醉的耐受力和抗感染能力，减少术后并发症，保护肝脏供能。蛋白质供应量应占总热能的 15% ~ 20%，或按每天 1.5g ~ 2.0g/kg 计算，其中优质蛋白质占 50% 以上。

3. 碳水化合物 碳水化合物可供给充足能量，减少蛋白质消耗，促进肝糖原合成和储备，防止低血糖的发生，保护肝细胞免受麻醉剂损害。一般占总热能的 50% 左右。

4. 脂肪 脂肪作为能量的主要来源，供给量占总能量的 20% ~ 30%。

5. 维生素和矿物质 补充足量的维生素和矿物质对促进外科患者组织修复和伤口愈合至关重要。为增加维生素和矿物质在体内的储存，术前 7 ~ 10 天，应给予适量的维生素 C（100mg/d）、胡萝卜素（3mg/d）、维生素 B_1（5mg/d）、维生素 PP（50mg/d）、维生素 B_6（6mg/d），有出血或凝血机制降低时，可补充维生素 K（15mg/d）。

6. 合理补充水分 保证体内有充足的水分是维持正常代谢的先决条件之一。心脏和肾功能良好者可饮水 2 ~ 3L/d。肥胖或循环功能低下的患者，术前 1 ~ 3 天给予低盐饮食，或术前 5 ~ 6 天内采用 1 ~ 2 天半饥饿饮食方式。

7. 营养治疗术前合并症

（1）患者有贫血、低蛋白血症及腹水时，除给予输全血、血浆和白蛋白外，还应通过饮食给予足够的蛋白质和热能。

（2）对于高血压患者，需在药物治疗的同时给予低盐、低胆固醇饮食，待血压稳定在安全范围时再行手术，以减少手术过程中出血。

（3）对于糖尿病患者，则必须按糖尿病饮食要求供应膳食，配合药物治疗，使血糖接近正常水平，尿糖定性试验转为阴性，预防术后伤口感染及其他合并症。

（4）对于肝功能不全的患者，要给予高能量、高蛋白、低脂肪膳食，并充分补充各种维生素，促进肝细胞再生，恢复肝脏功能。

（5）对于肾功能不全的患者，需依照病情给予高能量、低蛋白、低盐膳食。

二、术后营养治疗原则

术后提倡早期营养支持，患者的膳食一般遵循流质、半流质、软食逐渐过渡至普通膳食的原则，以肠内营养为主，必要时考虑肠外营养支持。

1. 能量 术后能量供给通常采用两种方法：传统的能量代谢测定和间接能量测定法。

能量需要量 = 基础代谢能量消耗（BEE）×活动系数×应激系数

活动系数：卧床为 1.2，轻度活动为 1.3。手术或创伤时的应激系数见表 14 - 2。

术后早期应给予低能量，由少到多逐渐增加，一般采用 20 ~ 25kcal/（kg·d）。

表 14 - 2　不同手术或创伤时的应激系数

创伤种类	应激系数	创伤种类	应激系数
外科小手术	1.00 ~ 1.10	复合性损伤	1.60

续表

创伤种类	应激系数	创伤种类	应激系数
外科大手术	1.10 ~ 1.20	癌症	1.10 ~ 1.45
感染(轻度)	1.00 ~ 1.20	烧伤(20%)	1.00 ~ 1.50
感染(中度)	1.20 ~ 1.40	烧伤(20% ~ 39%)	1.50 ~ 1.85
感染(重度)	1.40 ~ 1.80	烧伤(40%)	1.85 ~ 2.00
骨折	1.20 ~ 1.35	脑外伤(用激素治疗)	1.60
挤压伤	1.15 ~ 1.35		

摘自：蔡东联. 实用营养学. 北京：人民卫生出版社, 2005.

2. 蛋白质 术后患者多伴有不同程度的蛋白质缺乏，呈负氮平衡状态，不利于创伤愈合。术后患者应给予高蛋白膳食，以纠正负氮平衡。术后早期蛋白质供应量应占总热能的 15% ~ 20%，或按每天 1.2g ~ 1.5g/kg，术后康复期可按每天 1.5g ~ 2.0g/kg，并注意蛋白质的质和量。

3. 碳水化合物 术后给予充足的碳水化合物，既能节约蛋白质，加速机体转向正氮平衡，又能防止酮症酸中毒，同时可增加肝糖原储备，具有保护肝脏的作用。供给量不低于 120g/d，占总能量的 50% 左右。

4. 脂肪 术后患者膳食中脂肪含量应占总热能的 20% ~ 30%。对于胃肠功能低下和肝、胆、胰腺术后的患者，应限制脂肪摄入量。若患者长时间依靠肠外营养支持，应保证必需脂肪酸的供给。肝病患者应选择中链甘油三酯，易于消化吸收，可直接经门静脉进入肝脏，易于氧化分解代谢。

5. 维生素 维生素与创伤及术后愈合有密切关系。术前缺乏者应立即补充，营养状况良好的术后患者需大量补充维生素 C 及 B 族维生素。维生素 C 是合成胶原蛋白、促进创伤愈合所必需的物质，术后每天摄入量为 1 ~ 2g。B 族维生素与能量代谢密切相关，也影响伤口愈合和机体对失血的耐受力，每天供给量可增至正常供给量的 2 ~ 3 倍。

6. 矿物质 创伤或术后患者因失血和渗出液体等原因，常使钾、钠、铁、镁、锌等矿物质大量丢失，应及时予以补充。特别要注意钾的补充，补钾有助于氮潴留。

第三节 常见外科疾病的术后营养治疗

一、头颈部、口腔外科疾病

口腔具有分泌唾液、磨碎食物，并对食物进行初步消化的作用。当患者患口腔外科疾病时，其咀嚼功能会受影响，不能进食固体食物，因此要给予患者流质、半流质、软饭、匀浆膳、肠内营养制剂（特殊医学用途配方食品）。后期供应的饮食要细软、易吞咽，忌用刺激性食物。其营养需要一般与患病前无明显区别。

扁桃体和甲状腺手术对患者术后膳食的影响较小，术后 4 ~ 6 小时给予冷流质，此后逐步恢复正常饮食。全喉切除术是头颈部、口腔外科疾病中对术后膳食摄入影响较大的一类手术，需要有较长时间予以辅助营养治疗和吞咽康复训练方能达到正常饮食。

（一）颌面骨骨折

颌面骨骨折患者在进行颌骨固定治疗时，不能正常咀嚼和进食，但消化功能正常。应给予平衡膳食。开始可让患者吸食流质、匀浆膳、肠内营养制剂，每天 5 ~ 6 次。当开始放松固定时，可给予半流质，让患者试着缓慢咀嚼食物。随着骨伤的愈合，要逐渐供应有适当硬度的食物，但一般在 2 个月内，不宜咀嚼过硬的食物。

（二）颌面部软组织损伤

颌面部软组织损伤有：刺伤、咬伤、挫裂伤、混合伤等。颌面部损伤经外科治疗后，早期常因局部肿胀、缝合牵拉而导致张口和咀嚼困难，此时可让患者吸食或管饲流质、匀浆膳、肠内营养制剂，待肿胀消退后，改为半流质、软饭。进食时要防止食物污染创面，可将油纱布隔于下唇唇缘下进行喂食。口腔黏膜有烧伤者，每次进食后可用 3% 双氧水清洗，黏膜有溃疡时，需用 1% 龙胆紫、抗生素药膜等局部涂擦或敷贴，使用养阴生肌散、锡类散等中药粉外敷。对重度颜面部损伤和烧伤患者，宜采用鼻饲饮食法。

（三）唇裂、腭裂及口腔肿瘤术后

在对唇裂、腭裂进行修复及对口腔肿瘤实施切除术后，须经鼻胃管给予流质、匀浆膳、肠内营养制剂。伤口愈合后改为半流质和软饭。

（四）扁桃体切除术

扁桃体切除术是耳鼻喉科常见手术。由于术后创面渗出，术后唾液中常带血丝，可持续 2~4 天。如用局部麻醉情况下，术后 4 小时即可给予冷牛奶、藕粉、冰激淋等冷流质，施以全麻者需待完全清醒后，方能进食冷流质。进食后应多饮冷开水，以保持口腔和咽部清洁。术后忌食过咸、过酸、过于辛辣刺激的食物，以免刺激创面，引起疼痛，也不宜用过热的食物，过热食物易导致伤口血管扩张，不利于术后止血。一般术后 1~2 天即可改为半流质或软饭。

（五）甲状腺手术

甲状腺切除术分为全切除和大部分切除，主要适用于治疗甲状腺良性、恶性肿瘤，单纯性甲状腺肿，结节性甲状腺肿伴有甲状腺功能亢进症或疑有恶性变。一般手术麻醉完全清醒后，即可进食冷流质，术后 1~2 天即可改为半流质或软饭，术后 3~4 天可恢复正常饮食，术后 4~5 天内忌食过热、过于辛辣刺激、坚硬难嚼的食物，以免刺激颈部手术创面，引起疼痛和创面渗血。术中如损伤喉上神经内支，喉部黏膜感觉将丧失，在进食时特别是饮水、进流质时，容易误咽发生呛咳。多予非手术治疗，给予神经营养药物、氢化可的松和局部理疗。术后可减少饮水和流质饮食，或可在饮水和进流质时使用增稠剂，减慢进食速度，避免严重误咽的发生。如手术误切或损伤甲状旁腺，术后易出现甲状旁腺功能不足，血钙过低，可发生手足抽搐。必须监测血钙、血磷变化，并静脉注射 10% 氯化钙和口服维生素 D_3。

（六）全喉切除术

全喉切除术多用于喉癌。术后正常发音和吞咽功能丧失，影响生活和工作。术后初期多采用鼻饲营养，可给予匀浆膳、肠内营养制剂。一般鼻饲饮食 2 周左右。拔除鼻饲管后，如伤口愈合良好，应鼓励患者进行口服饮食的锻炼。因全喉切除术后易出现误咽及吞咽困难，但通过数月的进食锻炼，90% 以上患者的吞咽功能可恢复。进食锻炼期间，宜食细软易消化食物，避免油煎炸及坚硬的食物。

二、胃大部切除术

胃大部切除术是胃肠部外科最常见的手术之一，属于中等手术，主要用于治疗胃癌、消化性溃疡等疾病。术后蛋白质分解增加，约有5天处于负氮平衡状态，表现为消瘦、贫血及体重下降等，如果治疗不当易发生营养失调。因此，合理均衡供给饮食不仅有利于伤口愈合及身体康复，而且能有效防止并发症的发生。

（一）营养治疗原则

1. 保证能量供给　总能量的摄入量是决定胃切除术后能否顺利康复的关键。术后早期给予肠外营养，能纠正负氮平衡，促进机体康复。

2. 充足蛋白质　由于手术创伤应激、术中失血、脱水、术后较长时间的禁食及胃肠减压等，导致能量和蛋白质代谢增高，肌肉和脂肪组织消耗增加，负氮平衡明显。因此，胃切除患者每天蛋白质的摄入量可按$1.5 \sim 2.0g/$（kg·d）计算。

3. 适量增加脂肪摄入　除少数因胆汁和胰液分泌不足而出现脂肪消化不良的患者外，大多数患者应适当增加脂肪摄入量，以补充能量需要。

4. 适量碳水化合物　碳水化合物容易消化吸收，是能量的主要来源。术后碳水化合物供给量以300g/d为宜，过量易致高渗性倾倒综合征，特别要注意少食单糖和双糖类。

5. 补充维生素和矿物质　术后患者可有不同程度的消化吸收障碍，易致B族维生素、维生素A、维生素C以及铁、锌、镁等营养素缺乏。故应及时注意补充，促进患者康复。

（二）营养治疗方法及膳食特点

胃切除患者一般在术后第3天可以进食，原则是少量多餐，即每天5～6餐。开始为半量清流质，第4～5天给全量清流质，之后逐渐改为普通流质、半流质，每次100mL左右。行食管与十二指肠或空肠吻合术后，应给予容易通过吻合口的稀薄性状的饮食，禁止供给残渣多的食物，以免增加对吻合口的刺激。如发生吻合口瘘，则应改为空肠造瘘给予短肽型肠内营养制剂。病情好转后，逐步改为少渣半流质、软食、普食，每次主食在50g以内，以后可适当加量，加餐量宜少。另外，要注意定时定量进餐，以利于消化吸收，同时可防止倾倒综合征和低血糖症的发生。胃切除术后患者不同时期的饮食可分为三个阶段。

1. 第一阶段　早期饮食为流质，常用的食物有米汁、藕粉、菜汤、蛋花汤等。每天6餐，每餐由40mL增至150mL；后期流质增至200mL，并添加少量大米粥、薄面片等，为其适应第二阶段饮食做好准备。目前，采用通过鼻肠管给予肠内营养制剂，较好地解决了胃切除患者的术后早期营养问题。

2. 第二阶段　饮食为半流质或软食。常用的食物有稠米粥、细挂面、馄饨、馒头、卧鸡蛋、炖烂的鸡、鱼、肉、豆腐、豆腐脑、菜泥、果泥、炒嫩菜叶、熟透的水果等。每天6餐，主食供应量为50～100g。

3. 第三阶段　饮食由软食过渡到普食。膳食种类广泛，除油炸食品和甜食外，一般不予限制，原则上每天6餐，数量按患者需要提供。

（三）常见并发症的饮食预防

1. 倾倒综合征的预防　倾倒综合征是指胃大部切除术后，患者因快速、大量进食而引起的以肠道和循环系统功能紊乱为主的临床症候群。为防止倾倒综合征的发生，应做到以下几点：

（1）**限制甜食摄入量**　食物中糖量过多会刺激肠黏膜分泌肠液，导致渗透压明显增高，使细胞外液及血容量减少，极易诱发倾倒综合征。

（2）**少量多餐**　采用少量多餐可限制每餐食物摄入量，防止肠腔过分膨胀以及由此引起的肠蠕动增强。

（3）干稀分食　进餐时要将固体和液体食物分别摄入，在进餐时只吃较干，食物在进餐前30分钟、餐后30分钟喝水或液体食物，因为液体食物通过胃肠速度快，容易将较干食物一起带入空肠，使之膨胀。

（4）平卧进食　采用平卧位进食，或进餐后取平卧位或侧卧位休息，此时空肠内容物能回流到残胃，可延缓胃排空时间，使食物缓慢通过小肠，可避免空肠的过度膨胀，有利于食物的消化吸收。

2. 低血糖综合征的饮食预防　低血糖综合征一般在进食后1～3小时出现，患者出现极度疲乏、无力、头晕、出汗、颤抖、心慌、嗜睡，且血糖低于正常。其发生原因是食物迅速进入空肠后，葡萄糖吸收量增加，但由于体内尚没有足够的胰岛素产生，以致葡萄糖不能及时储存于肝脏内，从而使血糖呈一时性显著升高，高血糖又刺激机体产生过多的胰岛素，继而血糖迅速降低，低血糖则刺激肾上腺素大量分泌，从而引起上述一系列症状。预防方法是调节饮食，少量多餐，以防血糖升高过快。在出现低血糖综合征时，少量摄取食物即可缓解症状。

（四）参考食谱举例

胃切除术后第一阶段参考食谱

食谱组成

早餐：鸡蛋面片汤（鸡蛋50g，面粉50g，香油2g）。

加餐：整蛋白肠内营养制剂48g（蛋白质8.5g，脂肪4g，碳水化合物32g）。

午餐：蒸蛋羹（鸡蛋50g，香油1g）。

加餐：浓米汤（200mL）。

晚餐：云吞（面粉50g，瘦肉25g，青菜50g，香油2g）。

加餐：整蛋白肠内营养制剂48g（蛋白质8.5g，脂肪4g，碳水化合物32g）。

全天用盐6g，植物油15g。

胃切除术后第二阶段参考食谱

食谱组成

早餐：粥（大米25g），馒头（面粉25g），西红柿炒鸡蛋（鸡蛋50g，西红柿100g）。

加餐：酸奶100g。

午餐：肉丝面（面粉50g，瘦肉50g，青菜100g）。

加餐：酸奶100g。

晚餐：细面片（面粉50g），肉丝炒白菜（瘦肉25g，白菜100g）。

加餐：整蛋白肠内营养制剂48g（蛋白质8.5g，脂肪4g，碳水化合物32g）。

全天用盐6g，植物油20g。

胃切除术后第三阶段参考食谱

食谱组成

早餐：稀饭（大米25g），馒头（面粉50g），煮鸡蛋（鸡蛋50g）。

加餐：樱桃100g。

午餐：软米饭（大米100g），清蒸鱼（鲳鱼100g），炒青菜（青菜200g）。

加餐：苹果 100g，酸奶 100g。

晚餐：包子（面粉 75g，瘦肉 50g，白菜 150g），紫菜汤（干紫菜 5g）。

加餐：整蛋白肠内营养制剂 48g（蛋白质 8.5g，脂肪 4g，碳水化合物 32g）。

全天食用盐 6g，植物油 20g。

（五）中医食疗方举例

胃大部切除术的食疗方参考白萝卜粥（《本草纲目》）。

原料：白萝卜 150g，粳米 100g，食盐适量。

制作及用法：将米淘洗干净加水适量熬成稀粥，将白萝卜洗净切碎成萝卜泥倒入粥中，继续煮 5 分钟后，加入少许盐调味即可。

功效：下气消食，和中止痛。方中白萝卜性平，味辛、甘，归肺、脾、胃经，能消食除胀，降气化痰，消脂通便，与粳米煮粥，共奏下气消食、和中止痛之功。

三、短肠综合征

短肠综合征是指由于小肠被大段切除（超过 20cm），食物在肠道停留时间缩短，小肠对各种营养素的吸收功能障碍而引起的多种临床症状。临床症状的轻重和预后，取决于切除小肠的长度及部位。广泛切除近端小肠后，主要造成三大营养素、钙和铁的吸收不良，患者会出现体重降低、贫血和骨质软化症；切除远端小肠则影响胆盐、脂肪和维生素 B_{12} 的吸收，患者可有腹胀、腹泻，粪便呈灰黄油腻状；小肠大部切除能导致各种营养素的吸收障碍，以脂肪吸收不良较为常见，会产生明显的脂肪痢，患者可有全身性营养不良表现。

短肠综合征的饮食营养治疗，应根据小肠不同阶段的适应能力和患者消化吸收功能的恢复情况，采用肠外营养，待病情好转后再用管饲或口服要素膳。只要胃肠功能有改善，就应及早恢复饮食。进食能增加小肠酶的活性，促进小肠功能的恢复，防止其功能进一步减退。

（一）营养治疗原则

1. 少量多餐　小肠广泛切除后，患者消化吸收功能紊乱，早期常有大便次数增多，开始应给予清淡、少渣、易消化的流质和肠内营养制剂（特殊医学用途配方食品），每次进食的数量要少，逐渐增加，每天 6～7 餐。随着病情好转可改为半流质和软饭。

2. 充足的能量和蛋白质　患者营养不良时，可出现负氮平衡，术后早期应采用肠外营养予以纠正。患者恢复经口饮食后，可先用含淀粉的食物，再用易消化的蛋白质食物。

3. 限制脂肪　小肠尤其是远端小肠切除后，脂肪吸收障碍严重，易出现脂肪泻，故应严格限制脂肪供给量。但可选用中链甘油三酯，因其溶解度大、代谢快，在没有胰脂酶的情况下也能消化吸收，不需再行乳化。

4. 充足的维生素和矿物质　小肠切除使维生素和矿物质出现不同程度的吸收障碍，尤其容易发生低钾血症，需要通过饮食或者由静脉补充多种维生素和矿物质，特别要注意补充维生素 A、维生素 K、维生素 B_{12}、钾、铁等。

（二）营养治疗方法及膳食特点

1. 肠道功能初步恢复时，宜选用低蛋白、低脂肪流食，如稀米汤、稀藕粉、果汁水、胡萝卜水、短肽型肠内营养制剂等，每次 50～100mL，每日 3～6 次。

2. 肠道功能进一步恢复，可选用营养均衡型肠道营养制剂。患者忌用高脂、高纤维、辛辣刺激性食物，如动物脂肪、芹菜、菠菜、韭菜、葱、蒜、辣椒等。

（三）参考食谱举例

食谱组成

早餐：花卷（面粉75g），鸡蛋50g。

加餐：酸奶100g。

午餐：米饭100g，虾仁炖小白菜（虾仁50g，小白菜200g）。

加餐：酸奶100g，苹果200g。

晚餐：馒头75g，冬瓜氽丸子（鸡肉50g，冬瓜200g）。

加餐：整蛋白肠内营养制剂48g（蛋白质8.5g，脂肪4g，碳水化合物32g）。

全天食用盐6g，植物油20g。

（四）中医食疗方举例

短肠综合征的食疗方参考消食内金粥（《食疗本草》）。

原料：鸡内金9g，白术5g，干姜3g，粳米100g。

制作及用法：将鸡内金洗净，与白术、干姜置砂锅内，加水适量，武火至沸，文火微沸保持30分钟，弃渣取汁；取粳米淘洗干净，另置锅内煮至八分烂熟，兑入药汁，继续煮至熟烂，即成。每日服2次，3~5天为1个疗程。

功效：消食健脾，温中散寒。方中鸡内金性味甘平，消食作用强，又有健运脾胃之功，为君药；白术补气健脾，干姜温中散寒，粳米补益中气，均为辅佐之品。四物合用，使脾气得健，胃寒得散，则食积自消。

第十五章

烧伤的营养治疗

扫一扫，查阅本章数字资源，含PPT、音视频、图片等

烧伤是指热力导致人体组织的损伤，是常见的急性损伤之一，主要有物理烧伤和化学烧伤两种。根据烧伤面积与深度，通常分为Ⅰ度、Ⅱ度和Ⅲ度三种类型。其中大面积的严重烧伤易引起全身性伤害。烧伤患者除药物和手术治疗外，及时合理地补充营养物质，可增强机体抵抗力，减少并发症，提高治愈率。

第一节　烧伤后的代谢和营养需要

一、烧伤后的代谢反应

烧伤后的代谢分为低潮期和高潮期。低潮期通常出现在烧伤后的 1~2 天，表现为基础代谢降低，但并不明显；随后基础代谢旺盛，也称超高代谢。超高代谢表现为耗氧量及产热过度增加。大面积深度烧伤时，其静息能量代谢率增加幅度可达 50%~100%，体温每升高 1℃，代谢率增加 10%~15%。例如，烧伤面积为 10%、30%、40%、60% 时，基础代谢率分别增高 28%、70%、85%、98%。目前证实超高代谢主要表现为分解代谢增强，耗氧量及产热量增加，蛋白质过度分解，由于肌肉、脂肪、水分减少导致体重明显下降等一系列变化。

（一）蛋白质代谢

据临床观察，患者烧伤后第 2 天即出现尿素氮排出量增加，丢失尿氮达 20~30g/d，可持续数日至数周。若合并败血症时，可排出尿氮 60~70g/d。Soroff 等人的研究表明，中等烧伤的分解代谢可持续 30 天，蛋白质分解累积达 12kg，脂肪消耗达 4kg。患者尿中还可出现肌酸和大量钾以及组氨酸、酪氨酸、谷氨酸及天门冬氨酸等 10 多种氨基酸，表明肌肉蛋白发生分解。氨基酸尿可持续到烧伤创面愈合。尿中出现氨基酸与肾小管重吸收功能发生障碍有关。此外，烧伤创面的渗出液也可丢失一定数量的氮，每 1% 烧伤面积第 1 周丢失氮大约为 0.2g，深度烧伤占体表面积1/3 的患者，通过创面渗出液丢失氮约占总丢失量的 10%~20%，而大面积深度烧伤者由创面丢失氮可占 20%~30%。由于大量氮的丢失，使患者很快处于负氮平衡状态。另外，手术切痂、植皮以及并发败血症时，尿氮排出量也会显著增加。实践证明，在烧伤治疗中采取早期切痂与植皮、清除Ⅲ度创面、加强营养的综合治疗，可降低体内蛋白质的分解代谢，使尿氮排出减少。因此，加强蛋白质营养支持，对遏制病情发展具有重要意义。

（二）脂肪代谢

大面积烧伤患者在早期可见血浆内游离脂肪酸显著升高，且与烧伤程度呈正比，而血浆甘油

三酯则相对无变化。严重烧伤患者脂肪丢失量可达 600g/d 以上。烧伤的水肿液中含有甘油三酯、胆固醇、磷脂和未酯化脂肪酸，从创面渗出的淋巴液中也含有较多的上述脂类。烧伤后患者体内儿茶酚胺、甲状腺素、胰高血糖素、肾上腺皮质激素分泌增加，促进了组织内甘油三酯分解为甘油和脂肪酸的脂解作用。胰岛素和前列腺素则抑制甘油三酯的分解。烧伤后患者很少发生酮血症和酮尿症，表明脂类的氧化过程能正常进行。

（三）碳水化合物代谢

烧伤患者常出现轻度或中度高血糖，大面积烧伤患者中有半数在伤后 2 小时内出现高血糖症。葡萄糖耐量试验证明，烧伤患者的糖耐量曲线与糖尿病患者的曲线相似，但尿中没有酮体，表明高血糖是由烧伤引起的，且与烧伤程度呈正相关性。此种情况称为烧伤假性糖尿病或烧伤应激性糖尿病。Kinney 认为，烧伤后糖原异生加速的目的是为了给体内某些合成与代谢过程提供能量，如为脑组织提供所需的葡萄糖。此外，感染在造成葡萄糖代谢加速方面占有很重要的地位，在无感染时，葡萄糖的代谢和氧化基本接近正常，治愈的烧伤患者不再有糖尿病症状也证明了这一点。

（四）矿物质代谢

烧伤早期，组织细胞的破坏可导致血清钾和其他无机盐含量的升高，在分解代谢旺盛期，因创面丢失和尿中排出量增加，以致血清中钾、磷、锌、钙、镁、铜等无机盐含量均下降。

（五）维生素代谢

烧伤后患者体内的水溶性维生素从尿液和创面丢失的量很多，加之体内物质代谢旺盛对其需要量的增加，故血浆及尿液中各种维生素的含量都降低。

（六）酸碱平衡紊乱

烧伤很容易导致酸碱平衡紊乱，常见的有以下三种情况：

1. 代谢性酸中毒 严重烧伤早期出现的休克、感染等皆可使三羧酸循环运行障碍，导致碳水化合物、蛋白质和脂肪氧化不全，产生的乳酸、丙酮酸、酮体等酸性物质便在体内积聚，引起代谢性酸中毒。

2. 呼吸性酸中毒 严重烧伤时的呼吸道梗阻和肺部并发症，可致呼吸不畅，使二氧化碳在体内大量蓄积，导致呼吸性酸中毒。此外，烧伤后患者出现的脑水肿、感染、麻醉剂或其他药物所引起的呼吸抑制，也是导致呼吸性酸中毒的原因。

3. 急性缺钾性碱中毒 当烧伤患者出现负氮平衡的同时，细胞内钾离子逸出，而细胞外的钠离子和氢离子则进入细胞内，结果使细胞外液中的氢离子浓度降低，在 pH 值 >7.5 时便出现急性缺钾性碱中毒的临床表现。

二、烧伤患者的营养需要

烧伤患者的营养需要应根据患者的烧伤面积、深度、病程分期、机体氮平衡状态、体重变化及临床检验结果等因素，确定具体补充数量和给予的时间。在计算烧伤后营养素的需要量时，应先估算总能量，再考虑蛋白质、脂肪、碳水化合物的比例，以及矿物质、微量元素、维生素的量。

（一）能量

针对烧伤后的超高代谢反应、机体产热和氧耗量增加的特点，在正常需要量基础上要补充多余的消耗量。Curreri 提出，烧伤占体表面积 20% 以上的患者每日能量的需要量，可按以下公式计算：

成人：能量需要量 = 105kJ（25kcal）×体重（kg）+ 167kJ（40kcal）×烧伤面积（%）

8 岁以下儿童：能量需要量 = 168~251kJ（40~60kcal）×体重（kg）+ 146kJ（35kcal）×烧伤面积（%）

另外要注意能量和氮的比例，二者比例为：628~837kJ（150~200kcal）：1g。

（二）蛋白质

不同病程时期的烧伤患者，机体对蛋白质的需要量差异较大。蛋白质的需要量一般以占总能量的 15%~20% 估计。一般能量和氮的比例约为 150kcal：1g，严重烧伤患者约为 100kcal：1g。Soroff 对 11 例Ⅲ度烧伤面积达 15% 以上的烧伤患者进行氮平衡研究后指出，当摄入 14.7MJ/d 能量，其 30% 由脂肪供给时，要在伤后不同时期达到氮平衡，各期蛋白质需要量为：7~16 天时为 3.20~3.94g/kg，30~39 天时为 2.02~2.53g/kg，60~69 天时为 0.51~1.44g/kg，90~99 天时为 0.51~1.08g/kg。可见在分解代谢旺盛期，患者对蛋白质的需要量宜占总能量的 20% 左右。中度烧伤患者蛋白质需要量按总能量的 15% 估计，重度烧伤患者蛋白质需要量按总能量的 20%~25% 估计。例如：重度烧伤患者如果全天需总能量 12552kJ（3000cal），则需蛋白质供能 1883~2510kJ（450~600cal），相当于补充蛋白质：（450~600cal）÷4 = 112~150g，折合氮 18~24g。还可以按烧伤面积来估计蛋白质的需要量：烧伤面积 <30%，蛋白质需要量为 1.0~1.5g/kg；烧伤面积为 30%~50%，蛋白质需要量为 1.5~2.0g/kg；烧伤面积为 50%~70%，蛋白质需要量为 2.0~2.5g/kg；烧伤面积 >70%，蛋白质需要量为 2.5~3.0g/kg。优质蛋白质必须占蛋白质需要量的 70% 左右，这对维持氮平衡极为重要。

某些氨基酸对烧伤患者尤其重要，诸如蛋氨酸可转变为半胱氨酸而具有解毒保肝作用，蛋氨酸的甲基合成胆碱后具有抗脂肪肝的功能；色氨酸、苏氨酸、胱氨酸和赖氨酸也都有抗脂肪肝的效能；谷氨酰胺则有防止肌肉分解代谢、增强机体免疫力、维持肝脏和胃肠道黏膜正常功能的重要作用；精氨酸代谢后在肠道内产生较多的氮气，能抑制肠道细菌的生长繁殖，可预防患者的肠源性感染。因此，烧伤早期及时以肠外途径给予氨基酸制剂具有重要意义。

（三）碳水化合物

碳水化合物不仅是能量最经济和最主要的来源，而且具有保护心、肝、肾功能以及防止代谢性酸中毒和减缓脱水的作用。碳水化合物的需要量应占全天能量的 50%~55%。补糖的同时应补充胰岛素，且限制输糖速度，控制在 5~6mg/（kg·min），过快则不能充分利用。

（四）脂肪

脂肪供给要选择含必需脂肪酸和磷脂丰富的食物，例如大豆制品、鸡蛋等，以保证组织细胞再生的需要。膳食脂肪能提供脂溶性维生素，可预防脂溶性维生素缺乏症。根据患者的具体情况，脂肪需要量占总能量的 20%~30%。当患者食欲不振，或并发胃肠功能紊乱及肝脏功能损害时，脂肪供给量需适当减少。

（五）维生素

维生素在维持体内物质代谢、保证能量供应、促进创面愈合、刺激造血功能、增强免疫能力、减轻药物毒性及预防内脏损害等方面，具有十分广泛的作用。烧伤时主要维生素需要量见表 15 –1。

表 15 –1　不同烧伤面积患者的主要维生素需要量

烧伤面积	维生素 A（μg）	维生素 B_1（mg）	维生素 B_2（mg）	维生素 B_6（mg）	维生素 C（mg）
<30%	1000	30	20	2	300
31% ~50%	2000	60	40	4	600
>51%	3000	90	60	6	900

摘自：葛可佑. 中国营养师培训教材. 北京：人民卫生出版社，2005.

（六）矿物质和必需微量元素

烧伤导致的无机盐代谢紊乱对创面愈合的影响很大，与康复关系密切的元素主要有以下几种：

1. 钠　烧伤患者血清钠的含量常出现波动，休克期内钠离子浓度降低，以后则逐渐升高，一般于伤后 10 天左右达到平衡。但也有患者在并发高渗性脱水或败血症时血钠升高。有水肿和肾功能障碍者需限制钠盐的摄入。

2. 钾　除烧伤早期有血钾升高外，由于患者在整个烧伤病程中从尿中和创面均丢失钾，故较多出现低钾血症，与负氮平衡常同时并存。每1g 蛋白质和碳水化合物分解代谢时，可分别释放出钾 0.5mg 和 0.36mg。因此，在供给大量蛋白质的同时需补充钾，这样可促进机体对氮的充分利用。每供给1g 氮，同时补充 195 ~234mg（5 ~6mmol）钾。

3. 磷　能量代谢中，磷可使二磷酸腺苷（ADP）进一步磷酸化为三磷酸腺苷（ATP），对烧伤患者尤为重要。若患者血清磷降低，必须静脉立即补充。

4. 锌　机体内 20% 的锌分布在皮肤，锌多与蛋白质结合。烧伤时皮肤损害不但直接丢失锌，而且因蛋白质分解代谢，也可从创面丢失；烧伤后尿锌排出量增加，甚至持续 2 个月之久。锌具有明显的促进创伤愈合作用，烧伤后应及时补锌。此外，还要注意补充镁、铁、铜、碘等容易缺乏的元素。

（七）水分

烧伤早期，从创面丢失水分的量是正常皮肤水分丢失量的 4 倍，发烧又进一步增加了水分丢失量。所以，对于严重烧伤患者，维持其体液平衡极为重要。通过补液及饮食应供给水 2500 ~ 3500mL/d。为预防发生高渗性脱水，在补充高浓度营养液的同时，更应给患者补液。

第二节　烧伤的营养治疗

一、营养治疗原则

针对烧伤临床过程中的休克期、感染期和康复期以及各期之间互相交错、重叠、联系紧密、有时难以截然分开的病理特点，各期的营养治疗原则应当既要有所区别，又要有所交叉和延续，以符合病情需要。烧伤后的营养治疗应遵循以下原则：

（一）休克期

以清热、利尿、消炎、解毒为主。补充多种维生素，不强调蛋白质和能量，给以流食。鼻饲或吸食米汁、牛奶、绿豆汤、梨汁、西瓜汁及维生素饮料，应尽量增强食欲。

（二）感染期

继续清热、利尿、消炎、解毒，给以高维生素膳食。逐渐增加蛋白质及能量以补充消耗，保证供皮区再生及植皮成活率，改善负氮平衡及低蛋白血症。强调补给优质蛋白质，并占全天蛋白质补给量的70%。膳食以半流质和软食为主，含各种粥、面条、鱼、虾、肉类、牛奶、鸡蛋、鲜嫩蔬菜及水果等。

（三）康复期

给予高蛋白、高能量、高维生素和多种微量元素的全价营养膳食，包括各种面食、米饭、肉类、鱼、虾、牛奶、鸡蛋、新鲜蔬菜及水果等。继续控制感染，提高免疫功能，增强抵抗力，促使烧伤患者迅速康复。

二、营养补给方法

为满足烧伤患者的营养需要，应遵循营养治疗原则，根据病情、病程、烧伤部位、胃肠道功能及并发症，采用适宜的途径补充各种营养素，防止发生营养不良，促进患者康复，提高烧伤治愈率。

（一）补充营养的途径

1. 经口营养　经口营养是最主要的途径。重度烧伤患者72小时内因大量体液丢失，患者口渴明显，此时要限制患者的饮水量，以免大量饮水造成胃扩张而影响胃功能。如果患者有饥饿感，且有食欲，给少量米汤、豆汁，可满足患者对饮食的需要，也可中和胃酸，并通过饮食调节患者的情绪。在确定患者胃肠功能正常的情况下，鼓励多进食高蛋白、高维生素、易消化、少刺激的食物，多食水果、蔬菜汁等。尊重患者的饮食习惯，在不影响食物多样化的基础上，不强求按比例饮食。少量多餐，一次进食不宜过饱，以免影响消化吸收。多食含丰富维生素A、维生素C、B族维生素的食物，宜食利尿清热、易消化吸收的食物。如西瓜汁、梨汁等新鲜瓜果汁，大枣，小米粥，蜂蜜水，菜汤，西红柿汁，红豆汤，牛奶，豆制品，绿豆汤等。

面部深度烧伤结成焦痂，或口周围植皮影响进食者，或口唇周围烧伤后疤痕挛缩的小口畸形者，或口腔面部烧伤、口腔牙齿固定等进食困难者，食物均应用高速捣碎机打碎或煮烂过筛，不经咀嚼即可下咽，以改善消化条件。

一般休克期后肠蠕动已恢复，可先给休克期流食，如米汤、绿豆汤、西瓜汁、鸭梨汁、维生素饮料等，每日6~8餐。感染期和康复期可根据病情及患者饮食习惯制定食谱，保证所需的能量，每日5~6餐。注意患者的消化功能，少量多餐，以免因给予大量食物而导致急性胃扩张或腹泻。食欲不振时，可用调理脾胃的中药以改善食欲及胃肠道功能。

2. 管饲营养　主要用于患者消化功能良好，但有口腔烧伤，尤其是会厌烧伤，或其他原因引起的进食困难，如颜面、口周严重烧伤，张口困难者，或老人、小儿进食不合作者。可以使用食物匀浆及整蛋白型肠内营养制剂。

严重烧伤早期，胃肠道功能紊乱，可使用米汁及短肽型肠内营养制剂，采用输注泵于24小时连续滴入或间断滴入，每2小时1次，每次的量为150～200mL。温度以37～38℃为宜。速率开始宜慢，浓度低（20%），成人为40～50mL/h，一周以后逐渐加至100～150mL/h。尽可能等渗，如为高渗透压，易引起恶心、呕吐；蛋白质过量时还可引发高渗性脱水。鼻饲膳食应现用现配，冰箱内保存时间一般不超过24小时。若属强酸或强碱引起的食管烧伤，可行空肠造瘘，由造瘘管输注短肽型肠内营养制剂。开始应先滴注米汤、果汁等，待适应后再给予脱脂奶、混合奶。滴注速度开始为40mL/h，以后增至120mL/h，温度以40～42℃为宜。

严重烧伤的感染期及康复期可用食物匀浆及整蛋白型肠内营养制剂。

3. 经口加管饲营养　患者经口进食不能完全满足营养素需要的情况下，可采用经口与管饲联合的营养支持。

4. 肠内营养加肠外营养　采用经口或管饲营养仍不能满足蛋白质和能量的需要时，可同时采用补充性肠外营养，可提高能量的摄入。

5. 完全静脉营养（TPN）　由中心静脉补给，主要用于严重消耗而又不能采用经口或经肠营养的患者。采用"全合一"方式，并加强中心静脉的护理，同时每日查尿氮、血尿素氮、血清电解质、血糖、尿糖，定期查肝功能及其他有关指标。注意预防霉菌感染和全身感染。

（二）烧伤并发症的营养治疗

烧伤引起的并发症较多，在营养治疗过程中需综合考虑。

1. 应激性溃疡　是大面积烧伤时常见的严重并发症之一，发生率为12%～25%，致命性出血率为5%，溃疡出血时间可持续15天，出血总量可达4500～14000mL。应激性溃疡时，患者应当禁食，采用肠外营养，待出血停止后，允许患者饮无糖牛奶以中和胃酸，保护胃黏膜。开始用量为50mL，以后增至200mL，不要超过1500mL/d。随着病情好转，可给予半流质饮食。

2. 腹泻　对细菌性胃肠炎者，应给予少渣低脂流质饮食；若属霉菌性肠炎，可给予咸米汤。病情好转后可给予藕粉、小米粥、胡萝卜泥、苹果泥等具有帮助消化和收敛作用的食物。同时注意纠正水和电解质紊乱。

3. 败血症　当并发败血症时，应供给高蛋白、高能量、高维生素饮食。如有高烧和极度厌食，应肠内、肠外营养联合使用，以保证能量的供给。

4. 急性肾功能衰竭　对急性肾功能衰竭的烧伤患者，应给予低盐、低蛋白、高能量、高维生素饮食，并根据病情调整水和钾的补充量。

5. 肝功能障碍　当肝功能障碍时，要给予清淡饮食，并让患者多吃新鲜蔬菜和水果。另外，可提供具有清热解毒作用的绿豆汤或百合汤等。

三、参考食谱举例

休克期患者的参考食谱

食谱组成

早餐：米汁100mL。

加餐：水果汁（乳清蛋白粉5g，苹果200g，米汁100mL）。

午餐：水果汁（乳清蛋白粉5g，西瓜200g，米汁100mL）。

加餐：水果汁（乳清蛋白粉 5g，草莓 200g，米汁 100mL）。

晚餐：水果汁（乳清蛋白粉 5g，鸭梨 200g，米汁 100mL）。

加餐：米汁 100mL。

感染期患者的参考食谱

食谱组成

早餐：米粥（大米 25g，花生米 15g），麻酱花卷（面粉 50g，麻酱 5g），鸡蛋 1 个（50g）。

加餐：苹果 200g。

午餐：三鲜馄饨（面粉 50g，虾仁 25g，瘦肉 25g，干香菇 5g，空心菜 150g）。

加餐：酸奶 200g，咸面包 35g，奶酪 10g，猕猴桃 100g。

晚餐：西红柿鸡丝面（西红柿 250g，鸡肉 50g，玉米面 50g）。

加餐：牛奶燕麦粥（牛奶 160g，燕麦片 15g）。

全天食用盐 6g，植物油 10g。

康复期患者的参考食谱

食谱组成

早餐：绿豆粥（粳米 25g，绿豆 25g），鸡蛋 1 个（50g），酱豆腐 10g。

加餐：无糖酸奶 130g，苹果 200g。

午餐：米饭（粳米 50g），烩三鲜（鸡片 50g，鱿鱼 50g，干香菇 5g，油菜 200g）。

加餐：红豆粥（红豆 25g，花生米 15g），橙子 200g。

晚餐：米饭（粳米 50g），红烩牛肉（牛肉 100g，西红柿 150g，卷心菜 50g，胡萝卜 50g）。

加餐：牛奶（250mL），咸面包（35g），花生酱（芝麻 10g）。

全天食用盐 6g，植物油 20g。

四、中医食疗方举例

1. 感染期的食疗方参考经验方山药蛋黄粥。

原料：山药 150g，鸡蛋 2 个（120g），大米 100g。

制作及用法：先把鸡蛋打破，用筷子将其搅散备用；然后把山药、大米一起放入锅内，加水适量，将锅置武火上烧开，改用文火熬煮至熟，起锅前，把打散的鸡蛋倒入粥里，再拌匀烧开即可。早、晚餐食用。

功效：滋阴润燥，健脾益胃。方中山药、鸡蛋味甘，性平，具有养心安神，补血，滋阴润燥等作用；山药为健脾益肺、填精固肾之佳品。山药、鸡蛋与米煮粥具有滋阴润燥、健脾益胃之功。烧伤兼见口干、潮热盗汗者，食用此粥可提高疗效。

2. 恢复期的食疗方参考大枣花生粥（《太平圣惠方》）。

原料：大枣 10 枚，花生米 15g，粳米 50g。

制作及用法：大枣去核洗净，花生米洗净，与淘洗的粳米同入锅中，加水 500mL，大火煮沸后，改小火煮 30 分钟即成。每日 2 次，早晚服用，10 天为 1 个疗程。

功效：健脾益胃，气血双补。方中大枣能补中益气，养血安神，缓和药性；花生能补脾益气，润肺化痰。二者与米煮粥，具有健脾益胃、气血双补之功。

扫一扫，查阅本章数字资源，含PPT、音视频、图片等

第十六章
职业病的营养治疗

职业病是指企业、事业单位和个体经济组织的劳动者在职业活动中，因接触粉尘、放射性物质和其他有毒有害物质等因素而引起的疾病。我国职业病危害因素种类繁多。2013年发布的《职业病分类和目录》中，列出职业病10类132种。

营养治疗是职业病对症支持治疗中的一种重要方法。尤其是在职业病危重急症状态时，应树立新的营养支持概念，即应由传统的"营养支持"转变为"代谢支持"，根据患者的代谢变化来调整能量、蛋白质、脂肪、碳水化合物、维生素和矿物质的摄入。在慢性康复阶段，营养治疗可根据患者情况进一步调整，以提高食欲，增强营养，改善体质，促进康复。

第一节　苯中毒

苯（C_6H_6）是无色、透明具有芳香气味的油状液体。工业上苯可以通过焦炉气、煤焦油分馏、裂解石油等手段制取。苯是制造染料、药物、香料、农药、塑料、合成橡胶等的原料。苯常作为溶剂及稀释剂用于油漆、油墨、黏胶、树脂等工业。苯中毒一般见于生产环境中的意外事故，如苯运输和储存过程中发生泄漏，或在通风不良的条件下进行苯作业，而又缺乏有效的个人防护等。

一、临床表现

苯主要经呼吸道进入人体，皮肤接触液态苯时亦可进入人体，苯在胃肠道可完全吸收。

1. 急性苯中毒　主要对中枢神经系统起麻醉作用。轻者呈酒醉状，伴恶心、呕吐、步态不稳、幻觉、哭笑失常等表现。重者表现为意识丧失、肌肉痉挛或抽搐、血压下降、瞳孔散大，可因呼吸麻痹而死亡。个别病例可有心室颤动。

2. 慢性苯中毒　主要是造血系统损害。以白细胞减少和血小板减少最常见，严重的患者可发生全血细胞减少和再生障碍性贫血，甚至诱发白血病。

二、营养治疗原则

苯进入体内后，部分以原形由肺呼出，部分在肝脏代谢。苯能引起机体蛋白质丢失和铁吸收减少，增加机体对维生素C的消耗。因此，营养治疗的原则是保肝，增加优质蛋白质的摄入，减少脂肪的摄入，保证足量碳水化合物的摄入，补充维生素。

1. 增加优质蛋白质的摄入　优质蛋白质对苯毒性有防护作用。同时，苯的生物转化需要一系列酶的催化作用，而酶的数量和活性与机体蛋白质营养状况有关。

2. 减少脂肪的摄入　苯是脂溶性物质，体脂增加可增加苯在体内的蓄积。因此，膳食中脂肪的含量不宜过高。

3. 足量碳水化合物的摄入　碳水化合物可提高机体对苯的耐受性。碳水化合物在代谢过程中可提供肝脏解毒的葡萄糖醛酸和解毒所需的能量。

4. 增加维生素的摄入　维生素 C 可促进机体提高对苯的解毒能力。同时，维生素 C 对铁的吸收利用、血红蛋白的合成和造血过程均有促进作用。维生素 B_1 能增进食欲和改善神经系统等功能。维生素 B_6、维生素 B_{12} 和叶酸有回升白细胞的作用。

三、参考食谱举例

苯中毒患者的参考食谱

食谱组成

早餐：馒头（富强粉 50g），鸡蛋 50g，牛奶 250g，凉拌黄瓜（黄瓜 50g，豆腐干 25g）。

加餐：蜜桃（200g）。

午餐：米饭（粳米 100g），清蒸草鱼（草鱼 100g，香菇 50g），芹菜炒木耳（芹菜 200g，水发木耳 50g）。

加餐：柚子 200g。

晚餐：金银花卷（白面 50g，玉米面 50g），八宝粥（红小豆 5g，绿豆 5g，芸豆 5g，黑米 5g，薏苡仁 5g，高粱米 5g，大麦仁 5g，粳米 10g，大枣 3 个），番茄炒鸡蛋（番茄 250g，鸡蛋 50g）。

加餐：酸奶 100g。

全天用盐量≤6g，植物油 20g。

四、中医食疗方举例

苯中毒的食疗方参考紫苏芦根粥。

原料：绿豆、芦根各 100g，生姜 10g，紫苏叶 15g。

制作及用法：芦根、生姜、紫苏叶一同放入锅中，加适量水煎汤，去渣取汁；绿豆洗净，与做好的药汁一同放入锅中煮成粥即可。当粥食用。

功效：和胃止呕，利尿解毒。方中芦根具有生津止渴、止呕除烦、利小便之功效；紫苏能降气消痰、行气、理气宽中；绿豆可清热解毒。此方可帮助人体排出毒素，还能和胃止呕、利尿解毒。

第二节　铅中毒

铅为灰白色软金属。铅的用途很广，工业上接触铅及其化合物的机会很多。接触作业主要有铅矿开采、含铅金属的冶炼、蓄电池、染料工业、含铅汽油的生产及使用、印刷业等。铅及其化合物的蒸气、烟和粉尘主要通过呼吸道侵入人体，这是职业性铅中毒的主要侵入途径，也可经消化道和皮肤被吸收。

一、临床表现

铅中毒对机体的影响是多器官、多系统、全身性的，临床表现复杂，且缺乏特异性。主要损害神经系统、消化系统、血液系统和肾脏。

1. 神经系统症状 神经系统是最早也是最易受铅中毒损害的。铅中毒可以使智力、视觉运动功能、记忆、反应时间受损，使语言和空间抽象能力、感觉和行为功能改变，出现疲劳、失眠、烦躁、头痛及多动等症状。

2. 消化系统症状 铅直接作用于平滑肌，抑制其自主运动，并使其张力增高引起腹痛、腹泻、便秘、消化不良等胃肠功能紊乱症状。

3. 血液系统症状 铅可以抑制血红素的合成，并与铁、锌、钙等元素拮抗，诱发贫血，并随铅中毒程度加重而加重，尤其是本身患有缺铁性贫血的儿童。

4. 其他 长期接触可致儿童及成人慢性肾炎，使肾脏损害加重，致肾小管的排泄及重吸收功能受损，出现蛋白尿、糖尿、痛风，晚期出现肾功能衰竭。孕妇如处于较大剂量铅暴露中可以引起死胎、流产、胎儿畸形。儿童会出现学习障碍。

二、营养治疗原则

根据铅在机体内的代谢，毒性进入机体的途径和对机体的损害，对铅中毒患者及接触铅的作业人员进行营养治疗的主要原则如下：

1. 增加优质蛋白质的摄入 蛋白质营养不良能降低排铅能力。充足的蛋白质，尤其是含硫氨基酸的优质蛋白质有利于体内铅的排出。含硫氨基酸包括蛋氨酸、胱氨酸、半胱氨酸等。鸡蛋、瘦肉、鱼、豆制品均属于优质蛋白质食物。

2. 限制脂肪的摄入 高脂肪膳食可促进铅在小肠的吸收，因此铅作业人员应注意饮食清淡，忌油腻。

3. 补充足量的维生素 铅的代谢解毒过程需要消耗维生素 C，从而导致维生素 C 不足。因此，铅中毒患者及铅作业人员应补充足量的维生素 C，每天至少 150mg。维生素 B_1、维生素 B_6 和维生素 B_{12} 有保护神经系统的作用。维生素 B_1 有促进食欲和改善胃肠蠕动的作用。铅中毒时，对维生素 B_2 的需要量增加。维生素 A 也有预防铅中毒的作用。

4. 其他 膳食缺铁时铅的吸收增加。铁营养状况良好而接触铅时，可减轻贫血的程度和生长抑制的作用。锌和铜均可减少铅的吸收，因此饮食要注意多摄入富含铁、锌和铜的食物。膳食纤维能降低铅在肠道的吸收。因此，铅作业人员应多食含果胶和纤维素的水果。

三、参考食谱举例

铅中毒患者的参考食谱

食谱组成

早餐：包子（标准粉 50g，虾仁 25g，鸡蛋 50g），豆浆 200g，拌三丝（青椒 30g，绿豆芽 30g，胡萝卜 30g）。

加餐：苹果 200g。

午餐：米饭（粳米 100g），口蘑炒牛肉（瘦牛肉 50g，口蘑 100g，花生油 8g），麻酱拌莜麦菜（莜麦菜 150g，麻酱 10g）。

加餐：橙子 200g。

晚餐：馒头（标准粉 75g），余丸子冬瓜汤（冬瓜 100g，瘦猪肉 50g），香芹香煎豆腐（豆腐 50g，西芹 150g）。

全天用盐量≤6g，植物油20g。

四、中医食疗方举例

铅中毒的食疗方参考土茯苓绿豆汤。

原料：绿豆120g，土茯苓30g，甘草15g。

制作及用法：用药汁煮绿豆，每剂分2次，于早晚餐服用，连服25天为1个疗程。

功效：清热利湿，凉血解毒。方中绿豆能保肝解毒，常与甘草同用；土茯苓能解毒除湿。此方具有清热利湿、凉血解毒之功。

第三节　汞中毒

汞为银白色的液态金属，常温中即有蒸发，因此，汞中毒也是常见的职业中毒，主要发生在生产中长期吸入汞蒸气或汞化合物粉尘。生产性中毒见于汞矿开采、汞合金冶炼、金银提取、真空汞、照明灯、仪表、温度计、补牙、雷汞、颜料、制药、核反应堆冷却剂和防原子辐射材料等生产工人中。

一、临床表现

短时间（＞3~5小时）吸入高浓度汞蒸气（＞1.0mg/m³）及口服大量无机汞可致急性汞中毒；服用或涂抹含汞偏方可致亚急性汞中毒；职业接触汞蒸气常引起慢性汞中毒。慢性汞中毒的临床表现如下：

1. 神经精神症状　有头晕、头痛、失眠、多梦、健忘、乏力、食欲缺乏等精神衰弱的表现，常见心悸、多汗、性欲减退、月经失调（女），皮肤划痕试验阳性，进而出现情绪与性格改变，表现为易激动、喜怒无常、烦躁、易哭、胆怯、羞涩、抑郁、孤僻、猜疑、注意力不集中，甚至出现幻觉、妄想等精神症状。

2. 口腔炎　早期可见齿龈肿胀、酸痛、易出血、口腔黏膜溃疡、唾液腺肿大、唾液增多、口臭，继而齿龈萎缩、牙齿松动脱落，口腔卫生不良者可有"汞线"，即经唾液腺分泌的汞与口腔残渣腐败产生的硫化氢结合生成硫化汞沉积于齿龈黏膜下而形成的约1mm左右的蓝黑色线。

3. 震颤　起初穿针、书写、持筷时手颤，方位不准确，逐渐向四肢发展，患者饮食、穿衣、走路、骑车、登高受影响，发音及吐字有障碍，从事习惯性工作或不被注意时震颤相对减轻。

4. 肾脏表现　一般不明显，少数可出现腰痛、蛋白尿，尿镜检可见红细胞。

二、营养治疗原则

1. 增加蛋白质的摄入　高蛋白膳食可以提高机体对重金属等毒物的防治作用，尤其是增加优质蛋白质的摄入。

2. 低脂膳食　膳食中脂肪供给量过高不利于汞的排出。

3. 适量增加维生素和矿物质的摄入　维生素A、维生素K和维生素C均有较强的解毒作用。因此，汞中毒患者应摄入富含维生素A、维生素K、维生素C和B族维生素的食物。硒能提高机体对汞的抵抗力，对接触汞作业者应注意补硒和多供给富含维生素E、维生素PP的食物。

4. 增加膳食纤维的摄入　膳食纤维可减缓汞的吸收速度。

三、参考食谱举例

汞中毒患者的参考食谱

食谱组成

早餐：馅饼（标准粉 75g，茴香 100g，鸡蛋 25g），豆浆 200g。

加餐：香蕉 200g。

午餐：米饭（大米 100g），肉片烧豆角（瘦猪肉 100g，豆角 200g）。

加餐：橙子 200g。

晚餐：馒头（标准粉 100g），红烧海参（海参 50g，大葱 50g），拌黄瓜（黄瓜 200g）。

加餐：酸奶 100g

全天用盐量≤6g，植物油 20g。

四、中医食疗方举例

汞中毒的食疗方参考生地藕汁膏。

原料：生地黄 100g，鲜葡萄、鲜藕各 150g。

制作及用法：生地黄入砂罐内加水适量，煎汤取汁，并加热浓缩，另将鲜葡萄、鲜藕捣烂取汁，与生地黄浓缩液混匀后，用小火熬成稠膏，再加等量蜂蜜煎沸即成。每次 1 汤匙，用开水化服。

功效：滋阴生津，清热利尿。方中生地黄甘苦性寒，善清营分、血分之热邪，具有清热、凉血、止血等功效；葡萄、藕汁能清热生津；三者合用具有滋阴生津、清热利尿之功。

第四节　尘肺

尘肺是由于在职业活动中长期吸入生产性粉尘（灰尘），并在肺内潴留而引起的以肺组织弥漫性纤维化（疤痕）为主的全身性疾病。尘肺病主要出现在煤炭、有色、机械、建材、轻工等工业行业中。2001 年全国职业病发病情况通报中指出，2001 年新发尘肺病突破万例，我国法定的尘肺有 12 种。

一、临床表现

尘肺患者的临床表现主要是以呼吸系统症状为主的呼吸困难、咳嗽、咳痰、胸痛四大症状，此外还有喘息、咯血及某些全身症状。

1. 呼吸困难　呼吸困难是尘肺病最常见和最早发生的症状，且和病情的严重程度相关。合并症的发生则明显加重呼吸困难的程度和发展速度，并累及心脏，发生肺源性心脏病，使之很快发生心肺功能失代偿而导致心功能衰竭和呼吸功能衰竭，这是尘肺患者死亡的主要原因。

2. 咳嗽　咳嗽是一种突然的、暴发性的呼气运动，有助于清除气道分泌物，因此咳嗽的本质是一种保护性反射。早期尘肺患者咳嗽多不明显，但随着病程的进展，患者多合并慢性支气管炎，晚期患者常易合并肺部感染，均使咳嗽明显加重。

3. 咳痰　咳痰是尘肺患者常见的症状，即使在咳嗽很少的情况下，患者也会有咳痰，这主要是由于呼吸系统对粉尘的清除导致分泌物增加所致。

4. 胸痛 胸痛是尘肺患者最常见的主诉症状，几乎每个患者或轻或重均有胸痛。

5. 咯血 咯血较为少见，可因上呼吸道长期慢性炎症引起黏膜血管损伤，咳痰中带有少量血丝；也可能因大块纤维化病灶溶解破裂损及血管而咯血量较多，一般为自限性。

6. 其他 除上述呼吸系统症状外，可有程度不同的全身症状，常见的有消化功能减弱、胃纳差、腹胀、大便秘结等。

二、营养治疗原则

尘肺患者的营养治疗原则是在均衡营养的基础上，戒烟戒酒，提高患者的组织修复能力，延缓病情发展。

1. 增加优质蛋白质的摄入 尘肺患者应增加优质蛋白质的摄入量，以补充患者机体消耗，增强机体免疫功能。

2. 补充足量的维生素及矿物质 尘肺患者的肺泡内会产生各种过氧化产物，维生素 A、维生素 C、维生素 E 及锌、硒等微量元素具有抗氧化作用，能帮助过氧化物的清除。维生素 A 能维持上皮细胞组织，特别是呼吸道上皮组织的健康，对减轻咳嗽症状、防治哮喘有一定的益处。

3. 食物选择 尘肺患者的饮食应选择健脾开胃、清淡有营养、易吸收的食物，如瘦肉、鸡蛋、牛奶、大豆及制品、新鲜蔬菜和水果，忌食过冷和油腻性食物。多吃猪血和黑木耳，这是我国民间传统的防尘保健食品。

三、参考食谱举例

尘肺患者的参考食谱

食谱组成

早餐：包子（小麦标准粉 50g，瘦猪肉 25g，虾仁 25g），银耳百合糯米粥（水发银耳 10g，鲜百合 10g，糯米 25g）。

加餐：苹果 150g。

午餐：面条（小麦标准粉 10g），青椒肉丝香干丝（猪里脊 50g，青椒 100g，鸡蛋 50g，香干 10g），白萝卜丝菜码（白萝卜 150g）。

加餐：梨 200g。

晚餐：米饭（大米 100g），韭菜木耳炒猪血（韭菜 100g，水发木耳 50g，猪血 100g），蒜泥茄子（茄子 150g，大蒜 10g）。

加餐：牛奶 200g。

全天用盐量≤6g，植物油 20g。

四、中医食疗方举例

尘肺的食疗方参考川贝雪梨饮。

原料：川贝母粉 5g，雪梨 1 个。

制作及用法：将雪梨洗净去皮，切成丁，放入炖杯，加入川贝母粉，加适量水，大火煮沸后改小火炖 30 分钟即可。

功效：清热润肺，化痰止咳。方中川贝母味甘苦、性微寒，归肺、心经，有化痰、止咳、清热之功效；雪梨味甘酸，能清热生津、润燥化痰。此方是润肺化痰止咳之佳品。

第五节 职业性放射病

放射性疾病是由电离辐射照射机体引起的一系列疾病。人体接收到电离辐射的照射方式可以分为外照射和内照射两种。接触 X 射线、γ 射线或中子源过程中，由于长期受到超剂量当量限值的照射，累积剂量达到一定程度后可引起外照射放射病。可能发生外照射放射病的工种有：从事射线诊断、治疗的医务人员，使用放射性核素或 X 线机探测的工人，核反应堆、加速器的工作人员及使用中子源或 γ 射线的地质勘探人员等。内照射放射病是经物理、化学等手段证实有过量放射性核素进入人体，而形成放射性核素内污染。

一、临床表现

1. 多数患者有乏力、头昏、头痛、睡眠障碍、记忆力减退、心悸等自主神经系统功能紊乱的表现。有的出现牙龈渗血、鼻衄、皮下瘀点瘀斑等出血倾向。部分男性患者出现性欲减退、阳痿等，女性患者出现月经失调、痛经、闭经等。

2. 早期无特殊体征，仅出现一些神经反射和血管神经调节方面的变化。病情明显时可伴有出血倾向，毛细血管脆性增加。长期从事放射诊断、骨折复位和镭疗的医务人员中，可见到毛发脱落，手部皮肤干燥、皲裂、角化过度，指甲增厚变脆，甚至出现长期不愈合的溃疡或放射性皮肤癌。少数眼部接受剂量较多的患者可出现放射性白内障。

二、营养治疗原则

电离辐射可以直接和间接损伤生物大分子，造成 DNA 损伤，影响 RNA 的合成，从而影响蛋白质的合成。

1. 保证能量的充足 辐射可造成能量消耗增加，长期受到小剂量照射的放射性工作人员应摄取适宜的能量，以防能量不足造成辐射敏感性增加。

2. 高蛋白膳食 高蛋白膳食是减轻机体的辐射损伤，尤其是补充利用率高的优质蛋白质，可减轻放射损伤，促进机体恢复。

3. 增加必需脂肪酸的摄入 放射性工作人员应增加必需脂肪酸和油酸的摄入量，降低辐射损伤的敏感性，由于辐射可引起血脂升高，因此不宜增高脂肪占总能量的比值。

4. 增加果糖和葡萄糖的摄入 各种糖类对放射损伤的营养效应可能因其消化吸收或利用率的差异而有所不同。研究表明，果糖的防治效果最佳，葡萄糖次之。因此，放射性工作人员可以增加水果摄入，以提供果糖和葡萄糖。

5. 补充适量矿物质和维生素 电离辐射的全身效应可以影响无机盐代谢，大剂量照射后，钾、钠、氯经尿排泄增多，呕吐和腹泻症状可加重钠、氯的丢失，需要及时补充这些矿物质。电离辐射损伤主要是自由基引起的损伤，应该补充大量的维生素 C、维生素 E 等抗氧化维生素，减少自由基带来的损伤，同时还需补充维生素 B_1、维生素 B_{12}、烟酸和叶酸。

三、参考食谱举例

职业性放射病患者的参考食谱

食谱组成
早餐：面包（小麦粉 75g），煮鸡蛋 50g，酸奶 150g，橙子 200g。

午餐：米饭（粳米 100g），杭椒牛柳（牛肉里脊 50g，杭椒 70g，淀粉 10g），拌西蓝花（西蓝花 150g）。

加餐：杏仁（熟，去壳）10g，草莓 200g。

晚餐：烙饼（面粉 75g），肉末平菇（平菇 250g，瘦猪肉 50g）

加餐：牛奶 150g。

全天用盐量≤6g，植物油 20g。

四、中医食疗方举例

职业性放射病的食疗方参考枸杞干贝白菜煲。

原料：干贝 5 个，枸杞子 10g，大白菜 250g，葱 2 根，鸡高汤。

制作及用法：干贝炖煮前先泡水，大白菜洗净切块，将鸡高汤煮沸加入大白菜、干贝，炖煮约 1 小时，加入枸杞子和葱段，调小火继续煲 30 分钟，调味后即可食用。

功效：补虚润燥，健脾益胃。方中干贝，又名瑶柱，味甘、咸，性温，能滋阴补肾、暖润五脏；枸杞子能补肾壮阳；大白菜能生津开胃、利尿消肿。本方可起到补虚润燥、健脾益胃之效。

第十七章
地方病的营养治疗

扫一扫，查阅本章数字资源，含PPT、音视频、图片等

地方病（endemic disease）是指具有地区性发病特点的一类疾病，同一定的自然环境因素有密切的关系，如地质、水质、气候、食物、居住条件等。地方病具有一定的区域性，长期居住在该地区的人群均有可能发病，其发病与否取决于个体暴露的时间、程度及疾病易感性，主要分为化学元素性地方病和生物性地方病两大类。化学元素性地方病又称为生物地球化学性疾病，是由于地壳表面某些化学元素分布不均匀，造成地球上某一地区的土壤和水中的某些化学元素过多或不足，导致人体摄入的营养素失衡而出现的一些特异性疾病。生物性地方病是指某些地区由于特异的地理、气象条件，使得某种疾病媒介生物易于孳生繁殖而引起生物性的特异疾病，如血吸虫病、疟疾、鼠疫等。

地方病的病区在我国分布较广，由于各地经济状况与饮食习惯不同，发病情况也不尽相同。本章主要介绍碘缺乏病和地方性氟中毒的营养治疗。

第一节　碘缺乏病

碘缺乏病是指由于碘摄入量不足引起的常见地方病，主要包括地方性甲状腺肿、地方性克汀病。人体80%～90%的碘来自食物，10%～20%的碘来自饮水，消化道、呼吸道、皮肤和黏膜均可吸收碘，且吸收率比较高，因此地质环境缺碘或饮用水中碘含量低是碘缺乏病的主要原因。碘是人体必需的微量元素之一，是机体合成甲状腺激素的关键原料，甲状腺激素参与机体发育及代谢。长期的碘摄入不足，导致甲状腺激素合成降低，可引起甲状腺功能减退。根据碘摄入不足的程度、发生时期及持续时间长短，可发生不同程度的碘缺乏病。

碘缺乏病是一种世界性的地方病，目前全世界受碘缺乏威胁的人口达16亿，其中约6.6亿人患有不同程度的甲状腺肿，3亿人有不同程度的智力落后。我国曾是全球碘缺乏病流行程度严重的国家之一，各省份均存在不同程度的碘缺乏。党中央、国务院对地方病防治工作给予高度的重视，从全局高度谋划，凝聚全党全社会力量坚实推进地方病防治工作，自1995年采取了普遍食盐加碘政策，我国碘缺乏现象迅速得到改善，成为发展中国家疾病防控工作的典范。我国《"十三五"全国地方病防治规划》提出，到2020年，实现各省份95%以上的县保持消除碘缺乏危害状态。

一、临床表现

1. 地方性甲状腺肿　主要表现为甲状腺代偿性肿大，一般无其他全身症状。本病起病缓慢，早期甲状腺质软而光滑，晚期质硬，常伴有大小不等的结节。患者仰头伸颈，可见肿大的甲状腺呈蝴蝶状或马鞍状。随着腺体的增大，患者可出现周围组织的压迫症状，如气管受压引起呼吸困难，食管受压导致吞咽困难，压迫颈交感神经可出现霍纳综合征（瞳孔缩小、眼睑下垂、眼球下陷、患侧面部无汗）。

2. 地方性克汀病　又称为地方性呆小病，多出现在严重的地方性甲状腺肿流行地区。其病因明确，是胚胎期和新生儿期严重缺碘的结果，由于缺碘影响甲状腺激素合成，使甲状腺激素缺乏，明显影响神经系统和骨骼的生长发育。本病分为神经型、黏液性水肿型及混合型三型，其中多数为混合型。①神经型表现为智力呈重度及中度减退，甲状腺轻度肿大，身高可正常，表情淡漠，聋哑，精神缺陷，痉挛或瘫痪，眼多斜视，膝关节屈曲，膝反射亢进，可出现病理反射，临床没有明显的甲状腺功能减退表现。②黏液性水肿型表现为轻度智力低下，侏儒状态明显，生长发育和性发育落后，有甲状腺肿大和严重的甲状腺功能减退表现，出现面宽、眼距宽、塌鼻梁等克汀病典型面容，便秘及黏液性水肿较突出。③混合型则上述两者均有。

二、营养治疗原则

地方性甲状腺肿如给予及时治疗，预后较好；而地方性克汀病治疗效果常不理想。人体需要的碘主要来自食物，成人每日碘的推荐摄入量为120μg/d；孕妇、乳母适量增加。在缺碘地区实行补碘是预防碘缺乏病的首选措施，同时做到合理膳食，增加富碘食物、蛋白质和多种维生素的供给。

1. 补充碘　碘强化措施是防治碘缺乏的重要途径。如在食盐、食用油及自来水中加碘等，其中强化加碘盐是最经济、最方便有效的补碘方法。在全民补碘时需要注意高碘地区的特殊性，若碘摄入过多，可引发碘中毒或高碘性甲状腺肿，因此，在高碘地区提倡食用无碘盐。

（1）碘盐　在各类补碘的措施中，食用碘盐是最为经济实惠的群防群治措施。食盐加碘是目前国际上预防碘缺乏病的首选方法。缺碘的地区，碘盐要坚持长年食用，碘盐中加碘量应根据每人每天碘的需要量、病区缺碘程度、每人每天的食盐量及当地致甲状腺肿物质危害程度等因素而定。

（2）碘油　碘油是用植物油与碘化氢加成反应而制得的有机碘化物，也称为碘化油，通常用于难以推广强化加碘盐的边远地区，作为碘盐干预的辅助措施，包括口服类和注射类制剂两种。

（3）富碘食物　在日常膳食中应尽量多选择含碘丰富的海产品，如海带、紫菜、蛤干、干贝、淡菜、海参、海蜇等。

2. 增加蛋白质供给量　由于甲状腺功能减退会使小肠黏膜更新速度减慢，消化液分泌受影响，酶的活力下降，白蛋白水平随之下降，因此，碘缺乏时应增加蛋白质的供给量。一般成人蛋白质供给量为1～1.2g/（kg·d）。

3. 补充铁　甲状腺功能减退会影响铁的吸收，久之则会继发缺铁性贫血，因此应多补充高铁食物，如瘦肉、动物内脏所含的铁为有机铁，吸收率高，但此类食物脂肪含量亦高，患者不宜过多食用。可选择黑木耳、蘑菇等含铁量高的食物。

4. 补充维生素 A、维生素 D 和 B 族维生素　碘能促进维生素的吸收和利用，包括促进烟酸的吸收利用和 β - 胡萝卜素向维生素 A 的转化，因此碘缺乏会影响上述维生素的吸收利用。同时有研究发现，居民膳食中素维生素 A、维生素 C、维生素 B_{12} 摄入不足也可促进甲状腺肿的发生。瘦肉、全奶、禽蛋、新鲜蔬菜和水果中富含多种维生素，应适当补充。

三、参考食谱举例

碘缺乏病患者的参考食谱

食谱组成

早餐：花卷50g，小米红枣粥（小米25g，红枣30g），凉拌裙带菜（裙带菜50g），煮鸡蛋

（鸡蛋 50g）。

　　加餐：牛奶 250mL。

　　午餐：米饭（大米 100g），家熬小黄鱼（黄鱼 100g），油菜炒香菇（香菇 50g，油菜 150g），虾皮紫菜汤（虾皮 15g，紫菜 2g，黄瓜 50g）。

　　加餐：香橙 100g。

　　晚餐：馒头（小麦粉 100g），肉片海带豆腐（猪瘦肉 50g，豆腐 50g，海带 150g）。

　　加餐：酸奶 100g。

　　全天食用盐 6g，植物油 25g。

四、中医食疗方举例

碘缺乏病中的地方性甲状腺肿的食疗方参考焖海带和紫菜淡菜粥。

1. 焖海带

原料：海带 500g，赤小豆 100g，胡萝卜 150g，山楂、食盐各适量。

制作及用法：海带用水泡 24 小时，洗净，切成丝，晾干备用；将赤小豆、胡萝卜、山楂放进锅内，加水适量煮沸 30 分钟，捞去赤小豆、胡萝卜、山楂，放入海带焖至汁尽、酥烂时，起锅晾干食用。佐餐食用。

功能：化痰利湿，软坚散结。方中海带可消痰软坚、泄热利水；赤小豆可利水除湿、和血排脓、消肿解毒；胡萝卜可健脾消食、补肝明目；山楂可消食开胃、祛瘀散结。四者相配，共奏化痰利湿、软坚散结之功。

2. 紫菜淡菜粥

原料：大米 100g，干紫菜 15g，淡菜 60g。

制作及用法：紫菜用清水洗净，淡菜用清水浸透，一起放入砂锅内，加水，用文火炖煮 1 小时，加调料服食。

功效：软坚散结，消瘿瘤。紫菜软坚散结，清热化痰。淡菜补肝肾，益精血，消瘿瘤。二者与米煮粥，具有软坚散结、消瘿瘤的功效。

第二节　地方性氟中毒

地方性氟中毒（endemic fluorosis）是由于某些地区的环境中氟含量过高，导致该地区居民通过饮水、空气或食物等介质长期摄入过量的氟所引起的慢性蓄积性中毒，以氟骨症（skeletal fluorosis）和氟斑牙（dental fluorosis）为主要特征，又称为地方性氟病（简称地氟病）。

地方性氟中毒是一种古老的地方病，在世界范围内均有发生，亚洲地区是氟中毒最严重的地区。我国是地方性氟中毒较为严重的国家之一，除上海市、海南省外，其他省份均有病例分布，有饮水型、燃煤污染型和饮茶型三种类型。其中饮水型氟中毒是我国地方性氟中毒的主要类型，分布较为广泛。北方以饮水型为主；南方以燃煤污染型为主，交汇区大致在长江以北，秦岭、淮河以南；饮茶型主要分布在我国中西部和内蒙古等习惯饮砖茶或酥油茶的民族聚居区。

地方性氟中毒严重影响患者的身心健康，是造成病区居民因病致贫、因病返贫的重要原因之一。新中国成立以来，党中央、国务院对地方病防治工作给予高度重视，凝聚全社会力量推进地方病防治工作，使地方性氟中毒防治工作取得了举世瞩目的成绩。我国《"十三五"全国地方病防治规划》中提出，到 2020 年，实现全国 95% 以上的病区县达到燃煤污染型氟中毒控制或消除水平，有效控制饮水型氟中毒和饮茶型氟中毒。

一、临床表现

适量的氟能维持机体的钙磷代谢，有利于骨和牙的代谢，亦可预防龋齿发生。长期摄入过量的氟则可致病，人体摄入氟总量超过 4mg/d 时即可引起慢性氟中毒。本病好发于青壮年，女性患病率高于男性，妊娠期及哺乳期妇女更易发病，且病情严重。

1. 氟斑牙 又称为氟牙症或斑釉牙，是在牙釉质发育期摄入氟过多引起的牙体组织疾病，是慢性氟中毒早期最常见且最突出的症状。氟斑牙的临床症状主要包括着色改变和釉质的缺损，一般表现为牙釉质上白垩色或褐色的对称性斑块，可伴不同程度的牙体缺损。根据患者临床表现的轻重程度可以分为轻度（白垩型）、中度（着色型）及重度（缺损型）。轻度患者主要表现为牙齿釉质部分或全部失去光泽，呈现为白色粉笔样粗糙的线条、不透明斑块；中度患者主要表现为牙齿釉面出现不同程度的着色改变，如点状、片状的黄褐色或深褐色病变，严重者可出现黑褐色斑块；重度患者主要表现为多数牙甚至全口牙出现程度不一的缺损，可表现为点状或地图样凹痕，缺损呈现浅蜂窝状，深层釉质出现大面积剥脱。

2. 氟骨症 过量的氟进入机体后与钙结合成氟化钙，沉积在骨组织中。多发生于青壮年，通常女性患者病情较男性严重。氟骨症主要表现为脊柱及四肢关节持续性疼痛，关节活动受限、畸形，以及神经根、脊髓受压迫的症状和体征，严重者可致残疾。目前尚无理想的治疗药物及方法，及早发现和早期干预效果较好。

二、营养治疗原则

目前尚无针对地方性氟中毒的特效治疗方法，治疗原则主要是减少氟的摄入和吸收，促进氟排泄。主要包括更换水源，改善环境以减少食物的氟污染。同时膳食营养也能影响氟骨症的发生发展，因此应加强和改善患者的营养状况，增强蛋白质、钙、镁、维生素等多种营养素的摄入，增强机体抵抗力，缓解病情。

1. 提供充足的优质蛋白质 食物中的蛋白质能增加尿氟的排泄量，减少氟在人体内的累积，氨基酸及一些降解产物还能降低氟化物的毒性作用。有研究表明，营养不良，尤其是蛋白质和能量缺乏会加重氟中毒的病情。因此，患者日常膳食中应保证摄入各种瘦肉类、豆类、蛋类、坚果及奶制品等。

2. 增加钙、镁、硒的摄入 钙的摄入对氟在机体内的代谢有明显的影响，过量的氟亦会干扰体内的钙磷代谢。膳食中如果钙摄入不足，不仅会增加人体对氟化物的易感性，还可与氟离子结合成不溶性的氟化钙（CaF_2），减少机体对氟的吸收。同时，补钙可防治骨软化型氟骨症。因此，应供给充足的奶制品、小虾皮、海带、芝麻酱、绿叶蔬菜等高钙食物。

镁离子能够影响氟在消化道的吸收，增加尿氟、粪氟的排泄。高浓度的钙、镁离子可拮抗氟中毒，缓解患者的临床症状。

补硒可拮抗体内的高氟，适量硒在氟中毒防治中具有重要作用。硒是谷胱甘肽过氧化物酶的重要成分，因此硒化物具有抑制自由基损伤的能力，同时缓解过量氟对肾脏的损害，促进尿氟的排泄。有研究表明，镁硒联合应用可拮抗过量氟对成釉细胞的损伤，对氟牙症有较好的预防作用。因此，患者应注重矿物质的摄取与补充，多食用富含钙、镁、硒的食物。

3. 补充维生素

（1）补充维生素 A、维生素 D 氧化应激反应在氟中毒发病中起着重要作用，是氟致机体多种损伤效应之一。维生素 A 作为抗氧化剂，与机体的抗氧化酶的活性和脂质过氧化物的水平有直接关系。维生素 D 可促进钙的良好吸收，调节钙磷代谢，因此患者宜适量补充各种鱼类，尤其是海鱼、动物肝脏、蛋黄、蘑菇、奶酪等富含维生素 A 和维生素 D 的食物。

（2）补充维生素 C、维生素 E　有研究表明，维生素 C 和维生素 E 联合干预可有效拮抗过量氟诱导的脂质过氧化作用，对氟中毒大鼠的肝、肾、脑组织有明显的保护作用。同时维生素 C、维生素 E 对体内氟代谢有显著调节作用，可促进尿氟的排泄，阻断氟的吸收。患者宜多食富含维生素 C 和维生素 E 的蔬菜、水果、坚果等，以拮抗氟中毒。

三、参考食谱举例

地方性氟中毒患者的参考食谱

食谱组成

早餐：燕麦牛奶粥（燕麦片 25g，牛奶 200mL），面包 50g，煮鸡蛋 50g。

午餐：米饭 150g，爆两样（猪肝 50g，猪瘦肉 50g，青椒 50g，胡萝卜 50g），拌菠菜（菠菜 150g）。

加餐：鲜枣 100g，柑橘 100g。

晚餐：窝窝头 100g，小米粥（小米 25g），牛肉烧花菜（牛肉 50g，花菜 200g）。

加餐：酸奶 100g。

全天食用盐 6g，植物油 25g。

四、中医食疗方举例

地方性氟中毒的食疗方参考羊脊骨羹（《饮膳正要》）。

原料：羊脊骨 1 具，肉苁蓉 30g，草果 3 个，荜茇 6g，葱白适量。

制作及用法：先将羊脊骨洗净、剁成小块，煮熟捞去羊骨，与肉苁蓉、草果、荜茇共熬成汁，加入适量葱白、调料，制成羹汤，佐餐食用。

功效：温补肾阳，通经止痛。方中肉苁蓉能补肾阳，益精血，润肠通便；羊脊骨有温补脾、胃、肝、肾的作用；荜茇镇痛健胃。诸味合用，具有温补肾阳、通经止痛之功效。

附录1 营养病例书写格式

营养治疗病历

病区　　　　床号　　　　　　住院号　　　　　　营养治疗日期

姓名：　　　性别：　　年龄：　　民族：　　婚姻：　　入院日期：

职业：　　联系方式：　　　　现住址：

主诉：

现病史：

既往史：

个人史：

临床诊断：

饮食史：每日膳食餐次：

　　　　平时每日食物摄入量：

粮食	g	牛奶及豆浆	g
蔬菜	g	豆类及制品	g
鸡蛋	g	肉类及制品	g
油	g	水果	g
酒	g	茶	g

　　　　禁忌食品：

　　　　食物过敏史：

营养体格检查

T　　　℃　P　　　次/分　R　　　次/分　BP　　　　mmHg（kPa）

一般状况

身高：　　　cm　体重：　　　kg　　标准体重：　　　kg　平时体重：　　kg

身体质量指数（BMI）：　　　　意识：清　不清　　　　发育：良　中　差

食欲：佳　中　差　　　　　　精神：好　一般　差

营养状况

皮肤：

　　　弹性：正常　差　出血点：有　无　黄疸：有　无

　　　囊角化：有　无　光泽：一般较好　好　鳞皮（有无）　脂溢性皮炎（有无）

头部：

　　　毛发：正常　疏　密　秃发　光泽

　　　眼：结膜：正常　苍白　充血　干燥

　　　　　角膜：正常　软化　溃疡　眼睑炎

　　　唇：正常　苍白　干裂　出血　溃疡

　　　舌：正常　糜烂　溃疡　乳头萎缩　乳头肥大

　　　口角：正常　裂隙　溃疡

　　　齿龈：正常　出血　苍白　溃疡

颈部：甲状腺：正常　肿大　结节　硬　软

胸部：正常　鸡胸　漏斗胸　串珠　哈氏沟

腹部：平坦　膨隆　凹陷　肝脏：正常增大　脾脏：正常增大

四肢：正常　粗大　细小　水肿　手镯　下肢："O"型腿　"X"型腿　反射

指甲、趾甲：正常有　无光泽　匙甲　脊状甲　其它：无

初步营养诊断：

营养诊疗计划

1. 治疗途径

肠内营养　经口（流质、半流质、极软饭、软饭、普通饭）

鼻饲（鼻胃管、鼻空肠管）

经皮内镜胃造瘘（PEG）、剖腹胃造瘘

经皮内镜空肠造瘘（PEJ）、剖腹空肠造瘘

肠外营养　中心静脉（锁骨下静脉、颈内静脉、颈外静脉、股静脉、经外周静脉穿刺置入中

心静脉导管（PICC）、输液港）

周围静脉

2. 检查计划：

3. 治疗计划：

4. 供能营养素每日标准需要量

能量：　　　kcal　　　　蛋白质：　　　g　　　　脂肪：　　　g　　　碳水化合物：　g

5. 每日膳食内容

粮谷类：　　g　　　　肉类：　　　g　　　　蛋类：　　　g

豆制品类：　　g　　　奶类：　　　g　　　　油脂类：　　　g

蔬菜类：　　g　　　　水果类：　　　g　　　其它：盐　　　g

营养（医）师签字：

肠内营养（EN）医嘱单首页

姓名＿＿＿＿＿　年龄＿＿＿＿＿　科别＿＿＿＿＿　床号＿＿＿＿＿　住院号＿＿＿＿＿

药品及食物	剂　量	药品及食物	剂　量
粮食(g)		食盐(g)	
		10%氯化钾溶液(ml)	
牛奶/豆浆(ml)		维生素C(mg)	
鸡蛋(g)		复合维生素B(片)	
肉类(g)		钙(mg)	
		谷氨酰胺(g)	
蔬菜(g)		精氨酸(g)	
		纤维素(g)	
		蛋白质粉(g)	
水果(g)			
豆及豆制品(g)			
植物油(g)			

蛋白质热比	g　　%	碳水化合物热比	g　　%	脂肪热比	g　　%
总能量	kcal/day	总氮量	g/day	氮/能量	1:
总液量	ml/day	输注次数	次/日	输注温度	℃
钠	g	钾	g	钙	g	维生素C	g

性别		职业		体温	℃	输注途径	
身高	cm	标准体重	kg	实体重	kg	BMI	

临床诊断：

营养诊断：

营养（医）师签字：　　　　　　　　　　　　　　　　年　　月　　日

肠内营养（EN）医嘱单（第　页）

姓名_____ 年龄_____ 科别_____ 床号_____ 住院号_____

药品及食物/日期							
粮食（g）							
鸡蛋（g）							
牛奶/豆浆（ml）							
肉类（g）							
蔬菜（g）							
水果（g）							
豆及豆制品（g）							
植物油（g）							
食盐（g）							
10%氯化钾（ml）							
维生素C（mg）							
复合维生素B（片）							
钙（mg）							
谷氨酰胺/精氨酸（g）							
纤维素（g）							
总液体量（ml）							
蛋白质（g/%）							
脂肪（g/%）							
碳水化合物（g/%）							
总能量kcal/总氮量g							
钾（g）							
钠（g）							
钙（g）							
维生素C（g）							
营养医师（师）签字							

肠外营养（PN）医嘱单首页

姓名＿＿＿＿＿＿ 年龄＿＿＿＿＿＿ 科别＿＿＿＿＿＿ 床号＿＿＿＿＿＿ 住院号＿＿＿＿＿＿

药　品	剂　量	药　品	剂　量
氨基酸(ml)		10%氯化钾(ml)	
氨基酸(ml)		10%葡萄糖酸钙(ml)	
精氨酸(g)		25%硫酸镁(ml)	
丙氨酰谷氨酰胺(ml)		甘油磷酸钠(ml)	
%脂肪乳剂(ml)		微量元素(ml)	
50%葡萄糖(ml)		水溶性维生素(支)	
10%葡萄糖(ml)		脂溶性维生素(ml)	
5%葡萄糖(ml)		胰岛素单位	
0.9%生理盐水(ml)		维生素C(mg)	
10%氯化钠(ml)			

蛋白质热比		g	%	碳水化合物热比		g	%	脂肪热比		g	%
总能量		kcal/day		总氮量		g/day		氮/热	1：		

总液量	ml/day	滴速	ml/min	基础能量消耗(BEE)	cal/day	系数	
性别		职业		体温	℃	输入途径	
身高	cm	标准体重	kg	实体重	kg	BMI	

临床诊断

营养诊断

营养医师（师）签字：　　　　　　　　　　　　　　　　年　　月　　日

肠外营养（PN）医嘱单（第　　页）

姓名_____ 年龄_____ 科别_____ 床号_____ 住院号_____

药品/日期							
氨基酸(ml)							
氨基酸(ml)							
精氨酸(g)							
丙氨酰谷氨酰胺(ml)							
_%脂肪乳剂(ml)							
50%葡萄糖(ml)							
10%葡萄糖(ml)							
5%葡萄糖(ml)							
0.9%生理盐水(ml)							
10%氯化钠(ml)							
10%氯化钾(ml)							
10%葡萄糖酸钙(ml)							
25%硫酸镁(ml)							
甘油磷酸钠(ml)							
微量元素(ml)							
水溶性维生素(支)							
脂溶性维生素(ml)							
胰岛素(单位)							
维生素 C(mg)							
渗透压 mOs(m/L)							
总液量/滴速(ml/min)							
总能量/总氮量							
蛋白质(g/%)							
脂肪(g/%)							
碳水化合物(g/%)							

营养医师签字：

营养状况监测报告

姓名_____ 年龄_____ 科别_____ 床号_____ 住院号_____

项目/日期							
身高（cm）							
体重（kg）							
BMI（kg/m²）							
握力（kg）							
三头肌皮褶厚度（mm）							
腰围（cm）							
臀围（cm）							
腰臀比							
前白蛋白（mg/dl）							
转铁蛋白（mg/dl）							
纤维连接蛋白（mg/L）							
视黄醇结合蛋白（mg/L）							
维生素 A（μg/L）							
维生素 D（ng/dl）							
维生素 E（mg/L）							
维生素 C（mg/dl）							
锌（ng/ml）							
铜（ng/ml）							
铁（ng/ml）							
铬（ng/ml）							
锰（ng/ml）							
硒（ng/ml）							
24 小时尿氮（g）							
24 小时尿肌酐（mg）							
营养医师签字							

化验指标监测报告

项目	参考值	治疗前	治疗后			
血清钾	3.5 ~ 5.5					
血清钠	136.0 ~ 145.0					
二氧化碳结合力	22.0 ~ 29.0					
血清氯	98.0 ~ 110.0					
血糖	3.90 ~ 6.10					
尿素氮	1.70 ~ 8.30					
肌酐	44.0 ~ 124.0					
总蛋白	65 ~ 85					
白蛋白	35 ~ 55					
丙氨酸氨基转移酶	0.0 ~ 55.0					
天冬酸氨基转移酶	5.0 ~ 34.0					
谷氨酰转肽酶	9.0 ~ 36.0					
碱性磷酸酶	40.0 ~ 150.0					
血清钙	2.10 ~ 2.55					
血清磷	0.9 ~ 1.34					
血清镁	0.70 ~ 1.10					
总胆红素	3.42 ~ 18.8					
直接胆红素	0.0 ~ 10.26					
总胆固醇	0.0 ~ 5.18					
甘油三酯	0.56 ~ 1.47					
高密度脂蛋白胆固醇	1.29 ~ 1.55					
低密度脂蛋白胆固醇	0 ~ 3.63					
尿酸	150 ~ 440					
血浆渗透压	280 ~ 320					
白细胞	4 ~ 10					
红细胞	4.0 ~ 5.5					
血红蛋白	120 ~ 150					

（李艳玲）

附录2　常见食物血糖生成指数表

食品种类	GI(%)	食品种类	GI(%)
混合膳食		37. 意大利式硬质小麦细面条(煮20分钟)	55.0
1. 猪肉炖粉条	17.0	38. 线面条(通心面粉,实心,约1.5mm粗)	35.0
2. 饺子(三鲜)	28.0	39. 通心面(管状,空心,约6.35mm粗,煮5分钟)	45.0
3. 米饭+鱼	37.0	40. 粗的硬质小麦扁面条	46.0
4. 米饭+芹菜+猪肉	57.1	41. 加鸡蛋的硬质小麦扁面条	49.0
5. 米饭+蒜苗	57.9	42. 细的硬质小麦扁面条	55.0
6. 米饭+蒜苗+鸡蛋	67.1	43. 面条(一般的小麦面条)	81.6
7. 米饭+猪肉	73.3	谷类食物——面包	
8. 包子(芹菜猪肉)	39.1	44. 75%~80%大麦粒面包	34.0
9. 馒头+芹菜炒鸡蛋	48.6	45. 50%大麦粒面包	46.0
10. 馒头+酱牛肉	49.4	46. 80%~100%大麦粉面包	66.0
11. 馒头+黄油	68.0	47. 混合谷物面包	45.0
12. 玉米粉+人造黄油	69.0	48. 含有水果干的小麦面包	47.0
13. 牛肉面	88.6	49. 50%~80%碎小麦粒面包	52.0
谷类杂粮		50. 粗面粉面包	64.0
14. 大麦粒(煮)	25.0	51. 汉堡包(加拿大)	61.0
15. 大麦粉(煮)	66.0	52. 新月形面包(加拿大)	67.0
16. 整粒黑麦(煮)	34.0	53. 白高纤维小麦面包	68.0
17. 荞麦方便面	53.2	54. 全麦粉面包	69.0
18. 荞麦(煮)	54.0	55. 白小麦面包	70.0
19. 荞麦面条	59.3	56. 去面筋的小麦面包	70.0
20. 荞麦面馒头	66.7	57. 法国棍子面包	90.0
21. 甜玉米	55.0	58. 白面包	75.0
22. (粗磨)玉米粉(煮)	68.0	59. 45%~50%燕麦麸面包	47.0
23. 黑米	42.3	60. 80%燕麦粒面包	65.0
24. 即食大米(煮1分钟)	46.0	61. 黑麦粒面包	50.0
25. 即食大米(煮6分钟)	87.0	62. 黑麦粉面包	65.0
26. 含支链淀粉低的半熟大米(煮,黏米类)	50.0	谷类食物——熟食早餐	
27. 含支链淀粉低的半熟大米(煮,白大米)	87.0	63. 稻麸	19.0
28. 含支链淀粉高的白大米(煮,黏米类)	59.0	64. 全麦维(家乐氏)	42.0
29. 含支链淀粉低的白大米	88.0	65. 燕麦麸	55.0
30. 大米饭	83.2	66. 小麦片	69.0
31. 小米(煮)	71.0	67. 炸玉米片	73.0
32. 糙米(煮)	87.0	68. 高纤维玉米片	74.0
33. 糯米饭	87.0	69. 玉米片	84.0

续表

食品种类	GI(%)	食品种类	GI(%)
谷类食物——面条		70. 可可米(家乐氏)	77.0
34. 强化蛋白质的意大利式细面条	27.0	71. 卜卜米(家乐氏)	88.0
35. 意大利式全麦粉细面条	37.0	72. 玉米面粥	50.9
36. 白的意大利式细面条(煮15~20分钟)	41.0	73. 玉米糁粥	51.8
74. 黑五类	57.9	115. 青刀豆(加拿大)	39.0
75. 小米粥	61.5	116. 青刀豆罐头	45.0
76. 大米糯米粥	65.3	117. 黑眼豆	42.0
77. 大米粥	69.4	118. 罗马诺豆	46.0
78. 桂格燕麦片	83.0	119. 黑豆汤(加拿大)	64.0
79. 爆玉米花	55.0	120. 黄豆挂面	66.6
80. 酥皮糕点	59.0	根茎类食品	
81. 比萨饼(含乳酪,加拿大)	60.0	121. 土豆粉条	13.6
82. 蒸粗麦粉	65.0	122. 甘薯(白薯、红薯)	54.0
83. 油条	74.9	123. 煮的白土豆	56.0
84. 烙饼	79.6	124. 烤的白土豆	60.0
85. 白小麦面馒头	88.1	125. 蒸的白土豆	65.0
谷类食物——豆类		126. 白土豆泥	70.0
86. 大豆罐头	14.0	127. 油炸土豆片	60.3
87. 大豆	18.0	128. 用微波炉烤的白土豆	82.0
88. 五香蚕豆	16.9	129. 鲜土豆	62.0
89. 蚕豆	79.0	130. 煮土豆	66.4
90. 扁豆	38.0	131. 土豆泥	73.0
91. 冻豆腐	22.3	132. 马铃薯(土豆)方便食品	83.0
92. 豆腐干	23.7	133. 无油脂烧烤土豆	85.0
93. 炖鲜豆腐	31.9	134. 雪魔芋	17.0
94. 红小扁豆	26.0	135. 藕粉	32.6
95. 绿小扁豆	30.0	136. 苕粉	34.5
96. 小扁豆汤罐头(加拿大)	44.0	137. 蒸芋头	47.9
97. 绿扁豆罐头(加拿大)	52.0	138. 山药	51.0
98. 四季豆	27.0	139. 甜菜	64.0
99. 高压处理的四季豆	34.0	140. 胡萝卜	71.0
100. 四季豆罐头(加拿大)	52.0	141. 煮红薯	76.7
101. 绿豆	30.0	牛奶食品	
102. 绿豆挂面	31.0	142. 低脂奶粉	11.9
103. 利马豆+5g蔗糖	30.0	143. 降糖奶粉	26.0
104. 利马豆(棉豆)	31.0	144. 老年奶粉	40.8
105. 利马豆+10g蔗糖	31.0	145. 低脂酸乳酪(加人工甜味剂)	14.0
106. 冷冻嫩利马豆(加拿大)	32.0	146. 低脂酸乳酪(加水果和糖)	33.0
107. 利马豆+15g蔗糖	54.0	147. 一般的酸乳酪	36.0
108. 粉丝汤	31.6	148. 酸奶	83.0

续表

食品种类	GI(%)	食品种类	GI(%)
109. 干黄豌豆(煮,加拿大)	32.0	149. 牛奶(加人工甜味剂和巧克力)	24.0
110. 裂荚的老豌豆汤(加拿大)	60.0	150. 全脂牛奶	27.0
111. 嫩豌豆汤罐头(加拿大)	66.0	151. 牛奶	27.6
112. 鹰嘴豆	33.0	152. 脱脂牛奶	32.0
113. 咖喱鹰嘴豆罐头(加拿大)	41.0	153. 牛奶(加糖和巧克力)	34.0
114. 鹰嘴豆罐头(加拿大)	42.0	154. 牛奶蛋糊(牛奶 + 淀粉 + 糖)	43.0
155. 低脂冰激凌	50.0	186. 淡黄色无核小葡萄	56.0
156. 冰激凌	61.0	187. (无核)葡萄干	64.0
157. 达能牛奶香脆	39.1	188. 猕猴桃	52.0
158. 达能闲趣饼干	39.1	189. 芒果	55.0
159. 燕麦粗粉饼干	47.1	190. 巴婆果	58.0
160. 油酥脆饼(澳大利亚)	55.0	191. 麝香瓜	65.0
161. 高纤维黑麦薄脆饼干	64.0	192. 菠萝	66.0
162. 营养饼	65.7	193. 西瓜	72.0
163. 竹芋粉饼干	66.0	果汁饮料	
164. 小麦饼干	70.0	194. 水蜜桃汁	32.7
165. 苏打饼干	72.0	195. 苹果汁	41.0
166. 华夫饼干(加拿大)	76.0	196. 巴梨汁罐头(加拿大)	44.0
167. 香草华夫饼干(加拿大)	77.0	197. 未加糖的菠萝汁(加拿大)	46.0
168. 格雷厄姆华夫饼干(加拿大)	74.0	198. 未加糖的柚子果汁	48.0
169. 膨化薄脆饼干(澳大利亚)	81.0	199. 橘子汁	57.0
170. 米饼	82.0	碳酸饮料	
水果和水果产品		200. 可乐	40.3
171. 樱桃	22.0	201. 芬达软饮料(澳大利亚)	68.0
172. 李子	24.0	糖及其他	
173. 柚子	25.0	202. 果糖	23.0
174. 鲜桃	28.0	203. 乳糖	46.0
175. 天然果汁桃罐头	30.0	204. 蔗糖	65.0
176. 糖浓度低的桃罐头(加拿大)	52.0	205. 蜂蜜	73.0
177. 糖浓度高的桃罐头	58.0	206. 白糖	81.8
178. 生香蕉	30.0	207. 葡萄糖	100.0
179. 熟香蕉	52.0	208. 麦芽糖	105.0
180. 杏干	31.0	209. 花生	14.0
181. 淡味果汁杏罐头	64.0	210. 番茄汤	38.0
182. 梨	36.0	211. 巧克力	49.0
185. 苹果	36.0	212. 南瓜	75.0
184. 柑	43.0	213. 胶质软糖	80.0
185. 葡萄	43.0		

附录3　常见食物嘌呤含量表

［每100g 食物嘌呤含量（mg）］

谷薯类及其制品							
种类	嘌呤	种类	嘌呤	种类	嘌呤	种类	嘌呤
甘薯	2.4	玉米	9.4	通心粉	16.5	糙米	22.4
糯米	17.7	高粱	9.7	面粉	17.1	麦片	24.4
马铃薯	5.6	芋头	10.1	白米	18.1	薏苡仁	25
木薯粉	6	小麦	12.1	面条	19.8	燕麦	25
小米	6.1	粉丝	7.8	淀粉	14.8	米糠	54

蔬菜类							
种类	嘌呤	种类	嘌呤	种类	嘌呤	种类	嘌呤
冬瓜	2.8	胡萝卜	8.0	茄子	14.3	竹笋	29
南瓜	2.8	圆白菜	9.7	洋葱	3.5	油菜	30.2
萝卜	7.5	芥菜	12.4	番茄	4.3	茼蒿	33.4
姜	5.3	苦瓜	11.3	韭黄	16.8	黄瓜	8.2
葫芦	7.2	丝瓜	11.4	空心菜	17.5	大蒜	38.2
芹菜	10.3	芫荽	20	芥蓝菜	18.5	大葱	4.1
白菜	12.6	芥菜	12.4	苋菜	8.7	海藻	44.2
花椰菜	24.9	青椒	8.7	辣椒	14.2	雪里蕻	24.4
韭菜	25	菠菜	23.0	香菇(干)	214.5	金针菇	60.9
蘑菇	28.4	黑木耳	8.8	银耳	98.9	海带	96.6
紫菜	274						

豆类及豆制品							
种类	嘌呤	种类	嘌呤	种类	嘌呤	种类	嘌呤
黄豆	116.5	红豆	53.2	绿豆	75.1	黑豆	137.4
豆浆	27.7	豆腐	55.5	豆干	66.6	菜豆	58.2
四季豆	29.7	花豆	57	豌豆	75.7		

肉类							
种类	嘌呤	种类	嘌呤	种类	嘌呤	种类	嘌呤
猪肉	122.5	猪血	11.8	猪心	65.3	猪肚	132.4
猪皮	29.8	猪大小肠	262.2	猪脑	66.3	猪肺	138.7
猪肝	169.5	猪腰	133	牛肉	83.7	牛肝	169.5
牛肚	79	火腿	55	羊肉	111.5	鹿肉	138
鸡胸肉	137.4	鸡腿肉	140.3	鸡心	125	鸡肝	293.5
鸡胗	138.4	鸭肉	138.4	鸭肠	121	鸭肝	301.5
鸭胗	137.4	鸭心	146.9	鹅肉	165	兔肉	107.6
鸽子	80						

续表

水产类

种类	嘌呤	种类	嘌呤	种类	嘌呤	种类	嘌呤
鲤鱼	137.1	鳗鱼	113.1	鲢鱼	202.4	鳜鱼	24
刀鱼	134.9	蚬子	114	沙丁鱼	295	草鱼	140.2
鲈鱼	70	鲭鱼	194	鲑鱼	63.2	白鲳鱼	238
金枪鱼	60	带鱼	391.6	鳕鱼	109	三文鱼	250
鳝鱼	92.8	乌贼	87.9	鱿鱼	226.2	生蚝	239
鲍鱼	112.4	螃蟹	81.6	海参	4.2	海蜇皮	9.3
干贝	390	虾	137.7	鱼翅	110.6	蛤蜊	316

蛋、奶、糕点类

种类	嘌呤	种类	嘌呤	种类	嘌呤	种类	嘌呤
牛奶	1.4	干酪	32	脱脂奶粉	15.7	鸭蛋白	3.4
鸭蛋黄	3.2	鸡蛋黄	2.6	鸡蛋白	3.7	黑麦薄脆饼	60

水果类

种类	嘌呤	种类	嘌呤	种类	嘌呤	种类	嘌呤
杏子	0.1	鸭梨	1.1	芒果	2	小番茄	7.6
石榴	0.8	西瓜	1.1	橙子	1.9	大樱桃	17
凤梨	0.9	香蕉	1.2	橘子	2.2	草莓	21
菠萝	0.9	桃子	1.3	柠檬	3.4	无花果	64
葡萄	0.9	枇杷	1.3	哈密瓜	4	木瓜	1.6
苹果	0.9	阳桃	1.4	李子	4.2	番石榴	4.8

硬果、干果类

种类	嘌呤	种类	嘌呤	种类	嘌呤	种类	嘌呤
葡萄干	5.4	龙眼干	8.6	栗子	34.6	白芝麻	89.5
红枣	8.2	桂圆干	8.6	莲子	40.9	花生	32.4
黑枣	8.3	瓜子	24.5	黑芝麻	57	干葵花子	143
核桃	8.4	杏仁	31.7	腰果	80.5		

调味品及其他

种类	嘌呤	种类	嘌呤	种类	嘌呤	种类	嘌呤
蜂蜜	3.2	番茄酱	3	酱油	25	米醋	1.5
高鲜味精	12.3	味噌	34.3	枸杞子	31.7	酵母粉	589.1
果酱	1.9	啤酒	14				

（戴　霞）

附录4　膳食计算与评价

【目的与要求】通过本实验掌握膳食计算的步骤、方法，了解不同人群或患者的饮食情况及膳食中平均每日（每人）摄取的能量和各种营养素是否符合我国规定的供给量标准，并提出改进意见，以保证人体健康。

【计算方法与评价】

一、资料收集

一般有三种方法，即询问法、称重法和记账法。

在了解某一患者的饮食情况时，应采用询问法或称重法得到5~7天的膳食摄入量，然后进行计算；如大规模调查时常用记账法，资料来源是根据调查伙食单位一定时间内详细的伙食消费账目和就餐人数。

资料1　调查某糖尿病患者一日膳食食谱，试计算其所提供的能量与营养素含量（将结果填入附表4-1），并加以讨论及评价。

患者：张某，47岁，女。职业：教师。身高：163cm。体重：60kg。

一日食谱原料（均为可食部）：

稻米（粳，标一）50g	猪肉（腿）90g	大白菜100g
小麦粉（富强粉）60g	豆腐80g	芹菜80g
小米60g	带鱼50g	油菜100g
玉米面（黄）50g	鸡蛋50g	番茄100g
牛奶250g	苹果150g	花生油15g

资料2　调查某大学学生食堂的用餐情况，试计算其所提供的能量与营养素含量，并加以讨论及提出改进意见。

主食：馒头，大米饭，肉烧饼，面包，小米粥。

副食：芹菜炒肉，菠菜鸡蛋汤，土豆炒辣椒，豆腐炖白菜，炒胡萝卜，炒绿豆芽，清蒸带鱼。

根据7天伙食账目结算，平均每人每天食物消费量如下（均为可食部）：

小麦粉（富强粉）200g	稻米（粳，标一）200g	小米50g	带鱼　50g
猪肉（腿）100g	豆腐100g	鸡蛋50g	辣椒　50g
大白菜100g	土豆100g	菠菜50g	芹菜　80g
胡萝卜（红）50g	绿豆芽80g	花生油20g	

二、营养计算与评价

将计算结果填入附表4-1、附表4-2、附表4-3、附表4-4。

1. 查食物成分表，计算出每日（每人）摄入的能量和各种营养素的含量。
2. 平均每日（每人）能量与营养素的摄取量是否达到供给量标准？
3. 能量来源百分比是否合适？
4. 蛋白质来源分配如何？

5. 有关改进膳食与增进营养的建议。

附表 4-1　一日食物营养素计算表

编号：　　　　　　单位：　　　　　　姓名：　　　　　　年　月　日

食物名称	重量(g)	蛋白质(g)	脂类(g)	碳水化合物(g)	能量(kJ)	钙(mg)	磷(mg)	铁(mg)	视黄醇(μg)	硫胺素(mg)	核黄素(mg)	烟酸(mg)	维生素C(mg)

附表 4-2　膳食评价表

各种营养素	蛋白质(g)	脂类(g)	碳水化合物(g)	能量(kJ)	钙(mg)	磷(mg)	铁(mg)	视黄醇(μg)	硫胺素(mg)	核黄素(mg)	烟酸(mg)	维生素C(mg)
每日供给量标准												
每日摄入量												
摄入量/供给量×100%												

附表 4-3　能量来源分配

营养素	摄入量(g)	产能量(kJ)	百分比(%)
蛋白质 脂类 碳水化合物			
总计			

附表 4-4　蛋白质来源

类别	重量(g)	百分比(%)
总蛋白质 优质蛋白质 非优质蛋白质		

（戴霞）

附录5　治疗食品的制作方法

　　治疗食品一般都需要根据患者对膳食或食疗的需要，运用适当的制作方法，加工成不同的食品类型以供食用。常用的食品类型有米饭、粥食、汤类、羹类、酒剂、鲜汁、饮品、药茶、膏类、糕点、菜肴、糖果等。

一、米饭的制作方法

　　米饭是以粳米、糯米为主，加入其他食物或药物，如大枣、龙眼肉、山药等，经蒸煮而成。具有补气益脾或养血的作用。

八宝饭

　　【方源】《方代脉症正宗》。

　　【配料】芡实、山药、莲子肉、茯苓、薏苡仁、党参、白术、白扁豆各6g，糯米150g，冰糖适量。

　　【制作及用法】先将党参、白术、茯苓煎煮取汁；糯米淘洗干净，将芡实、山药、莲子、茯苓、薏苡仁、扁豆打成粗末，与糯米混合；加入党参、白术、茯苓煎液和冰糖，上笼蒸熟，或直接加水煮熟。作为主食食用。

　　【功效】益气健脾，养生延年。

　　【应用】适用于脾虚体弱之人。

　　【注意事项】阴虚津枯者不宜久服。本品偏甜偏腻，胃弱腹胀者不宜食用。

二、粥食的制作方法

　　粥是将稻米、小米或玉米等粮食加水煮成稠糊状的一类半流质食品。也可加入其他食物或药物同煮，若不宜同煮（如有渣），可先煎取汁或绞取汁液，再与粮食同煮。粥可加入糖或盐、油脂、味精等调味。

山药芡实粥

　　【方源】《寿世保元》。

　　【配料】山药50g，芡实50g，粳米50g，香油、食盐各适量。

　　【制作及用法】山药去皮切块，芡实打碎，二者同入锅中，加水适量煮粥，待粥熟后加香油、食盐调味即成。每晚温热服食。

　　【功效】补益脾肾，除湿止带，固精止遗。

　　【应用】适用于脾肾两虚或脾虚有湿所致的女子带下清稀，男子遗精滑泄，以及健忘失眠，纳少便溏，倦怠乏力，形体羸瘦等症。

　　【注意事项】凡湿热为患所致的带下尿频或遗精白浊诸症，不宜服用。

三、汤羹的制作方法

　　汤羹以肉、蛋、奶、鱼、银耳等食物为主，或适当配入其他药物，经煎煮或煨炖等方法烹制而成。

（一）汤的制作方法

汤是将经过前期加工处理后的动、植物性原料，置于锅中，加适量清水、调料，采用炖、煨、煮、氽、涮等烹调方法，加热至原料熟软酥烂。汤的火候一般选用武火煮沸，文火加热至汤成。蔬菜制汤时间宜短，动物原料制汤时间宜长。汤有浓汤、清汤之分，均无须勾芡。

甘麦大枣汤

【方源】《金匮要略》。

【配料】甘草20g，小麦100g，大枣10枚。

【制作及用法】将甘草放入锅内，加入清水500mL，武火烧开，文火煎煮10分钟，去渣取汁，备用；将大枣、小麦洗净，去杂质，同时放入锅内，加水适量，用文火煮至麦熟时加入甘草汁，再煮沸即可。空腹温热服，每日3次。

【功效】养心安神，和中缓急。

【应用】适用于心阴不足、肝气失和引起的心神不宁、精神恍惚、失眠等。

【注意事项】本品略有助湿生热之弊，故伴有湿盛脘腹胀满，以及痰热咳嗽者忌服。

（二）羹的制作方法

羹是将经过前期加工处理后的动、植物性原料，置于锅中，加适量清水、调料，采用炖、煨、煮、熬的烹调方法，加热至原料酥烂、汤汁稠厚。羹的原料多需细切，如细丁、细丝、碎粒，动物类原料需要剔骨、刺，果品原料应去皮、核。羹的制作大多需要勾芡，外观呈黏稠的糊状，汤汁与原料相互交融。

鲤鱼冬瓜羹

【方源】《太平圣惠方》。

【配料】鲤鱼500g，冬瓜200g，葱、姜适量，料酒、精盐、白糖、胡椒粉适量。

【制作及用法】将冬瓜去皮、去瓤，洗净，切成丁；葱、姜洗净，葱切段，姜切片；将鲤鱼去鳞、去鳃、去鳍、去内脏洗净，去皮、剔骨，切块；锅中入油加热，入葱姜煸炒，后加入冬瓜、鱼肉翻炒，注入适量清水、料酒、精盐、白糖同煮；煮至鱼熟瓜烂成羹，拣去葱、姜，用胡椒粉调味即成。佐餐食用。

【功效】发表通阳，利尿消肿。

【应用】适用于水湿浸渍之水肿。

四、酒剂的制作方法

药膳酒剂一般按制作技术可分为药酒、药膳醪糟和醴酒等品种，是一类通过浸泡、煎煮、发酵等方法制成的含有酒精的药膳。酒本身是药食两得之品，因选用食物或药物的不同，其可具有益气、温阳、散寒、活血、暖胃、行气、息风、止痛、助药力等作用。

五加皮酒

【方源】《本草纲目》。

【配料】五加皮60g，当归、牛膝各60g，糯米1000g，甜酒曲适量。

【制作及用法】将五加皮洗净，与当归、牛膝一起放入砂锅内同煎40分钟，然后去渣取汁；

再以药汁、米、曲酿酒。每次 10～30mL，每日早晚 2 次服用。

【功效】祛风湿，补肝肾，除痹痛。

【应用】适用于肝肾两亏或风寒湿邪乘虚客于腰膝所致之四肢麻木、筋骨酸痛、腰膝无力、旧伤复发等。

【注意事项】本酒性偏温燥，凡湿热痹证或阴虚火旺者不宜多饮或久服。

五、鲜汁的制作方法

鲜汁指将新鲜水果或新鲜中药材一起洗净压榨而成的汁，或共同加水煎煮，去渣取汁而成，可作为饮料日常饮用。鲜汁一般现用现取，不宜储存。

五汁饮

【方源】《温病条辨》。

【配料】梨 200g，荸荠 500g，芦根 100g，麦冬 50g，藕 500g。

【制作及用法】梨去皮、核，荸荠去皮，芦根洗净，麦冬切碎，藕去皮、节；然后榨汁，和匀凉服。

【功效】清热生津。

【应用】适用于温热病余热未清，津伤口渴。

【注意事项】因为是生饮，取汁时须十分注意清洁卫生。

六、饮品的制作方法

饮品是一种液体的剂型，是将药膳方的各味原料用水浸泡，通过加水煎煮提取药液，药液经沉淀、过滤、澄清后取汁而成，可作为饮料日常饮用。根据需求，有些药膳饮品可加入冰糖、白糖或蜂蜜矫味。

姜橘饮

【方源】《家庭食疗手册》。

【配料】生姜 60g，橘皮 30g。

【制作及用法】水煎取汁。温服，饭前代茶饮。

【功效】理气健中，除满消胀。

【应用】适用于脾胃气滞引起的脘腹胀满，不思饮食或食后腹胀，或口淡无味，苔薄或稍腻等症。

【注意事项】胃热或阴虚者不宜食用。

七、药茶的制作方法

药茶是指由含有茶叶或不含茶叶的药物经粉碎、混合而制成，用开水沏后或加水煎煮后可代茶饮。也可将粗末茶制成后用滤纸或纱布分装成 3～6g 的小袋，以便于冲泡。

绞股蓝茶

【方源】《大众医学》。

【配料】绞股蓝叶 2g，白糖适量。

【制作及用法】将绞股蓝洗净，放入茶杯中，用开水冲泡，盖好杯盖，闷10分钟，加上适量白糖即成。代茶饮，频频饮服。

【功效】泻火解毒，化痰宁心。

【应用】适用于痰火扰心引起的心悸怔忡、失眠多梦等症。

八、膏类的制作方法

膏类一般选取滋养性食物加水煎煮，取汁液浓缩至一定稠度，然后加入炼制过的蜂蜜、白糖、冰糖或胶剂，再浓缩至呈半固体状，具有口感好、服用方便、易保存等特点。

琼玉膏

【方源】《洪氏集验方》。

【配料】人参60g，白茯苓200g，白蜜500g，生地黄汁800g。

【制作及用法】将人参、茯苓制成粗粉；与白蜜、地黄汁一起搅拌均匀，装入瓷质容器内封口；再用大锅一口，盛净水，将瓷器放入，隔水煮熬，先用武火，再用文火，煮3天3夜，取出；再重新密封容器口，放冷水中浸过，勿使冷水渗入，浸1天后再入原锅内炖煮1天1夜即可服用。每次服10mL，每天早晚各服1次。

【功效】补气阴，填精髓。

【应用】适用于肺阴亏损、虚劳干咳、咽燥咯血、肌肉消瘦、气短乏力等症。

九、糕点的制作方法

糕点是指将面粉、米粉或其他粉料与油、糖、蛋、水等调和成适合加工各种糕点的面团或面糊，通过蒸、煮、炸、烙烤、煎等烹制方法制作而成。待冷却后，进行包装和贮藏。若在面团或面糊加入中药，可将药物煎水，滤去药渣，取澄清液代替清水调制面团，或将药物打成细粉，以一定比例调配于米面粉中。

八珍糕

【方源】《外科正宗》。

【配料】人参15g，山药180g，芡实180g，茯苓180g，莲子肉180g，糯米1000g，粳米1000g，白糖500g，蜂蜜200g。

【制作及用法】将人参等各药分研为末，糯米、粳米如常法磨制为粉，各粉放入盆内；将蜂蜜、白糖相合均匀，入水适量煨化，同粉料相拌和匀；摊铺蒸笼内压紧蒸糕，糕熟切块，火上烘干，放入瓷器收贮。每日早晚空腹食30g。

【功效主治】补中益气，收涩止泻，安神益智。

【应用】适用于病后及年老、小儿体虚脾胃虚弱，神疲体倦，饮食无味，便溏腹泻者。

十、菜肴的制作方法

药膳菜肴是以蔬菜、肉、蛋、水产等为原料，配一定比例的药物制成，是中医学和烹饪技术相结合的产物。热菜类药膳的制作方法有很多，为使药膳菜肴的食疗功效能充分发挥，通常采用以水或蒸汽作为传热介质的制作方法，如炖、焖、煨、煮、烧、扒、蒸、熬、烩等，也可适当采用炒、爆、熘、炸等以油作为传热介质的制作方法。凉菜类药膳最宜于夏季食用，其常用制作方法主要有拌、炝、腌、冻、卤、酱等。

杜仲腰花

【方源】《华夏药膳保健顾问》。

【组成】杜仲 12g，猪肾 250g，绍酒 25g，葱 50g，味精 1g，酱油 40g，醋 2g，干淀粉 20g，大蒜 10g，生姜 10g，精盐 5g，白砂糖 3g，花椒 1g，混合油 100g。

【制作及用法】杜仲以水 300mL 熬成浓汁，去杜仲，再加淀粉绍酒、味精、酱油、白砂糖拌兑成芡糊；猪腰子剖为两片，刮去筋膜，切成腰花；生姜去皮切片，葱洗净切成节，待用；炒锅烧熟，入油烧至八成热，放入花椒烧香，再投入腰花、葱、姜、蒜，快速炒散，沿锅倾入芡汁与醋，翻炒均匀，起锅装盘即成。佐餐食用。

【功效】补肾益精，健骨强体。

【应用】适用于肾虚腰痛膝软，阳痿遗精，耳鸣眩晕，夜尿频多。

【注意事项】阴虚火旺者不宜食用。

十一、糖果

以白糖、红糖、饴糖等为主要原料，经过加水熬炼至较稠厚时，再掺入其他食物的汁液、浸膏或粗粉，搅拌均匀，再继续熬至挑起细丝状而不粘手为止，待冷将糖分割成块状。或用制熟的食物与熬炼好的糖混合加工而成。糖果可嚼食或含化。其作用也较广泛，如薄荷糖、杏仁芝麻糖。

附录 6　食物中维生素 B₆、泛酸、叶酸、维生素 B₁₂ 的含量

（食部 100g）

食物名称	维生素 B₆（mg）	泛酸（mg）	叶酸（μg）	维生素 B₁₂（μg）	食物名称	维生素 B₆（mg）	泛酸（mg）	叶酸（μg）	维生素 B₁₂（μg）
大米	0.11	0.22	3.6	0	芝麻	0.38	0		
小麦	0.44	1.2	49.0	0	白菜	0.15	0.21	46.1	0
玉米	0.40	0.64	26.5	0	胡萝卜	0.25	0.18	0.18	0
马铃薯	0.19	0.46	7.2	0	芹菜	0.16	0.43	0.43	0
白薯	0.27	0.80	52.0	0	黄瓜	0.04	0.24	6.0	0
菜豆		0.65	180.0	0	茄子	0.09	0.23	1.57	0
绿豆	0.47	2.5	121.0	0	莴苣	0.20	0.36	88.8	0
豌豆	0.13	2.2	59.3	0	芥菜	0.16	0.21	167.0	0
黄豆	0.82	1.6	210.0	0	菠菜	0.43	0.31	20.9	0
花生		2.8	124.0	0	葱头	0.22	0.17	20.7	0
胡桃	0.96	0.97	77.0	0	青椒	0.27	0.23	15.8	0
西葫芦	0.11		9.3	0	星鲨		0.86	3.2	1.8
萝卜	0.06	0.18	7.9	0	鳗鱼	0.23	0.14	0.14	1.0
香菌	0.53	2.1	30.0	0	比目鱼		1.7	5.0	
鲜豌豆	0.15	0.82	25.0	0	鲽鱼	0.16	0.90	0.90	0.90
番茄	0.08	0.31	6.3	0	鲱鱼	0.22	0.93		10.0
鲜白薯叶	0.21		88.4	0	牡蛎	0.06	0.35	9.6	20.9
苹果	0.03	0.10	2.0	0	梭鱼	0.38	0.72	13.0	8.6
香蕉	0.32	0.31	9.7	0	对虾	0.17	0.21	1.8	1.0
葡萄	0.09	0.05	5.2	0	大马哈鱼	0.34	1.0	0.5	3.5
橘子	0.04			0	沙丁鱼	0.67	1.0	2.5	14.0
西瓜	0.05	0.30	0.6	0	海鲷	0.34	1.0	0.5	3.5
梭子鱼	0.15		11.9	1.8	金枪鱼	0.92	0.65	3.2	3.0
鲤鱼	0.19	0.15		1.5	鲭鱼	0.28		36.5	2.4
蛤蜊	0.15		11.9	1.8	牛奶	0.04	0.30	0.60	0.40
鳕鱼	0.20	0.14	6.7	0.5	羊奶	0.05	0.30		0.10
海蟹	0.17		13.8	5.6	人奶	0.01	0.21	0.20	0.03

附录7　食物中的碘含量

（μg/100g 食部）

食物名称	碘含量	食物名称	碘含量	食物名称	碘含量
小麦粉	2.9	开心果	10.3	茄汁沙丁鱼（罐头）	22
大米	2.3	松子仁	12.3	虾皮	264.5
糯米（紫）	3.8	榛子仁	6.3	虾米（海米）	82.5
小米	3.7	花生米	2.7	虾酱	21
马铃薯	1.2	猪肉（瘦）	1.7	杏仁露（露露）	5.3
黄豆	9.7	猪肘（酱）	12.3	草莓汁（蓝源）	61.9
豆腐	7.7	午餐肉（罐头）	1.3	海藻饮料	184.5
豆腐干	46.2	肉松	37.7	酱油	2.4
芸豆	4.7	猪肝（卤）	16.4	米醋	2.1
赤小豆	7.8	小香肠（广式）	91.6	牛肉辣酱	32.5
胡萝卜（脱水）	7.2	牛肉（瘦）	10.4	黄酱	19.8
扁豆	2.2	牛肉（酱）	1.2	甜面酱	9.6
豌豆	0.9	羊肉（瘦）	7.7	鱼香海带酱	295.6
茄子	1.1	羊肝（卤）	19.1	芥末酱	55.9
番茄	2.5	鸡肉	12.4	鸡精粉	26.7
青椒	9.6	鸡肝	1.3	花椒粉	13.7
黄瓜	0.2	消毒牛奶	1.9	白胡椒粉	8.2
西葫芦	0.4	酸奶	0.9	生姜粉	133.5
洋葱	1.2	方便面	8.4	八宝菜	3.8
小白菜	10	鸡蛋	27.2	杏仁咸菜	274.5
菠菜（脱水）	24	碘蛋	329.6	芝麻海带丝	641.7
芹菜	0.7	三高蛋（Zn,Sn,I）	53.7	甲鱼蛋	19.2
香菜	1.5	鸭蛋	5.0	草鱼	6.4
藕	2.4	松花蛋（鸭蛋）	6.8		
海带（鲜）	113.9	鹌鹑蛋	37.6		
海带（干）	36240.0	黄花鱼（小）	5.8		
紫菜	4323.0	鲤鱼（鲤拐子）	4.7		
梨	0.7	青鱼	6.5		
柿	6.3	鲳鱼	7.7		
橙	0.9	带鱼（刀鱼）	5.5		
橘	5.3	巴鱼	3.5		
菠萝	4.1	巴鱼（咸）	7.8		
香蕉	2.5	大马哈鱼（咸）	6.7		
核桃	10.4	海杂鱼（咸）	295.9		

（戴霞）

主要参考书目

1. 卞兆祥，赵中振．百病食疗．北京：中国中医药出版社，2019.
2. 蔡东联，糜漫天．营养师必读．北京：人民军医出版社，2014.
3. 蔡威．临床营养学．上海：复旦大学出版社，2012.
4. 曾果．公共营养学．北京：科学出版社，2018.
5. 柴瑞震．心脏病中医食养方．南昌：江西科学技术出版社，2014.
6. 陈燕．内科护理学．3 版．北京：中国中医药出版社，2016.
7. 李增宁．健康营养学．北京：人民卫生出版社，2019.
8. 葛均波，徐永健，王辰．内科学．北京：人民卫生出版社，2018.
9. 郭红卫．医学营养学．2 版．上海：复旦大学出版社，2009.
10. 何清湖，潘远根．中医药膳学．2 版．北京：中国中医药出版社，2015.
11. 何志谦．人类营养学．第 3 版．北京：人民卫生出版社，1988.
12. 黄承钰，吕晓华．特殊人群营养．北京：人民卫生出版社，2009.
13. 黄承钰．医学营养学．北京：人民卫生出版社，2006.
14. 贾建平，陈生弟．神经病学．8 版．北京：人民卫生出版社，2018.
15. 让蔚清，刘烈刚．妇幼营养学．北京：人民卫生出版社，2019.
16. 焦广宇，蒋卓勤．临床营养学．3 版．北京：人民卫生出版社，2020.
17. 焦广宇，李增宁，陈伟．临床营养学．北京：人民卫生出版社，2017.
18. 雷永乐．心血管病食疗．广州：广东人民出版社，2011.
19. 厉有名，胡申江．内科学新进展．2 版．杭州：浙江大学出版社，2018.
20. 刘均娥，范旻．临床营养护理学．北京：北京大学医学出版社，2018.
21. 陆静波，蔡恩丽．外科护理学．3 版．北京：中国中医药出版社，2016.
22. 罗卓洲．中医饮食与健康．镇江：江苏大学出版社，2012.
23. 聂宏，蒋希成．中医食疗药膳学．西安：西安交通大学出版社，2017.
24. 齐玉梅．现代营养治疗．北京：中国医药科技出版社，2016.
25. 孙桂菊，李群．护理营养学．2 版．南京：东南大学出版社，2020.
26. 孙长颢．营养与食品卫生学．8 版．北京：人民卫生出版社，2017.
27. 孙长颢．营养与食品卫生学．6 版．北京：人民卫生出版社，2010.
28. 王辰，王建安．内科学．3 版．北京：人民卫生出版社，2015.
29. 王者悦．中国药膳大辞典．北京：中医古籍出版社，2017.
30. 吴翠珍．营养与食疗学．北京：中国中医药出版社，2005.

31. 吴翠珍．医学营养学．北京：中国中医药出版社，2016.

32. 夏翔，施杞．中国食疗大全．3 版．上海：上海科学技术出版社，2011.

33. 谢梦洲，朱天民．中医药膳学．3 版．北京：中国中医药出版社，2016.

34. 杨月欣，葛可佑．中国营养科学全书．2 版．北京：人民卫生出版社，2019.

35. 杨月欣，王光亚，潘兴昌．中国食物成分表．2 版．北京：北京大学医学出版社，2009.

36. 尤黎明，吴瑛．内科护理学．6 版．北京：人民卫生出版社．2017.

37. 于康．临床营养治疗学．北京：中国协和医科大学出版社，2004.

38. 张爱珍．临床营养学．北京：人民卫生出版社，2012.

39. 张爱珍．医学营养学．北京：人民卫生出版社，1997.

40. 张仲景．金匮要略．北京：中国医药科技出版社，2016.

41. 赵金垣．临床职业病学．3 版．北京：北京大学医学出版社，2017.

42. 中国抗癌协会肿瘤营养与支持治疗专业委员会．中国肿瘤营养治疗指南（2015 版）．北京：人民卫生出版社，2017.

43. 中国临床肿瘤学会指南工作委员会．恶性肿瘤患者营养治疗指南 2019．北京：人民卫生出版社，2019.

44. 中国营养学会．中国居民膳食营养素参考摄入量（2013 版）．北京：科学出版社，2014.

45. 中国营养学会．中国居民膳食指南 2016．北京：人民卫生出版社，2016.

46. 中国营养学会肿瘤营养管理分会．中国肿瘤患者膳食营养白皮书 2020—2021.

47. 周文泉．中国药膳辨证治疗学．北京：人民卫生出版社，2010.

48. 朱向东，冯胜利．实用中医药膳食疗学．北京：中国中医药出版社，2020.

49. 杨月欣．中国食物成分表．北京：北京大学医学出版社．2018.

教材目录（第一批）

注：凡标☆号者为"核心示范教材"。

（一）中医学类专业

序号	书 名	主 编		主编所在单位	
1	中国医学史	郭宏伟	徐江雁	黑龙江中医药大学	河南中医药大学
2	医古文	王育林	李亚军	北京中医药大学	陕西中医药大学
3	大学语文	黄作阵		北京中医药大学	
4	中医基础理论☆	郑洪新	杨 柱	辽宁中医药大学	贵州中医药大学
5	中医诊断学☆	李灿东	方朝义	福建中医药大学	河北中医学院
6	中药学☆	钟赣生	杨柏灿	北京中医药大学	上海中医药大学
7	方剂学☆	李 冀	左铮云	黑龙江中医药大学	江西中医药大学
8	内经选读☆	翟双庆	黎敬波	北京中医药大学	广州中医药大学
9	伤寒论选读☆	王庆国	周春祥	北京中医药大学	南京中医药大学
10	金匮要略☆	范永升	姜德友	浙江中医药大学	黑龙江中医药大学
11	温病学☆	谷晓红	马 健	北京中医药大学	南京中医药大学
12	中医内科学☆	吴勉华	石 岩	南京中医药大学	辽宁中医药大学
13	中医外科学☆	陈红风		上海中医药大学	
14	中医妇科学☆	冯晓玲	张婷婷	黑龙江中医药大学	上海中医药大学
15	中医儿科学☆	赵 霞	李新民	南京中医药大学	天津中医药大学
16	中医骨伤科学☆	黄桂成	王拥军	南京中医药大学	上海中医药大学
17	中医眼科学	彭清华		湖南中医药大学	
18	中医耳鼻咽喉科学	刘 蓬		广州中医药大学	
19	中医急诊学☆	刘清泉	方邦江	首都医科大学	上海中医药大学
20	中医各家学说☆	尚 力	戴 铭	上海中医药大学	广西中医药大学
21	针灸学☆	梁繁荣	王 华	成都中医药大学	湖北中医药大学
22	推拿学☆	房 敏	王金贵	上海中医药大学	天津中医药大学
23	中医养生学	马烈光	章德林	成都中医药大学	江西中医药大学
24	中医药膳学	谢梦洲	朱天民	湖南中医药大学	成都中医药大学
25	中医食疗学	施洪飞	方 泓	南京中医药大学	上海中医药大学
26	中医气功学	章文春	魏玉龙	江西中医药大学	北京中医药大学
27	细胞生物学	赵宗江	高碧珍	北京中医药大学	福建中医药大学

序号	书 名	主 编		主编所在单位	
28	人体解剖学	邵水金		上海中医药大学	
29	组织学与胚胎学	周忠光	汪 涛	黑龙江中医药大学	天津中医药大学
30	生物化学	唐炳华		北京中医药大学	
31	生理学	赵铁建	朱大诚	广西中医药大学	江西中医药大学
32	病理学	刘春英	高维娟	辽宁中医药大学	河北中医学院
33	免疫学基础与病原生物学	袁嘉丽	刘永琦	云南中医药大学	甘肃中医药大学
34	预防医学	史周华		山东中医药大学	
35	药理学	张硕峰	方晓艳	北京中医药大学	河南中医药大学
36	诊断学	詹华奎		成都中医药大学	
37	医学影像学	侯 键	许茂盛	成都中医药大学	浙江中医药大学
38	内科学	潘 涛	戴爱国	南京中医药大学	湖南中医药大学
39	外科学	谢建兴		广州中医药大学	
40	中西医文献检索	林丹红	孙 玲	福建中医药大学	湖北中医药大学
41	中医疫病学	张伯礼	吕文亮	天津中医药大学	湖北中医药大学
42	中医文化学	张其成	臧守虎	北京中医药大学	山东中医药大学

（二）针灸推拿学专业

序号	书 名	主 编		主编所在单位	
43	局部解剖学	姜国华	李义凯	黑龙江中医药大学	南方医科大学
44	经络腧穴学☆	沈雪勇	刘存志	上海中医药大学	北京中医药大学
45	刺法灸法学☆	王富春	岳增辉	长春中医药大学	湖南中医药大学
46	针灸治疗学☆	高树中	冀来喜	山东中医药大学	山西中医药大学
47	各家针灸学说	高希言	王 威	河南中医药大学	辽宁中医药大学
48	针灸医籍选读	常小荣	张建斌	湖南中医药大学	南京中医药大学
49	实验针灸学	郭 义		天津中医药大学	
50	推拿手法学☆	周运峰		河南中医药大学	
51	推拿功法学☆	吕立江		浙江中医药大学	
52	推拿治疗学☆	井夫杰	杨永刚	山东中医药大学	长春中医药大学
53	小儿推拿学	刘明军	邰先桃	长春中医药大学	云南中医药大学

（三）中西医临床医学专业

序号	书 名	主 编		主编所在单位	
54	中外医学史	王振国	徐建云	山东中医药大学	南京中医药大学
55	中西医结合内科学	陈志强	杨文明	河北中医学院	安徽中医药大学
56	中西医结合外科学	何清湖		湖南中医药大学	
57	中西医结合妇产科学	杜惠兰		河北中医学院	
58	中西医结合儿科学	王雪峰	郑 健	辽宁中医药大学	福建中医药大学
59	中西医结合骨伤科学	詹红生	刘 军	上海中医药大学	广州中医药大学
60	中西医结合眼科学	段俊国	毕宏生	成都中医药大学	山东中医药大学
61	中西医结合耳鼻咽喉科学	张勤修	陈文勇	成都中医药大学	广州中医药大学
62	中西医结合口腔科学	谭 劲		湖南中医药大学	

（四）中药学类专业

序号	书名	主编		主编所在单位	
63	中医学基础	陈晶	程海波	黑龙江中医药大学	南京中医药大学
64	高等数学	李秀昌	邵建华	长春中医药大学	上海中医药大学
65	中医药统计学	何雁		江西中医药大学	
66	物理学	章新友	侯俊玲	江西中医药大学	北京中医药大学
67	无机化学	杨怀霞	吴培云	河南中医药大学	安徽中医药大学
68	有机化学	林辉		广州中医药大学	
69	分析化学（上）（化学分析）	张凌		江西中医药大学	
70	分析化学（下）（仪器分析）	王淑美		广东药科大学	
71	物理化学	刘雄	王颖莉	甘肃中医药大学	山西中医药大学
72	临床中药学☆	周祯祥	唐德才	湖北中医药大学	南京中医药大学
73	方剂学	贾波	许二平	成都中医药大学	河南中医药大学
74	中药药剂学☆	杨明		江西中医药大学	
75	中药鉴定学☆	康廷国	闫永红	辽宁中医药大学	北京中医药大学
76	中药药理学☆	彭成		成都中医药大学	
77	中药拉丁语	李峰	马琳	山东中医药大学	天津中医药大学
78	药用植物学☆	刘春生	谷巍	北京中医药大学	南京中医药大学
79	中药炮制学☆	钟凌云		江西中医药大学	
80	中药分析学☆	梁生旺	张彤	广东药科大学	上海中医药大学
81	中药化学☆	匡海学	冯卫生	黑龙江中医药大学	河南中医药大学
82	中药制药工程原理与设备	周长征		山东中医药大学	
83	药事管理学☆	刘红宁		江西中医药大学	
84	本草典籍选读	彭代银	陈仁寿	安徽中医药大学	南京中医药大学
85	中药制药分离工程	朱卫丰		江西中医药大学	
86	中药制药设备与车间设计	李正		天津中医药大学	
87	药用植物栽培学	张永清		山东中医药大学	
88	中药资源学	马云桐		成都中医药大学	
89	中药产品与开发	孟宪生		辽宁中医药大学	
90	中药加工与炮制学	王秋红		广东药科大学	
91	人体形态学	武煜明	游言文	云南中医药大学	河南中医药大学
92	生理学基础	于远望		陕西中医药大学	
93	病理学基础	王谦		北京中医药大学	

（五）护理学专业

序号	书名	主编		主编所在单位	
94	中医护理学基础	徐桂华	胡慧	南京中医药大学	湖北中医药大学
95	护理学导论	穆欣	马小琴	黑龙江中医药大学	浙江中医药大学
96	护理学基础	杨巧菊		河南中医药大学	
97	护理专业英语	刘红霞	刘娅	北京中医药大学	湖北中医药大学
98	护理美学	余雨枫		成都中医药大学	
99	健康评估	阚丽君	张玉芳	黑龙江中医药大学	山东中医药大学

序号	书名	主编		主编所在单位	
100	护理心理学	郝玉芳		北京中医药大学	
101	护理伦理学	崔瑞兰		山东中医药大学	
102	内科护理学	陈燕	孙志岭	湖南中医药大学	南京中医药大学
103	外科护理学	陆静波	蔡恩丽	上海中医药大学	云南中医药大学
104	妇产科护理学	冯进	王丽芹	湖南中医药大学	黑龙江中医药大学
105	儿科护理学	肖洪玲	陈偶英	安徽中医药大学	湖南中医药大学
106	五官科护理学	喻京生		湖南中医药大学	
107	老年护理学	王燕	高静	天津中医药大学	成都中医药大学
108	急救护理学	吕静	卢根娣	长春中医药大学	上海中医药大学
109	康复护理学	陈锦秀	汤继芹	福建中医药大学	山东中医药大学
110	社区护理学	沈翠珍	王诗源	浙江中医药大学	山东中医药大学
111	中医临床护理学	裘秀月	刘建军	浙江中医药大学	江西中医药大学
112	护理管理学	全小明	柏亚妹	广州中医药大学	南京中医药大学
113	医学营养学	聂宏	李艳玲	黑龙江中医药大学	天津中医药大学

（六）公共课

序号	书名	主编		主编所在单位	
114	中医学概论	储全根	胡志希	安徽中医药大学	湖南中医药大学
115	传统体育	吴志坤	邵玉萍	上海中医药大学	湖北中医药大学
116	科研思路与方法	刘涛	商洪才	南京中医药大学	北京中医药大学

（七）中医骨伤科学专业

序号	书名	主编		主编所在单位	
117	中医骨伤科学基础	李楠	李刚	福建中医药大学	山东中医药大学
118	骨伤解剖学	侯德才	姜国华	辽宁中医药大学	黑龙江中医药大学
119	骨伤影像学	栾金红	郭会利	黑龙江中医药大学	河南中医药大学洛阳平乐正骨学院
120	中医正骨学	冷向阳	马勇	长春中医药大学	南京中医药大学
121	中医筋伤学	周红海	于栋	广西中医药大学	北京中医药大学
122	中医骨病学	徐展望	郑福增	山东中医药大学	河南中医药大学
123	创伤急救学	毕荣修	李无阴	山东中医药大学	河南中医药大学洛阳平乐正骨学院
124	骨伤手术学	童培建	曾意荣	浙江中医药大学	广州中医药大学

（八）中医养生学专业

序号	书名	主编		主编所在单位	
125	中医养生文献学	蒋力生	王平	江西中医药大学	湖北中医药大学
126	中医治未病学概论	陈涤平		南京中医药大学	